贺氏

管针术经验集

党温鸣　庞　博　刘祎思　副主编

贺思圣　主编

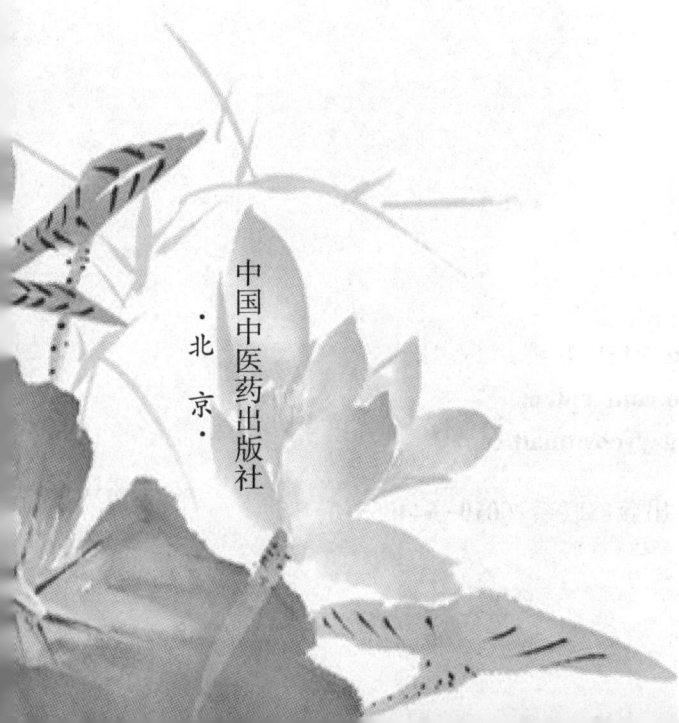

中国中医药出版社
·北　京·

图书在版编目（CIP）数据

贺氏管针术经验集/贺思圣主编．—北京：中国中医药出版社，2019.6
（2019.10 重印）

ISBN 978-7-5132-5600-1

Ⅰ.①贺…　Ⅱ.①贺…　Ⅲ.①管针-中医临床-经验-汇编　Ⅳ.①R245-0

中国版本图书馆 CIP 数据核字（2019）第 103337 号

中国中医药出版社出版

北京经济技术开发区科创十三街 31 号院二区 8 号楼
邮政编码　100176
传真　010-64405750
保定市中画美凯印刷有限公司印刷
各地新华书店经销

开本 710×1000　1/16　印张 18　字数 273 千字
2019 年 6 月第 1 版　2019 年 10 月第 2 次印刷
书号　ISBN 978-7-5132-5600-1

定价　75.00 元
网址　www.cptcm.com

社 长 热 线　010-64405720
购 书 热 线　010-89535836
维 权 打 假　010-64405753

微信服务号　zgzyycbs
微商城网址　https://kdt.im/LIdUGr
官 方 微 博　http://e.weibo.com/cptcm
天猫旗舰店网址　https://zgzyycbs.tmall.com

如有印装质量问题请与本社出版部联系（010-64405510）

贺氏管针术经验集

编委会

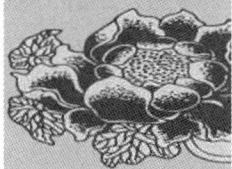

前 言

　　中医药是中华民族的瑰宝，是中国医学体系的一个特色和优势，特别是中医针灸在几千年的传承中，得到了一代代针灸专家的传承、发展、创新。管针术则是中医针灸学术的重要一支，是贺惠吾医师于20世纪20年代创立的以脏腑经络学说为理论基础，用针管作为进针器代替押手，注重"七伎五法"操作手法的一套针灸技术。其后该技术得到笔者的继承、应用、传播。

　　管针术强调"脏腑分类，经络辨证""气乃动力之根，诸疾之源，调气乃治病之本""虚者求脾，实者责肝"，讲求"阴阳相配，循经取穴"，根据针刺的方法、方向、角度、深浅、频率及力量等不同将手伎分为七类，即调气术、雀啄术、捻针术、提插术、回旋术、摇针术、弹针术"七伎"，又有"补、泻、迎、随、平补平泻"五种针刺手法即"五法"，共同构成了管针术丰富的学术内涵。

　　管针术具有较高的实用价值，有助于提高针灸技术操作的规范性、安全性，临床疗效确切，效率高，不仅在国内，在国际上也被广泛认可，日本、巴西、马来西亚、新加坡、美国、澳大利亚等国家均有管针术的学习者与继承人，并逐渐形成了一支以贺惠吾为核心的具有独特中医特色的管针针灸学术流派。

　　本书作为贺氏管针术经验汇集，系统介绍了管针术的由来、舌诊脉诊、经络循行、进针方法、手伎手法、选穴原则、常用配穴、针药并用的临床治疗经验，希望能够为管针术之传承做出一些贡献。可喜的是，管针术作为"北京中医药优秀传统技法传承推广项目"得到北京市中医管理局在东城区、朝阳区、海淀区等试点城区的推广应用。

碍于学识浅薄，时间仓促，鄙陋谬误之处在所难免，恳请各位前辈、专家、同道斧正为盼。

贺思圣

2019 年 5 月 9 日

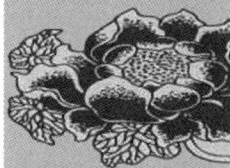

贺思圣，男，主任医师、教授，出身于中医世家，京城名医贺惠吾之子。自幼从父学医，师承林芝藩、关幼波、王乐亭、赵锡武、姚正平等名家。1964年毕业于北京中医学校，先后在解放军医院、国防大学第二门诊部、北京鼓楼中医院担任医师，是针灸管针术学术带头人，曾任北京针灸学会第一届秘书长。系马来西亚医疗合作中心的终身顾问、新加坡温馨之家老人疗养院首席医药顾问、北京中医疑难病研究会副会长。1990年以来受邀远赴马来西亚、新加坡、巴西等国行医、授课、推介针灸管针术。2012年受聘于北京市鼓楼中医医院京城名医馆。2013年北京市中医管理局率先开展了北京中医药优秀传统技法传承推广项目，贺氏管针作为优秀传统技法开始在社区推广。2014年"贺思圣名医传承工作站"被北京市中医管理局授牌成立。2017年贺思圣被评为"首都国医名师"。

贺思圣行医50年，积累了丰富的临床经验。学术上擅长针药并用，善治消化系统疾病、中风及半身不遂、痹症、痿病、老年病、杂证等病。曾发表多篇学术论文，其中《针灸治疗胃下垂241例临床观察》被第一届世界针灸学术大会评为优秀论文。

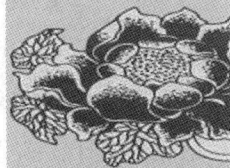

目　录

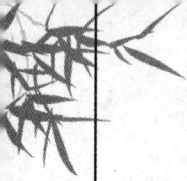

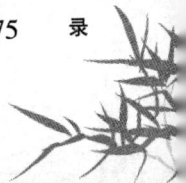

目录

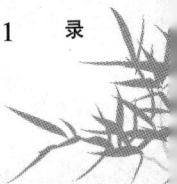

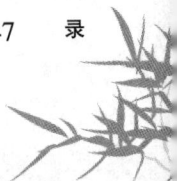

目录

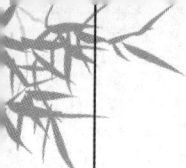

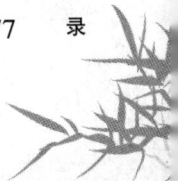

目
录

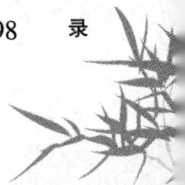

目
录

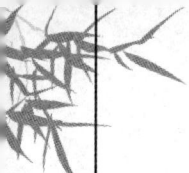

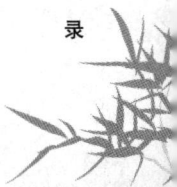

第一章 贺氏管针术概述

第一节 贺氏管针术的由来

贺惠吾医师（1899 — 1979）幼年就读私塾时，其师张余庆系清末举人。张余庆精通医理，教书之余，给乡人诊治疾患，贺氏受其影响，耳濡目染，学医认药，随师侍诊，施针用灸，18 岁即在山东潍坊行医。贺惠吾 19 世纪 20 年代在日本学医期间，曾专职研学管针疗法多年。他在近 60 余年的医疗实践中，以中医学的脏腑经络学说为理论基础，分析总结历代针灸医家学派的长处，结合西医学，吸取日本用管进针的优点，并加以改进，学习了历代针灸医家学派的长处，形成了自己独特的医术风格。贺氏对经络学说有着极为深刻的研究，在脏腑辨证、针灸治病方面有着许多新颖的观点，尤其是针刺手法和配穴用药方面，不同于其他针灸医家，有着独到之处。他认为针灸为外治法，用药为内治法，针药并用，方能达到内外兼治之奇效，是中西医结合的先行者。贺惠吾初步地总结了管针疗法的一套辨证论治经验，创造了针灸的独特学派，并以用针管代替押手进针这一特点为名，定名"管针术"。

解读： 针灸是中国古老的民间疗法，是我国医学领域宝贵的文化遗产。针灸是由针刺或艾灸透过人体经络、穴道，调整气血、导引疏通，达到缓解病痛、治疗疾病的目的，具有适应性广、疗效明显、操作方便、经济安全等优点，数千年来深受广大人民的喜爱与欢迎。公元 500 年前后，中国针灸技术传入日本。日本医者在学习我国针灸后，形成了很多学派，其中管针是由日本著名的盲人针灸家杉山和一发明并推广，杉山和一先生被日本人尊为

"针圣"，是日本江户时代（1603—1868 年）的一位盲人针师，也是日本历史上最为著名的针灸家，在日本针灸医学史上占有重要的一席。杉山和一著有《杉山三部书》，记载了对各种疾病的针灸治疗方法以及针灸的基础知识。日本杉山和一先生持管进针法是在借鉴中国针灸和日本社会的显示需求进行的发明创造。管针技术以针管作为辅助工具，将针放入细管打入皮下的方法，这种方法使患者在针刺入时没有痛苦。即在针刺过皮时以针管代替押手，以消除穿皮时的疼痛。"贺氏管针"由于继承了中国传统针灸的精华，在继承中国传统文化基础上，重视"调气"对于针灸治疗的效果，强调"虚则求脾，实则责肝"注重补气、调理气机在针灸实践中的运用，同时重视"穴性"，在配穴上，将针灸的取穴与中医的辨证结合起来，实现了贺氏管针从针灸临床到理论体系的成熟和完善。

贺氏管针创始人贺惠吾先生原名贺学琴，又名贺挥五，山东潍坊人，少年私塾时期师从儒医张余庆，青年时期山东公立商业学校本科毕业，1927 年侨居日本，1932 年就读日本大阪大学针灸学院，与后来的针灸教育家承淡安先生、针灸治痛名家夏寿人先生并称留学日本"针灸三人"，中年时期同时考取了中医及西医执业证书，中西合参，针药并用，并与同道交好。1938 年回国定居北京，在前门地区挂牌行医，1964 年调至北京中医医院，担任北京中医院针灸科副主任。与当时的金针王乐亭教授、治痛夏寿人教授、火针贺普仁教授等共同致力于中医针灸临床和教育事业，融汇中西，推陈出新，临床上善用管针，配穴灵活，注重针刺手法的规范和运用，提出"七伎五法"的用针要诀，组方用穴精炼著称，为我国针灸事业做出了重要贡献。贺惠吾先生的针灸学术经验得到的其子贺思圣教授的完整传承，由于显著的临床疗效和突出的中医特色，2015 年"贺氏管针"被评为首批北京中医药健康养老适宜技术推广项目．

近年来，"贺氏管针"研究逐渐增多。贺氏管针术参照疾病的病因特点与腧穴的相对应的主治关系将人体腧穴分为"气之类""血之类""风之类""湿之类""寒之类""热之类""虚之类""实之类"共 8 大类。气证治疗可针刺俞府穴，开胸、降冲气；中脘穴升清降浊、利气等。血证治疗可针刺太冲穴，通经行郁、养血凉血；曲泉穴清血凉血养血等。风证治疗可针刺风府穴，搜周身之风，尤治头风和外感风邪等。湿证治疗可针刺下廉穴，祛湿；上廉穴祛湿燥湿等。寒证治疗可针刺中脘穴，温中暖腑，治胃中寒及腹中寒冷等。热证治疗可针刺大陵穴，清心胸热；劳宫穴清心膈热。虚证治疗可针刺气海穴，补气益胃。实证治疗可针刺神门穴、通里穴、少海穴，均有泻心之效。）

第二节　贺氏管针学术渊薮

一、气乃动力之根，诸疾之源，调气乃治病之本

　　贺氏在辨证论治中，十分强调"气"。指出气不仅是人体生命活动的动力，也是营养人体的物质基础。因为气禀受先天父母之精而生，又赖后天水谷精微而养，是人体生命存在的根本。气既能濡养脏腑，又赖脏腑化生。入心则主神明，入肺则主肃降，入肝则主疏泄，入脾则主运化，入肾则主开合，入胃则主受纳，入小肠则主传化，入大肠则主传导，入膀胱则主藏津，入三焦则主气化；营得气而养，卫得气而保，津得气而化，血得气而行。在病理变化方面，外感内伤均会引起气病，如外邪伤肺，则肺气失宣；寒邪直中肠胃，则中气失调；热邪袭入心包，则心气逆乱；怒则气上，喜则气缓，悲则气消，思则气结，惊则气乱，恐则气下；饮食伤脾则脾失健运，胃气失和；房劳伤肾，则肾气虚惫，失于固摄等。另一方面气病也必定反映出脏腑之疾患。如心气逆乱（实），则神昏狂癫；心气不足（虚），则心悸怔忡；肺气不宣（实），则气逆喘咳；肺气不足（虚），则神疲气短；脾气困滞（实），则胀满肢重；脾气失运（虚），则腹泻便溏；胃气上逆（实），则嗳气呕恶；胃气不足（虚），则食少纳呆；肝气郁结（实），则胁痛胀满；肝气不足（虚），则胆虚易惊；肾气湿热（实），则尿溲短赤，茎中热痛；肾气不固（虚），则早泄滑精；气郁伤血（实），则咳血痛经。气失统摄（虚），则淋漓紫癜等。或气逆，或气郁，或气结，或气滞，或气虚，表现各异，但都不离虚实二端。因此临证重在调气。虚者当补之不足，实者当伐之有余，以期"阴平阳秘，

· 3 ·

第一章　贺氏管针术概述

精神乃治"，此为治病之本。

二、虚者求脾，实者责肝

1. 气之病"虚者求脾" 贺氏遵崇李东垣提出的"元气之充足，皆由脾胃之气无所伤，而后能滋养元气。若胃气之本弱，饮食自倍则脾胃之气既伤，而元气亦不能充，而诸病之所由生也""人以胃气为本"的观点。贺氏对《灵枢·本神篇》"脾气虚则四肢不用，五脏不安"领悟颇深，指出脾与肝，多表现腹胀饱满，不思饮食，肠鸣腹泻，舌苔白腻，脉弦缓等脾虚肝郁之症；脾与心，多表现面色萎黄，气短神怯，健忘怔忡，食少乏力，寐差易醒，舌苔淡白，脉细无力等心脾两虚之症；脾与肺，多表现倦怠少气，肢软无力，纳差便溏，咳嗽痰多，苔白薄腻，脉濡且弱等脾虚及肺之症；脾与肾，多表现神疲肢软，畏寒喜暖，腹胀少食，便溏滑泻，甚则完谷不化，舌质淡，脉沉迟等脾肾两虚之症。脾与五脏兼见的实证，在临床上所见甚少，大都以虚为主。因此贺氏在临床上常以中脘配胃俞，章门配脾俞加足三里组成基本穴组，随症加减，治疗多种疾病。如加曲池、血海、行间健脾柔肝以理气；加神门、内关、三阴交治脾养心以安神；加命门、大肠俞、关元治脾益肾以助阳；加膏肓、肺俞、中府治脾益肺以平喘；加大包、公孙、内庭治脾润胃以和中；加大肠俞、支沟、行间治脾涤肠以润便；加中极、膀胱俞、三阴交治脾利尿以消水；加天枢、气海、大肠俞治脾补中以升阳；加血海、复溜、阴陵泉治脾降火以养阴等调气治脾之法，以及调气治郁、调气治火、调气治血、调气治神、调气治精、调气治痰、调气治痿、调气治痹均收到了较好的临床效果。

如调气治痹。贺氏不用单纯的补法或泻法，而根据气病的性质，痹症的特点，以动静相宜，平补平泻手法。他说：风性善行，经气遇风则动，游走数变，故痛无定处，此因气乱窜行所致，称行痹。治疗当以静制动，稳定气行，手法平补平泻，针力宜轻，突出"稳"；寒性质凝，经气遇寒则聚，积滞不行，故痛有定处，遇冷加剧，此因气滞凝积所致，称痛痹，治疗以动除静，破滞行气，手法平补平泻，针力宜重，突出"破"；湿性重浊，经气遇湿则固，缠绵黏滞，故痛而重着，此因气固不运所致，称为着痹，治疗调静制动，促气运行，手法平补平泻，针力适中，突出"调"。三痹之中以湿难治，缠绵反复，病程较长，易从寒化，又易从热化。手法、针力尤为重要，太过与不及，病者皆感不适。所谓"轻"：医者进针速度快而轻，捻针时速度要慢，角度不宜过大，每次捻针以180°为宜，力量柔和稳健，捻针时间30秒左右，不留针。病者针感很轻，似有似无，或虽稍有酸胀感但觉舒适，即使畏针之病者，亦无痛苦之忧。"重"：进针时边提插边捻转。捻针时速度稍快，角度较大，每次捻针时在240°~360°之间，力量稍有加重，但要均匀，捻针时间在1分钟左右，可留针10~15分钟。病者针感稍强，主要穴位的酸、胀、麻要沿经放射。病者在捻针时稍有痛苦，但完全可以接受。即使畏针病者，只要配合妥当，亦可接受。"中"：进针的速度要适中，捻针的角度在180°~240°之间，针力要根据病症及病者的接受能力而决定。痛轻者，针力宜轻，痛重者，针力可稍有加强。贺氏治疗痹症以风池、中脘、胃俞、足三里为基本穴，行痹加外关、血海。痛痹加大椎、命门。着痹加复溜、三阳络。上肢加肩髃、曲池、合谷。下肢加环跳、阳陵泉、绝骨。

2. 气之病"实者责肝" 贺氏认为气之病与情志密切相关，而肝之疏泄条达正常与否，常是影响气病病机的一个重要因素。如肝气郁结，则气滞不行，不仅出现胁痛苦满的肝脏疾病，而且能横逆脾胃，出现纳少胃呆，胁胀，腹痛，嗳气，口苦等肝胃不和，肝脾失调的症状。肝郁生热化火，侮肺则肃降失司，肺阴受损，出现口苦咽干，阵咳无痰或咳痰带血，胸满胁胀肝火伐金的症状。肝肾同源，又可出现头眩目干，腰膝酸软，两颧嫩红，咽喉干痛等肝肾阴虚的症状。母伤子脏，肝火乘心则使心神受扰，出现心烦狂躁，神昏谵语，寐差多梦，口苦胁满等肝心火盛的症状。而肝气郁结时，最易化火，故五志化火，皆归于心而源于肝。如贺氏认为鼓胀（亦名单腹胀），是气郁伤肝而致。脾虚失运，腹胀不能食仅是兼症，而肝郁气滞，心下如盘，触之不硬不痛，但自感阵发性隐痛，心烦易躁才是主症，治肝乃为治本。治法泻肝郁、破气滞、补脾阳、理中气。取肝经期门、太冲用泻法以解肝郁；取三焦经支沟，胆经阳陵泉用平补平泻法以理气破滞；取脾经章门、太白用补法以振中阳；取胃经足三里用平补平泻法以理中气。郁散滞破，脾气舒展，其病则愈。如治疗中风前兆。此病在中风即发之际，病者头晕胀痛，目眩头痛不敢摇动，肢体麻木，足软不能覆地。心虽明但言

第一章 贺氏管针术概述

不达意。两脉弦数，舌质稍红而苔厚。此为阴虚阳亢之症，标病位在肝，本病位在肾。《灵枢·终始》云："阴虚而阳盛，先补其阴，后泻其阳而和之。"贺氏认为标本缓急的根本治法应是急则治标，缓则治本。本病阴虚是本，阳亢是标，若用先补后泻之法，岂不助标而更伤其本？故贺氏根据针灸治法的特点，用先泻后补法，首泻肝阳上亢之气，后补肾虚之阴。取百会、太阳、行间用泻法。其中百会、太阳针后放血，约 0.5mL（神昏肢软失控者为重症，可加刺十二井穴放血），再取涌泉，复溜用补法，后取曲池、环跳用平补平泻法以通理气机。

解读：贺老认为气为统帅，气虚、气滞、痰阻、血瘀是肝脾脏腑经络气化功能失调造成的病理产物，可以通过针灸调理，以调气为主。气之病"实者责肝""虚者求脾"。可选取三脘穴（上脘、中脘、下脘）、通谷、天枢、足三里、神阙、胃俞、三阴交、膻中、章门、期门、阳陵泉等腧穴治疗，同时根据辨证在针刺操作中选择不同操作手法。其中中脘穴是六腑之会，胃的募穴，上脘、下脘是任脉与足阳明胃经、手太阳小肠经、手少阳三焦经等诸经经气交会之处，三脘穴相配可治一切胃疾。如《灵枢·四时气》述："饮食不下，膈塞不通，邪在胃脘，在上脘则刺抑而下之，在下脘则散而去之。"通谷穴虽属足少阴肾经，但位置在胃脘之上，而肾的元阳有益助五脏功能之力，用补法可助益肾之元阳，调和肾与脾胃间的联系，用泻法可祛脾胃之邪，有消食助送之功，故取通谷穴用泻法以加强三脘的作用。天枢是大肠的募穴，属足阳明胃经，有分理水谷，消导一切浊滞的功用，采用泻法以通肠送垢，调肠胃之气，使气得上下，清阳得升，浊阴下降，胃强食化，血脉和利则胃痛自缓。足三里是足阳明胃经的合穴，用泻法引胃气下行，降浊导滞，以达祛邪扶正的目的。胃的募穴中脘、脾的募穴章门，肝的募穴期门。募穴是脏腑在胸腹部经气汇聚的地方，针刺募穴重在调理经气，像期门穴配阳陵泉用泻法以疏达肝气，调理气机，中脘、章门配足三里用平补平泻法，调理脾胃，升清降浊，两者相合即能疏肝健脾，再取气的会穴膻中，用泻法通导一切阻滞之气，使气得上下，以助诸穴之力，达疏肝健脾、理气和胃之功。

第三节　管针术的进针方法及特点

一、管针术进针方法

用一个长约 6cm 的针管作为进针器，在治疗时左手寻穴，右手把针装入针管内（单手装针法），然后将针尖端接触所刺穴位，叩针刺入皮内后，将针管摘除，再施用手法，具体操作如下：

1. 单手装针法　将针管放在右手中，无名指和小指轻屈把持，再用拇指和食指将针柄摄持，对准针管装入。

2. 管内持针法　针装入管内，不露出针尖，针柄端顶在手心中间，使之倾倒时针体不能脱落，然后将针管的针尖端放在穴位上。

3. 叩针法　用左手的拇指和食指摄针管下端，固定在穴位上，用右手食指靠放在中指边缘上，再以食指轻弹针柄，使针刺进皮肤。

4. 去管施针法　针刺入皮肤后，即将针管摘除，用右手中指、无名指和小指轻屈推住针管，用拇指、食指捻针刺进肌肉，然后施以手法。

二、管针术的特点

1. 易固定穴位。针尖对穴位准确，固定后不易移动。

2. 进针稳。对小儿及痉挛患者易进针。小儿易动，痉挛多抽，难固定穴位，不易进针

而管针不论其动或抽，放置穴位，扣针即下。

3. 进针不痛。针刺怕疼是人之普遍心理，管针因扣力速，突破痛点，未感痛针已入，故患者易接受。

4. 管针术，不留针，重在七伎五法的运用。

第四节 管针术的手伎及手法

　　针灸疗法是以经络学说为理论基础，指导诊断与治疗。经络是人体运行气血、联络脏腑、沟通内外、贯穿上下的通路，并依靠经气来行使正常生理活动。腧穴就是经气运行输注于皮肉筋骨之间的部位。当经气运行失常，经络发生病理变化，不仅会影响到脏腑的虚实（功能的抑制或亢奋），而且也会在腧穴部位上有所反应（如特殊的酸、胀、沉、痛等感觉）。若遇到病理变化，就要通过一定的方式沟通经络，运行经气，平调虚实，而针灸疗法就是一种极好的方式，通过在腧穴上进行针灸，达到治病目的。

　　但仅有针灸这样的治疗方式还是不行的，还需要具体的措施来实施，针刺的手伎及手法就是具体的措施。手伎是指针刺的方法、方向、深浅、频率、角度、力量等的联合运用。不同的手伎所产生的感应是不同的，起到的作用也是不一样的。手法是指通过几种手伎的配合，产生所需要的刺激量，来调节经络气血，消除病理的虚实，恢复正常的经气运行，所以手伎和手法也是针灸疗法极为重要的内容，与取穴、配穴一样，必须熟练掌握，下面介绍管针术的手伎及手法在临床上的应用。

　　解读：手伎是指针刺的方法、方向、角度、深浅、频率及力量等的综合运用，它不仅作为进针法，而且可以探寻、诱发和促进经气流动，是施用补泻手法的基础，而七伎是指七种不同的手伎。分别是调气术、雀啄术、捻针术、提插术、回旋术、摇针术、弹针术。

　　我国明朝针灸家杨继洲曾经参照《针经指南》十四法及历代医家的针刺手法，结合个人经验，将针刺的基本步骤总结归纳为"十二字分次第手法"，简称"十二字手法"。又把进针时的一些基本操作归纳为"下手八法"。十二字手法：爪切、指持、口温、进针、指循、爪摄、退针、指搓、指捻、指留、针摇、指拔。下手八法：揣、爪、搓、弹、摇、扣、循、捻。下手八法与"十二字手法"大致内容相同。

一、管针术的手伎种类

（一）调气术

杨继洲、张介宾等古代医家都强调下针时令病人咳嗽一声。贺氏认为咳可引动脏腑之气机，振三百六十骨节。有松肌筋、通经脉之效。随咳下针，于促动经气有重要意义。贺氏将随咳下针演化成"调气术"，即针刺过皮肤后勿进针，令病人自然呼吸，并将针左右平衡捻转 5~6 次，每次不超过 240°，然后再刺入肌腠。其作用既可使医者"令志在针""无忘其神"，又可通过孙络的调节，使气血宣散，松弛肌肉，减少针刺过皮的痛苦。

解读：贺氏管针调气术在针刺过皮肤后勿进针，令患者自然呼吸，并将针左右平衡捻转 5~6 次，每次不超过 240°，然后再刺入肌腠。咳可引动脏腑之气机，振三百六十骨节，有松肌筋、通经脉之效，可作为经气调整的前期准备。

（二）雀啄术

雀啄术的操作手法似鸟之啄食，即将针体上下进退移动，频率较快，手法柔和，力量均匀。此术有两种用途。第一为进针手法，针刺入皮肤后，以雀啄手伎进针，针体上下进退时，应进多退少，此术的优点是进针快而不痛。第二为治疗手伎，具有候气快，促经气流动，加强针感的优点。雀啄术在临床施用有三种方式。

1. 针体移动雀啄术　针刺入皮肤后，以雀啄手伎将针刺到所需深度，针体上下移动运行，达到候气目的。根据所需要的刺激量又分为一般雀啄术和弱雀啄术。前者进退的深度范围在 0.5~1cm 之间，手部动作的力量稍强，后者进退的深度范围不超过 0.5cm，手部动作的力量稍弱而柔和。针体移动雀啄术适用于四肢、躯干等部位，如中脘、曲池、足三里等穴位。

2. 针体固定雀啄术　针刺到达预定部位后，针体基本不动，进退的深度范围不超过 1cm，仅以手的微小雀啄动作带动针体，达到候气的目的。此法适用于头颈部位及耳区，如人迎、扶突、耳门、听宫等穴位。

3. 针柄雀啄术　针刺到达预定部位后，针体不动，而用食指、拇指的指腹上下摩擦针柄，仍如雀啄动作，以达候气目的。此法适用于眼区部位，如睛明、承泣等穴位。

解读：雀啄术针刺到所需深度后，将针体上下移动，上下移动的幅度应相等，频率稍快，力量均匀柔和。此术有促进经气流动、加强针感传递的作用。

（三）捻转术

针刺到达所需深度后，用柔和的力量将针体左右旋捻，达到候气的目的。捻转术"以手指捻针也。务要记住左右，左为外，右为内"，旋捻角度适宜，力量柔和，左右旋捻反复不已。此术得气较快，针感传播稳定，是达到"气至病所"的主要手段。临床应用有三种方式：

1. 对应捻转术　针体左右旋捻的角度及力量基本上相等，所需的治疗刺激量较大时，则旋捻的频率就较快，角度也较大；所需的治疗刺激量较小时，则旋捻的频率就较慢，角度也较小。此法可以作为进针、退针之法。

2. 右三左二捻转术　针左右旋捻时，其力量和角度皆有差异。右三则向右旋捻力量强，角度大；左二则向左旋捻力量弱，角度小。不是向右捻三下，向左捻二下，应混合捻转。

3. 左三右二捻转术　此法和右三左二捻转术的操作方法相反。左三则向左力量强，角度大；右二则向右力量弱，角度小。

捻转术的优点是候气柔和，针感稳定，能使针在体内偏重一侧捻转而使肌肉纤维缠住针体的现象得到缓解。

解读：捻针术进针后左右旋捻反复不已，旋捻角度要适宜，力量要柔和。施展此术得气较快，针感传递稳定。是"气至病所"的主要手段。其中泻法常用"右三左二捻转术"（数字代表旋捻力量、强度和角度的量化），而补法则是用"左三右二捻转术"。这是贺惠吾先生在长期临床实践中总结的最佳量化比例。

（四）提插术

针刺应达部位，将针体较大幅度的上下进退运行，频率较慢，进退的程度基本上保持上多下少。但每次提插时针体的上移差距不超过 0.1cm，当由于提插而使针体逐渐上升到所刺深度的二分之一时，可将针再刺到原来的应达部位，继续施用提插术。此术的针感不同于雀啄术，是由酸、胀、沉之感转变成麻木。提插术适用于四肢、躯干部位的腧穴。但背部十二椎以上的各脏腑穴位和两侧胸胁部位穴位禁用提插术。临床分为：

1. 对等提插术 即针刺至所需深度后，将针体大幅度的上下进退运行。提与插的力量、速度、进退深度均等。与雀啄术的区别在于深度大、频率慢、力量强。

2. 下三上二提插术 下三指插时力量强，速度快；上二指提时力量弱，速度慢。此术多用于以补为主的平补平泻法中。

3. 上三下二提插术 上三指提时力量强，速度快；下二指插时力量弱，速度慢。此法多用以泻为主的平补平泻手法中。

无论哪种提插术，针感都比较强，对于候气较慢的病者尤为适用。

解读： 提插术与雀啄术基本相同，区别在于深度大、频率慢、力量强，其中"下三上二提插术"多用于补法，数字代表运针所用力量和速度的量化，而"上三下二提插术"多用于泻法。无论哪种提插术的针感都比较强，对候气较慢的患者尤为适用。

（五）回旋术

针刺入应达部位并已候气，针感也较明显时，将针体朝同一方向旋捻，或左捻或右捻术，称为回旋术。其针感强烈，易传导，有加强候气、增强刺激力量、延长针感时间等特点。但旋捻的力量不宜过于峻猛，仍以柔和为好。旋捻的角度每次为针柄捻转半圈至一圈（180°~360°）之间，此为旋捻一次。临床施用回旋术时以针感的强烈来决定旋捻几次。运用时一般回旋 2~4 次即可。此术的作用是加强针感传导，延长针感时间。

解读： 回旋术是将针朝同一方向旋捻，其捻如搓线状，力量要稳而柔，角度不宜超过360°，此为回旋 1 次。运用时一般回旋 2~4 次即可。此术的作用是加强针感传导，延长针感时间。

（六）摇针术

将针急刺到所需深度，用拇指、食指轻摇针柄，手腕不动，其势如磨盘之状，力量稍强而均匀，速度中等，称为摇针术。此术的泻热作用较强，在临床常配合泻法，治疗阳经实热时可重复应用。

（七）弹针术

凡补时用指甲轻弹针，使气疾也称为弹针术。弹时力量柔和不可过重，约每秒钟或两秒钟轻弹一次，可控制、调节、激发经气有节奏地运行，多在治疗目疾、耳疾及面口疾病时应用。

二、管针术的手法

管针术在临床上常用的五种补泻手法，即补、泻、迎、随、平补平泻。其中随法归属于补法之内，迎法归属于泻法之内。所谓的补泻就是指不同的刺激，人体内各组织器官所作出的反应不一样，因此气机就有不同的调整，能使气不足者得以鼓舞，气有余者受到抑制，从而达到治病的目的。由于管针术的手法是以完成一次补泻为一个回合，所以又称为"回合补泻"。

（一）补法

针刺入皮后施用调气术以候经气，再施用三进刺。

1. 一进刺　针刺到天部，根据病人的体质和耐受程度，选用"雀啄术"或"下三上二提插术"以促进经气流动，再用"左三右二捻转术"沟通经脉以候气。当患者感到局部酸胀，并沿向经脉走行扩散时即用二进刺。

2. 二进刺　将针继刺到人部，则重复一进刺的手法，候气后即用三进刺。

3. 三进刺　将针继刺到地部，仍重复一进刺的手法，候气后施用"回旋术"，向右捻2~3次增强针感，然后趁病人吸气之际（自然呼吸）乘势出针，扪其穴孔，勿令气泻，此为补法的第一回合。补法一般应用于脏腑功能低下和气血津精不足而致的各种虚证。多在腹、背部取穴。例如治疗胃下垂针刺中脘穴时施用补法；治疗腰肌劳损（肾虚型）针刺肾俞穴，施用补法。

解读：贺氏管针中的补法类似于针刺手法中的烧山火针法，即三进刺。一进刺是将针刺到上1/3（天部），二进刺是将针继刺到中1/3（人部），三进刺是将针刺到下1/3（地部）。

（二）泻法

针刺入皮后施用调气术以候经气，施用三退刺。

1. 一退刺 将针急刺到地部，用"右三左二捻转术"疏通经气，再用"上三下二提插术"，边提插、边捻转，当医者觉到针下的感觉由沉紧有力、经气潮涌不断而逐渐转变成松软如刺在棉絮之中，病者也感局部松弛舒适，此时则提多插少，将针退至人部即用二退刺。

2. 二退刺 重复一退刺的手法，待出现上述针感，将针退至天部即用三退刺。

3. 三退刺 仍重复一退刺的手法，待针感出现后，病者不舒症状明显消失，医者也感针尖下平和时则用"摇针术"，边摇动针柄，边趁病人呼气时（自然呼吸），徐徐提插出针。勿扪穴孔，令邪气外泄，此为泻法的一次回合。

泻法一般应用于脏腑功能亢奋，以及各种原因导致的气血不宣、津精淤积、经脉不通而致的实证，多在腹、背部取穴。例如治疗胃痉挛针刺中脘穴，施用泻法；治疗急性腰痛（肾结石）针刺肾俞穴，施用泻法。

解读： 贺氏管针中的泻法类似于针刺手法中的透天凉针法，即三退刺。

（三）迎法

迎法是一种诱导手法，属于泻法范畴。它是"迎而夺之"，使病态的亢奋通过诱导手法而受到抑制，逐渐恢复常态。有调和虚实、平衡阴阳的作用及只泻其邪、不伤其正的优点。适用于阴虚阳亢或阳虚阴盛而致的本虚标实之实证。操作分两个阶段，第一阶段是针刺方向朝经络循行之始端，急刺到应达部位，用雀啄术候气后，以"上三下二提插术"为主要手段，与"摇针术"同用2~3次，候气后医者觉针下阵阵沉紧，病人觉针感向经脉循行的末端扩散，此时则边摇针、边提插、边出针到所刺深度的二分之一时，开始第二阶段，其手法内容同前，待针退至皮下约二分处时，可缓慢出针，勿扪穴孔，令邪气外泄。此法虽属泻法，但多用在四肢。如治疗高血压病针刺曲池穴，施用迎法。

解读： 迎法针刺方向为本穴经脉循行的始端，急刺到所需深度，将"摇针术"和"上三下二提插术"合并应用二三次，候气后医者觉针下阵阵沉紧，患者觉针感向经脉循行的末端扩散，此时则边摇针，边提插，缓慢出针，勿扪穴孔，令邪气外泄。

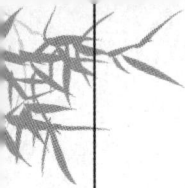

（四）随法

随法是一种反射手法，属于补法范畴。是"随而济之"，使病态的抑制通过反射手法而得到兴奋，逐渐恢复常态。有调和虚实、平衡阴阳的作用，以及只扶其正、不助其邪的优点。适用于虚实相兼、虚中夹实或实中夹虚而致的气血不宣之虚证。

操作时针刺方向朝向经络循行的末端，用雀啄术，采取急刺急进之法，刺到应达部位，上下进退的频率稍慢于补法，进多退少，力量较强。候气后将"雀啄术"和"右三左二捻转术"同时并用，在术者感针体紧涩，病者针感开始扩散时，即急速出针，扪其穴孔，勿令气泻。此法虽属补法范畴，但多用四肢及虚实相兼的病人。如治疗低血压针刺曲池穴，施用随法。

解读：随法针刺方向为本穴经脉循行的末端。针刺入皮肤后，徐徐搓针至天部，即将"下三上二提插术"合并应用 30~60 秒，医者觉针下沉紧，患者稍有酸胀感时，将针徐徐搓至人部，仍重复上述针法，待再次出现酸胀针感时，将针徐徐搓至地部，继续施用上述手法，时间 60~90 秒，患者觉针感隐隐向经脉循行始端传导，医者趁针下沉紧快速出针，扪其穴孔，勿令气泄。

（五）平补平泻法

平补平泻法是一种调整手法，既不是泻邪实之余，也不是补正虚之损，而是使脏腑经络的错杂之虚实，逆乱之气血的病态，通过柔和的良性刺激予以调整，以达到平调通顺的常态。平补平泻法有鼓舞经气，善通经络的作用。也有养益营卫，扶正祛邪的优点。适应于营卫失和或痹症而致的各类疼痛之证。

操作时将针缓刺缓进到应达部位后，施用雀啄术。候气后，即以对称捻转术为主要手伎，与雀啄术同用。手法要柔和，频率稍慢，针感或走线或走面，在局部扩散时（此针感以病者感舒适为准），用对称捻转术轻缓出针。例如治疗下肢痹症针刺环跳穴，施用平补平泻手法。

解读：平补平泻法是将针刺至所需深度，用"雀啄术"或"对等提插术"促动经气，再用"对称捻转术"（针体左右旋捻时的角度及力量基本均等），候气后，患者微有针感并在局部扩散，此时可轻缓出针。

三、贺氏管针的针术和针道

管针进针法盛行于日本，是减轻进针疼痛的一种行之有效的方法。管针进针不痛原因，可能是管针进针法进针速度快，刺激感受器的时间短。一般的管针进针法只是作为一种进针方法，与押手进针在补泻手法上并无本质区别，"贺惠吾管针"简称"贺氏管针"，本质上属于中国传统针灸，是吸取中国传统针灸补泻操作手法与和日本管针进针法优点，进行改革创新的针灸方法，是独具特色的针灸实用技术。

"贺氏管针"是一门具有中国特色的针灸技术，具有取穴少而精、针刺无疼痛、针灸不留针、患者易接受等显著特点。其包含了"针术"和"针道"两部分。"七伐五法"中七伐为调气术、雀啄术、捻针术、提插术、回旋术、摇针术、弹针术等，五法为"补、泻、迎、随、平补平泻"，均属于"针术"部分。而其腧穴配伍规律及源流，蕴含着丰富的中医哲学思想，乃属于贺氏管针"针道"范畴。其"针术"部分，即针刺操作方法的提取和总结，与贺氏管针创始人贺惠吾先生青年时期留学日本学习针灸有着很大的关系。而"针道"部分，则与中国传统文化关系更加密切。可以说，贺氏管针是经典的"国学为体，西学为用""中西结合"的典范。

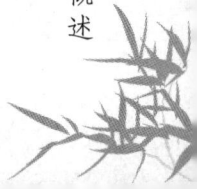

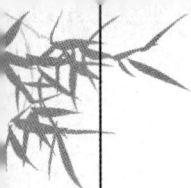

第二章 管针术的脉学歌诀及望舌

第一节 脉学歌诀

总 述

四诊切脉是其一，十二经脉反应之，
微茫指下不易辨，条绪寻来悟治丝。
脏气全凭生克验，天时且看从与逆，
须知偏胜皆为病，阴阳平秘才无疾。
外感阴来为逆症，内虚阳现病难医，
临床用时撮其要，脉书铺叙不易记。
我将前人脉书选，集要写出简而易，
仅供初读脉学者，实践日久理论知。

切脉部位及至数歌

切脉按指三部持，医家定名寸关尺，
掌后高骨对为关，上尺下寸近鱼际。
身短三指紧靠拢，身长三指须分离，
一呼一吸为一息，一息四至最为宜。
四半五至为正常，三至为迟六为疾，
七至八至病危机，临床辨证要仔细。

二十八部脉歌

二十八脉对待工，浮沉迟数总纲领。
滑涩虚实弦与弱，细微长短芤革形。
促结动代紧与散，濡牢缓疾伏与洪。

脉沉迟数脉歌

虽有二十八般脉，浮沉迟数为总则，
浮沉轻重指端详，迟数息中分缓急。
浮而无力是为虚，浮而有力便是洪，
沉而无力名为弱，沉而有力是为实。
迟而无力缓之涩，迟而有力滑脉居，
数而无力为芤脉，数而有力为紧弦。
浮迟就是表间虚，沉迟就是里冷极，
浮数原来表热真，沉数原来里热炎。

诊脉之法

内经云："举、按、寻。"
轻下手于皮肤之上曰举，以诊心肺之脉。
略重按于肌肉之间曰按，以诊脾胃之脉。
重手推于筋骨之间曰寻，以诊肝肾之脉。

六诊之法

心脉歌

切脉按指先看心，心脉浮大散正形，
浮而有力心经热，热极舌破小便痛。
感冒风寒弦又紧，头痛寒热数难平，
惊悸怔忡沉细弱，上焦蓄热洪大应。

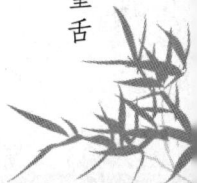

肝脉歌

次为肝脉沉弦长，虽然有病也无妨，
忽然浮大风为患，紧带洪脉疟痢当。
微涩原来阴血少，数为着怒缓为尪，
有余因实知肝火，沉细为虚也是常。

肾脉歌

肾脉沉濡为无病，洪大须知阴火生，
男子下元微不足，女子滑利定有孕。
弦紧极虚芤下血，痛连腰胁现微沉，
五心烦热洪无力，凡着房劳数不宁。

肺脉歌

右寸诊脉浮涩短，肺家清净病无干，
邪气上冲多发嗽，洪大分明仔细看。
弦紧必然咽燥破，数时胸府热难安，
浮而有力风外感，沉主生痛滑生痰。

脾脉歌

脾脉性燥和缓宜，若逢滑数知伤食，
洪大原来胃火炎，弦紧定遭咳疟疾。
浮虚泄泻腹膨膨，嗳气吞酸是数热，
土不制水肢浮肿，沉细而微见肾脉。

命门脉歌

命门相火只宜静，虽然沉细不为病，
若逢旺时反成殃，阴虚盗汗肌消甚。
浮洪呕血梦遗精，滑数昏花耳聋症，
迟缓多缘下部寒，女子旺时应有妊。

表里相配

心与小肠相表里，肺与大肠相表里。

肝与胆相表里，脾与胃相表里。

肾与膀胱相表里，心包与三焦相表里。

六腑为表六脏为里，轻按为表重按为里。

七表主病

浮主风虚芤失血，滑主吐逆实为热，

弦为拘急紧为痛，若是洪来多发热。

八里主病

沉寒积痛微冷结，缓主风虚涩少血，

迟病冷顽伏积攻，濡弱血气少分别。

九道主病

长为壮热短为食，细为精枯形瘦极，

虚脉心中多恍惚，牢为里实腹痛疾，

促缘积恶热火攻，结为阴寒有所积，

动为惊悸血崩淋，代为正气已飘离。

诊脉总要歌

左手人迎脉一盛，便是风寒暑湿症，

浮而无力是伤风，浮而有力伤寒症。

浮而虚者暑伤心，浮而缓者暑湿症，

右手气口脉一盛，便是内伤饮食忘。

内伤劳倦脉浮洪，饮食伤脾脉洪盛，

又有七情气所扰，喜散怒弦忧涩认。

悲紧思结恐为沉，惊则脉来动不定，

左关脉实肝有余，右关脉涩脾土虚。

左关脉涩血不足，右关脉滑食积居，

左尺脉芤小便血，右尺浮洪大便结。

左尺脉迟阳事衰，右迟脉数相火烈。

三部总候歌

三部俱浮肺脏洪，恶寒发热鼻难通，

沉迟冷极真元惫，弦数猖狂怒气冲。

两手脉紧寒与食，二关缓作痹和瘫，

虚濡微涩阴阳竭，洪滑六部火病逢。

第二节　舌　诊

舌诊分为两部，舌质和舌苔。

一、望舌质

整个舌质属胃，舌尖属心，舌根属肾，两旁属肝胆，四边属脾。

正常舌质色红，不深不淡，润泽。舌鲜红属热，红而干属虚火，深红（绛红）属血热，紫红属三焦火，紫暗属瘀血，色淡属气血亏或虚寒证，舌光鲜红无苔（镜面舌）为汗下太过，阴虚津亏之症。

二、望舌苔

正常人舌上有一层薄薄白苔，润泽。

1. 舌苔形状

（1）厚：邪重，痰湿停滞。

（2）薄：邪轻主表。

（3）腻：秽浊之邪，津液亏损，胃肠滞热。

（4）滑：寒湿。

（5）燥：阴虚津少。

（6）黏：湿热痰多。

（7）裂：正气不足，久病，重病，阴亏。

苔白属寒为表证，薄白滑为外感风寒，白厚腻为痰湿，黄苔属里热，深黄滑为湿热，黄燥属实热，苔黑滑润属寒重，黑而干燥为热盛伤津，危重病人舌黑干燥而裂，是津液将枯。

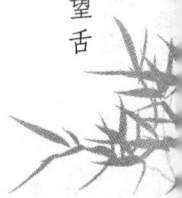

第三章　经络循行

第一节　经络的基本概念

　　经络是古人治病、防病最重要的依据之一。它是人体与生俱来的一种功能，这种功能分为经脉和络脉两方面，是人体气血营卫运行的通路与全身各部的联络网，是最为复杂而又有规律的一个组织系统。以《内经》为依据，直行者为经脉，旁行者为络脉，深而不见者为经脉，浅而常见者为络脉，动而不息者为经脉，静而不动者为络脉。故经脉和络脉互相贯穿在人体的上下左右、前后内外，从而或深或浅地把五脏六腑、头面躯干、四肢百骸等联系为一个有机整体，进行一切正常的协调的活动。如人体气机的活动（即机体生理活动的功能）和血液循环等，协调完成各种复杂的内在功能。经络不仅将人体各部分互相联系起来，构成有机的整体，并且它还组成各有所属的系统。

　　经络包括十二经脉、奇经八脉、十二经别、十二经筋4个部分。络脉包括十五别络及很多的络脉和难以计数的脉络。经脉与络脉的整个循环系统中共有365节，也就是365个腧穴（针灸穴位），实际是360个穴（或361穴，肝经急脉穴）。这样看来虽然经络错综复杂，但在它们中间十二经脉是构成整体循环的主体，它不仅与脏腑有直接所属的关系，在阴经与阳经之间，还有着表里不可分割的关系。因此在整个经络系统中，它占有主要的地位，在名称上我们统称它为"正经"，奇经、别经、经筋、别络虽然各有各的作用，但它们与十二经都有着直接或间接的联系。见图3-1。

十二经脉
　手
　　三阴：肺手太阴 ┈┈→ 列缺；心手少阴 ┈┈→ 通里；心包手厥阴 ┈┈→ 内关
　　三阳：小肠手太阳 → 支正；大肠手阳明 → 偏历；三焦手少阳 → 外关
　　（大络）大包
　足
　　三阴：脾足太阴 ┈┈→ 公孙；肾足少阴 ┈┈→ 大钟；肝足厥阴 → 蠡沟
　　三阳：膀胱足太阳 → 飞扬；胃足阳明 → 丰隆；胆足少阳 → 光明
十五别络

奇经八脉：督 ┈┈→ 长强；任 ┈┈→ 会阴；冲；带；阴跷；阳跷；阴维；阳维；（自经支出周身365节）┈┈→ 365节

十二经别
十二经筋

经　络　别络　自经支出遍布周身难以计数

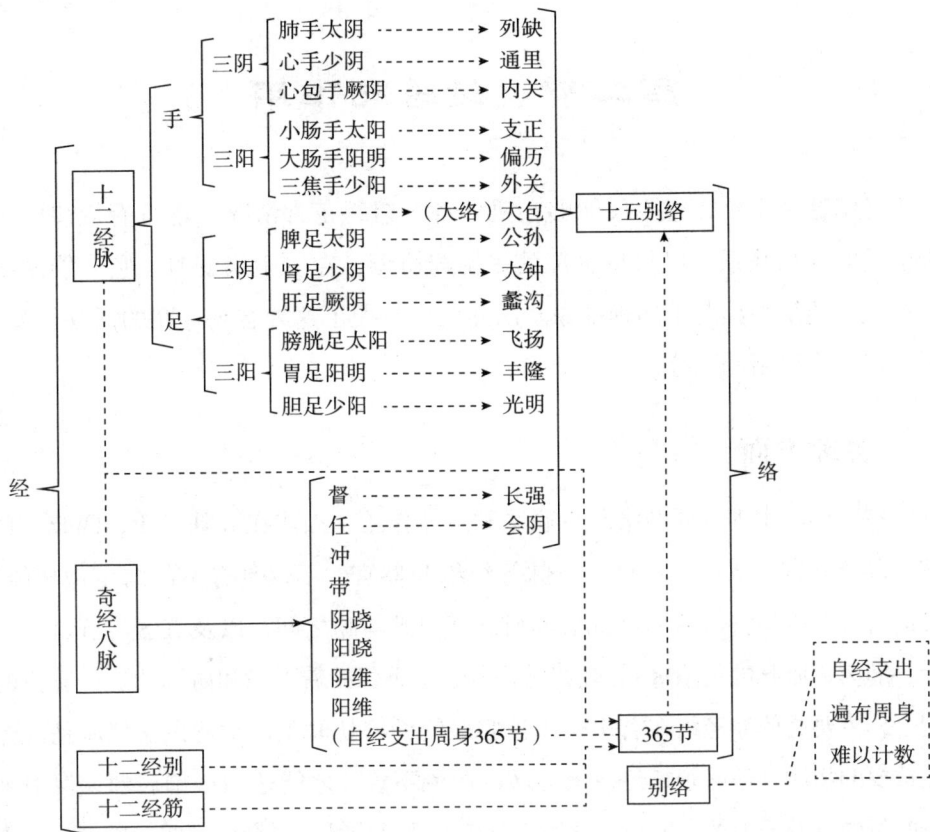

图 3-1　十二经脉与脏腑关系

从上图可知：

十二经脉与脏腑是有着直接所属的关系。

十五别络的名称，就是 360 腧穴中的 15 个络穴，而 360 腧穴除任、督二脉外（共 52 穴）都分布在十二经脉中。

奇经中的冲脉、带脉、阴跷脉、阳跷脉、阴维脉、阳维脉和十二经筋等都没有本经的穴位，它们在循行中通过十二经中的某些穴位，这些穴位除是十二正经的腧穴外，还是这些经脉的穴位，也就是说这些经脉与十二正经有着密切关系。

奇经中的任、督二脉，不但其有专穴，在随行通路上与十二经脉还有着直接密切的联系，因此古人将这两条经脉与十二经脉合称为十四经。

第三章　经络循行

第二节　经络的作用

经络这个系统，它不仅能够在机体各个组织正常情况下进行有规律的生理活动时互相联系，以保持各部的平衡与协调，在发生病变时，它还能系统地有规律地反映出若干病理征象。因此医生掌握了这种客观存在的活动规律，就可以作为诊断和治疗疾病的依据。

一、生理方面

在人体的生理方面经络起着联系和运转作用。人体在五脏六腑、四肢、百骸，以及五官、皮毛、筋肉、血脉等组织与器官，不仅具有不同的生理功能，又进行着有机的整体活动（如脏与脏之间，脏与腑之间，以及脏器与五官、皮毛、筋肉、血脉的关系等），使机体内外、上下保持着平衡和协调的这种有机的配合，主要是依靠经络在若干组织器官之间的密切联系。举例说：气血是人体最重要的物质，但必须靠经络来运转，周流不息，才能达到抵御病邪、保卫健康的目的。至于内外表里的联系作用，待下面讨论循行时会得到明确的概念。总之这种转运和联系是一种动力，这个动力，我们称之为"经气"。故《灵枢·海论》云："夫十二经脉者，内属于腑脏，外络于肢节。"《灵枢·本脏》云："经脉者，所以行血气而营阴阳，濡筋骨利关节者也。"这说明经络在生理方面所起到的作用是很大的，如果经气发生异常变化，就更明显知道经络在病理方面的作用。

二、病理方面

中医学对发生疾病的原因，认为有三方面，即内因、外因、不内外因。凡是因感受四时不正之气而得病的，即叫作外邪受病，也就是外因。当外邪侵犯到人体使经气失常，不能发挥保卫工作时，病邪便可沿着经络的通道，逐次传入脏腑。例如感受风寒，即能引起外感病症，也能导致胃肠病变（呕吐，泄泻）这就是病邪通过经络的通路由表入里的现象。如《素问·缪刺论》篇云："夫邪之客于形也，必先舍于皮毛，留而不去，入舍于孙络，留而不去，入舍于络脉，留而不去，入舍于经脉，内连五脏，散于胃肠，阴阳俱感，五脏乃伤，此邪之从皮毛而入，极于五脏之次也。"又有五脏的疾病反映出体表。如《灵枢·邪客》篇云："肺心有邪，其气留于两肘；肝有邪，其气留于两腋；脾有邪，其气留于两髀；肾有邪，其气留于两腘。凡此八虚者，皆机关之室，真气之所过，血络之所游，邪气恶血，固不得住留。住留则伤筋络骨节机关，不得屈伸，故痀挛也。"这就是脏腑本身发生了病变，也就是由内因所引起病同样也会凭借经络通路，反映到体表肢节，又例如肾有病，可以出现腰痛，腘炅。肠胃郁热，可以出现齿痛。胆火上升，可能出现耳聋耳鸣等。这就是病邪通过经络的通路，由里达表的现象。以上所述是病理和经络的联系。

三、诊断方面

诊断即中医学所说的"辨证"。中医是通过望、闻、问、切四诊进行辨证。在诊断时，是以症候群为依据，也就是说机体的某一组织和器官发生病变时，它所出现的症候群都是有规律的。例如感冒病主要症状是发热、恶寒、头痛、鼻塞、流清涕、咳嗽等。其他病虽也能出现发烧、怕冷、头痛、咳嗽等症状，但绝不会与感冒病所表现的这一组症候群相同。因此在《灵枢·卫气》篇说："能别阴阳十二经者，知病之所生，候虚实之所在者，能得病之高下……"能掌握住经络在诊断方面所起的作用，在临辨证时就可以通过四诊将所得的自觉症状与他觉症状，根据它们所反映的部位，对照经络循行的通路，便可判断出是某一经或其他各经的病变。除此，它对于判断病因的性质，分析发病的机制，确诊病症的类型都是非常有利的。例如两胁肋疼痛多属于肝经的病，因肝经的经脉散布在两胁肋，再分析它的兼见症状，就可断定病因是属于什么性质的。另外也常有两经或数经在同一部位，反映出相同的症状。例如咳喘，由于太阴肺经发病是易理解的，但是少阴肾经发病同样也会出现咳喘症状，因此即需根据出现的症状，结合经络的通路来推断。如果咳喘兼见肺胀、胸闷、缺盆中痛、肩内缘痛等症，根据缺盆中、肩内缘是手太阴肺经所过之处，此便是单纯的肺经发病的明征。如咳喘兼见善恐，心悬若饥，少腹有气上冲等症，根据是少阴肾经少腹上行属肾，又从肾上贯肝膈入肺中，并从肺出络于心的通路来对照，这样的咳喘即不仅是肺脏的疾患，亦是少阴肾经

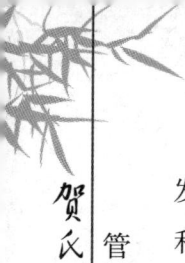

发病了。由上可知经络在诊断上所起的作用是很重要的。当确诊了疾病的性质和类型后，就可采取正确的治疗方法。因此经络对治疗亦有极大的作用。

四、治疗方面

经络既是机体在生理上运行气血的通路，又是病理上的传导病邪的通路，亦是治疗上发挥药物性能，感受器械等刺激的通路。所以医者除掌握它的活动规律来诊断复杂的病变外，并可以运用这个规律来指导治疗。从临床上看，针灸手足部的腧穴，能够作用于头面、脏腑的疾患；内服药饵，能够作用于体表肢节的疾患，这都是凭借经络来传导的。古人在长期的观察中，逐渐发现了某些腧穴的部位及其主治作用与某经的通路是一致的，从而明确了腧穴分经的体系，同时又根据某些药物善治某一经疾患的特点，制定了药物归经的法则。因此，只要掌握了经络学，就可按经选药或依经取穴来治疗疾病，从而收到了理想的效果。例如：药物治疗：如麻黄、柴胡、葛根三种药都能治疗外感性头痛，此三种药的性能又各有特点，在归经上也各有不同。麻黄善走太阳经，柴胡善走少阳经，葛根善走阳明经。另一方面，由于头痛的部位有前、后、两侧的区别，按照经络循行路线来说，后头痛与颈项部痛多属于太阳病，两侧头痛的多属于少阳病，前额头痛的多属于阳明病。因此临床上，凡遇到风寒外感头痛的就可根据头痛部位来选药，痛在后头项的可用麻黄，痛在两侧的可用柴胡，痛在前额的可用葛根。针灸治疗：以上述头痛为例，在循经取穴时，太阳经头痛可取手部的"后溪"（手太阳小肠经）或足部"昆仑"（足太阳膀胱经）；少阳经头痛可取手部的"液门"（手少阳三焦经）或足部的"窍阴"（足少阳胆经）；阳明经头痛可取手部的"合谷"（手阳明大肠经）或足部的"内庭"（足阳明胃经）。

综上所述，经络不但在人体的生理功能、发病机制上有着重要的意义，亦是诊断与治疗上重要的依据。所以在《灵枢·经脉》篇里曾强调指出："经脉者所以能决生死，处百病，调虚实，不可不通。"这句话的大意是，你若掌握了经络，就能够诊断疾病，并决定它预后的好坏，处理各种疾病。要调整疾病偏虚和偏实，对于经络学说就必须彻底了解通晓。《医门法律》也曾谈道："凡治病不明脏腑经络，开口动手便错"（《医门法律》是中医知识的一本书籍，是清初著名的医学大家喻嘉言著的，是一本既有理论又有联系实际的临床指导书籍）。这是一名医者必须做到的。"不可不通"一句，又意为经络本身"不可不通"，通则经络循行，阴平阳秘，气得上下，血脉和利，五脏安定，精神乃居，则无病生亦。否则经络不通，则失去上述功能，疾病乃生。故医者必须掌握能使经络通畅的技术，才能达到"决生死，处百病，调虚实"的临床疗效。由此可见经络贯串在整个理法方药之中，不论内外各科，都必须掌握这门学说，以便在临床上发挥更大的作用。

第三节　十二经脉

十二经脉是整个经脉系统中的主体。它是以五脏六腑及心包络十二脏腑为主，各系一经，分别运行在头面、躯干、四肢。它们不仅各有各的通路，同时经与经之间，在头面、躯干、脏腑、手足等处又相互发生若干的联系，从而进行有机的整体活动。

一、手足阴阳经的分布和循行规律

十二经是由心、肝、脾、肺、肾加上心包共六脏，与胃、大肠、胆、小肠、三焦、膀胱六腑组成，各自建立了一经。此十二条经脉，六条分布在上肢和躯干，六条分布在下肢和躯干。分布在上肢的是手六经，分布在下肢的是足六经。又因上下肢分有内外侧，分布在内侧的属阴，分布在外侧的属阳。所以将手六经中有三条分布在上肢内侧边的叫手三阴经（少阴——阴气初生；太阴——阴气大盛；厥阴——太少两阴交尽），另三条分布在外侧边的叫手三阳经（少阳——阳气初生；太阳——阳气大盛；阳明——阳气盛极），同样在下肢内侧的三条经叫足三阴经，外侧的三条经叫足三阳经。兹将十二经脉循行规律编成四句歌诀：手之三阴胸内手，手之三阳手外头，足之三阴足内胸，足之三阳头外足。见图3-2。

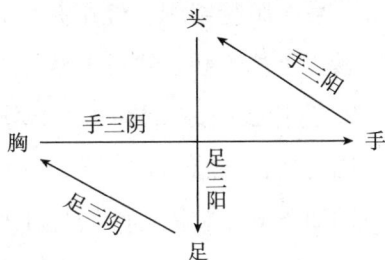

图 3-2　十二经脉循行规律

二、十二经循行程序

经脉循行程序，先从中焦（膈以下，脐以上）开始，上注于肺，由肺出发注于手阳明大肠经，再至足阳明胃、脾、心、小肠、膀胱、肾、心包、三焦、胆、肝，由肝又复还于肺。十二经即按此程序周而复始，循环不息。见图3-3。

歌诀：肺、大、胃、脾、心、小肠，膀、肾、包、焦、胆、肝脏。

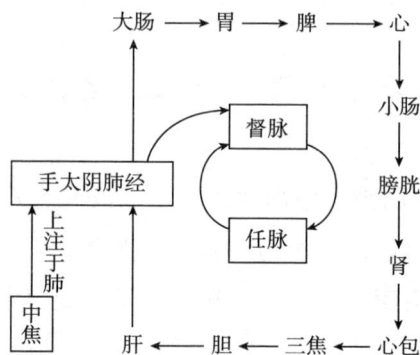

图 3-3　十四经脉循行示意图

1. 为什么经络起于中焦从肺开始

因为十二经脉在各个脏腑系统下，把人体的内外组织联系起来，以进行整体的循环活动。除此之外，它又是营血卫气运行的通路（营血卫气是营养机体的最重要物质），营血卫气在执行营养各个组织的任务时，必须以经络为通路，营血卫气是由水谷的精微所化（饮食营养），消化水谷的场所是在中焦的脾胃。当水谷精微化成之后，就要上输到肺与呼吸之气相会，然后再输送营养至各个脏腑组织。经络是营血卫气的通路。因此，古人把起点确定从中焦开始，上注于肺，然后再循行周身。

2. 为什么任督二脉的循行要放在十二经的循行里

因为任督二脉都有专穴，它们是构成周身360腧穴的组织之一。在经脉循行的通路上，它们与肺经与肝经（十二经脉的起止）有着直接密切的联系。任督二脉具有统辖阴阳十二经脉的作用。所谓督脉是督一身之阳，任脉是任一身之阴。因而古人把这两条经脉与十二经脉合并为十四经。

三、十二经脉循行路线

十二经脉的循行路线在《灵枢·经脉》篇里有明确的记载。下面先记述经脉原文，再解释名词，最后总的叙述一下循行路线。

（一）手太阴肺经之经脉循行

1. 原文 肺手太阴之脉，起于中焦，下络大肠，还循胃口，上膈属肺，从肺系横出腋下，下循臑内，行少阴心主之前，下肘中，循臂内上骨下廉，入寸口，上鱼，循鱼际，出大指之端；其支者，从腕后直出次指内廉，出其端。见图3-4。

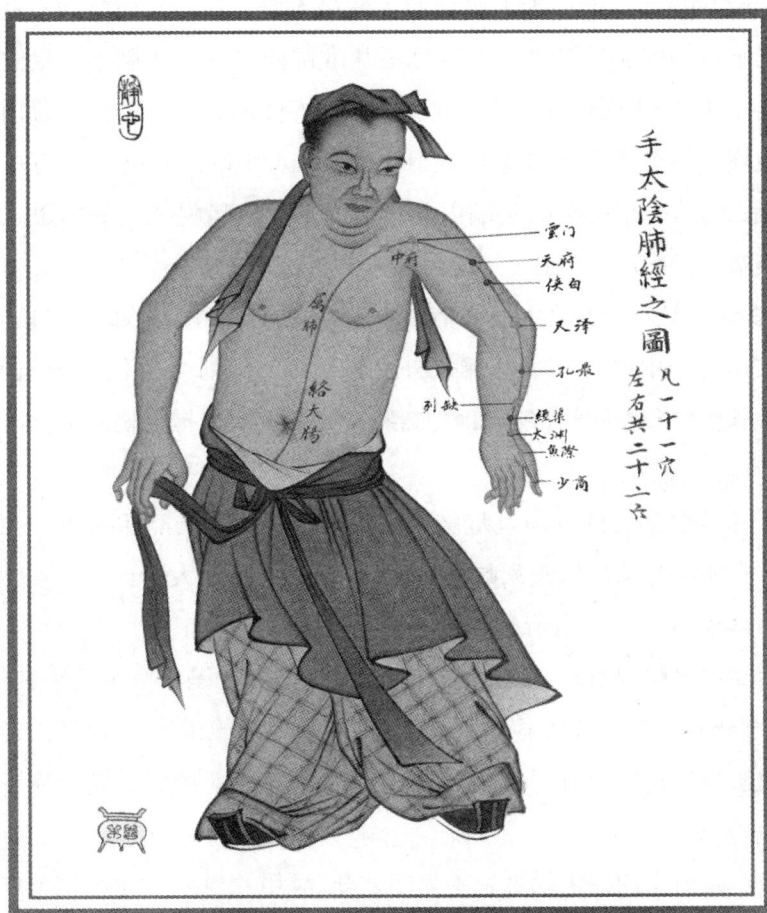

图3-4　手太阴肺经之经脉循行

2. 注释 经脉的开始叫作起，中焦即膈以下脐以上部位，即胃脘。从上向下行的叫作下，相表里关联的脏腑叫作络，去而复回的叫作还，沿着走的叫作循，胃口即胃脘部，从下向上行叫作上，膈即横膈膜，与本脏腑相连的叫作属，肺系就是气管，平行的叫作横，由深而浅的叫作出，肘以上叫臑，机体的阴面为内，走过他经周围的叫作行，少阴是指手少阴心经之脉，心主是指手厥阴心包经之脉，前就是桡骨侧，肘以下为臂，上骨即桡骨茎突，下廉就是下缘，由外到里叫入，寸口即寸、关、尺三部脉的部位，鱼际即手拇指本节后掌侧厚肉；支就是分出的支脉，直走的叫作直，内廉就是拇指侧。内为上肢屈侧，外为上肢伸侧，桡侧即拇指侧-内侧-前侧，尺侧即小指侧-外侧-后侧。

3. 肺经的循行 开始于上腹部向下联络大肠，然后又回绕到胃脘部，沿着胃脘向上过膈膜到肺，由肺、气管再从喉部向旁横出于腋下，沿着上臂的内侧行走手少阴和手厥阴两经的前方（即桡侧），下入肘中，沿着前臂的内侧，经过桡骨茎突的下缘（掌后高骨下缘），入寸口，上鱼际（拇指球肌），沿着鱼际的边缘，出拇指的尖端内侧。它的支脉从腕侧（列缺部位）直出食指的桡侧端交于手阳明经脉。

4. 总结 本经起于中焦（水谷之气所化之处，精微上布于肺），但这一经的腧穴是起于中府（在前胸臂之外上方，第二肋骨之外侧有胸肩峰动脉、胸外侧动脉，分布着肋间神经和胸神经），终于少商（拇指桡侧端），共11穴（左右22）。

（1）本经络循行的方向是从胸走手。与手阳明大肠经相表里，在腹部终于大肠，在四肢是从腕后到列缺（本经络穴），联络于大肠。

（2）本经的三个穴主治和经脉的循行关系，列举如下：

天府：在臂臑内廉动脉中，把手伸直鼻尖点到处是穴，手太阴肺气所发。《灵枢·寒热病》篇："腋下动脉，臂太阴也，名曰天府……暴瘅内逆，肝肺相搏，血溢鼻口，取天府。"这就是说明肺脏积热至鼻衄者，刺天府以泻肺热则衄止也。

尺泽：在肘中约纹中动脉。手太阴之合。《甲乙经》："主咳逆上气，少气不足以息，腹胀喘。"《备急千金要方》："治喉肿，胸肋支满。"《铜人腧穴针灸图经》："治喉痹上气，舌干咳嗽唾浊，皆肺病刺此也。"

少商：在手大指端内侧，去爪甲如韭叶，手太阴之井。《圣济慈录》："唐刺史盛君绰忽腮颔肿大，喉中闭塞，水粒不下三日，甄权以三棱针刺之，微出血，立愈，泻脏热也。"

本经之脉歌

> 右寸诊肺浮涩短，肺家清静病无干，
> 邪气上冲多发嗽，洪大分明仔细看。
> 弦紧比然咽燥破，数时胸府热难安，
> 浮而有力风外感，沉主生病滑生痰。

本经主治病症：肺部胀满，喘咳，缺盆中痛，臑臂部的内侧前缘痛厥，掌中发热，肩背痛，怕冷少气。

（二）手阳明大肠经之经脉循行

1. 原文 大肠手阳明之脉，起于大指次指之端，循指上廉，出合谷两骨之间，上入两筋之中，循臂上廉，入肘外廉，上臑外前廉，上肩，出髃骨之前廉，上出于柱骨之会上，下入缺盆络肺，下膈属大肠；其支者，从缺盆上颈贯颊，入下齿中，还出挟口，交人中，左之右，右之左，上挟鼻孔。见图3-5。

2. 注释 大指次指之端，即是食指的桡侧端。合谷腧穴名（第一二掌骨之间，第一臂侧骨间肌中，第二掌骨上桡侧）。两骨，即第一二掌骨。两筋即拇长伸肌腱与拇短伸肌腱。髃骨即肩胛骨肩峰突起。柱骨即第七颈椎（大椎穴之上）。会就是与诸阳经相会的意思。缺盆即大锁骨上窝。通过某组织叫贯。和某一组织并行的叫挟。彼此交叉而过的叫交。人中穴名，属于督脉（鼻柱下沟中央，近鼻孔陷中）。

3. 大肠经脉的循行 从食指的桡侧端，沿着食指桡侧的上缘，出第一二掌骨之间的合谷穴处，上入腕上拇指后两筋之间凹陷处（拇长伸肌腱与拇短伸肌腱）之间沿前臂上方，入肘关节的外侧，再沿上臂（臑）外侧的前缘，上肩走肩峰前缘（肩胛骨肩峰突起）与诸阳经相合于柱骨（第七颈椎）的大椎之上，再走至肩前，下入缺盆，联络肺脏，下膈膜入属大肠；它的支脉，从缺盆上行至颈部，再通过颊部，入下齿龈，出来绕至上唇，交于人中穴，左脉向右，右脉向左，向上行挟于鼻孔两侧，交接于足阳明胃经。

4. 总结 本经的起点是手太阴之交（食指桡侧端），经脉循行的方向是由手走头，与手太阴肺经相表里，在胸部络于肺，四肢是在腕侧后三寸部位

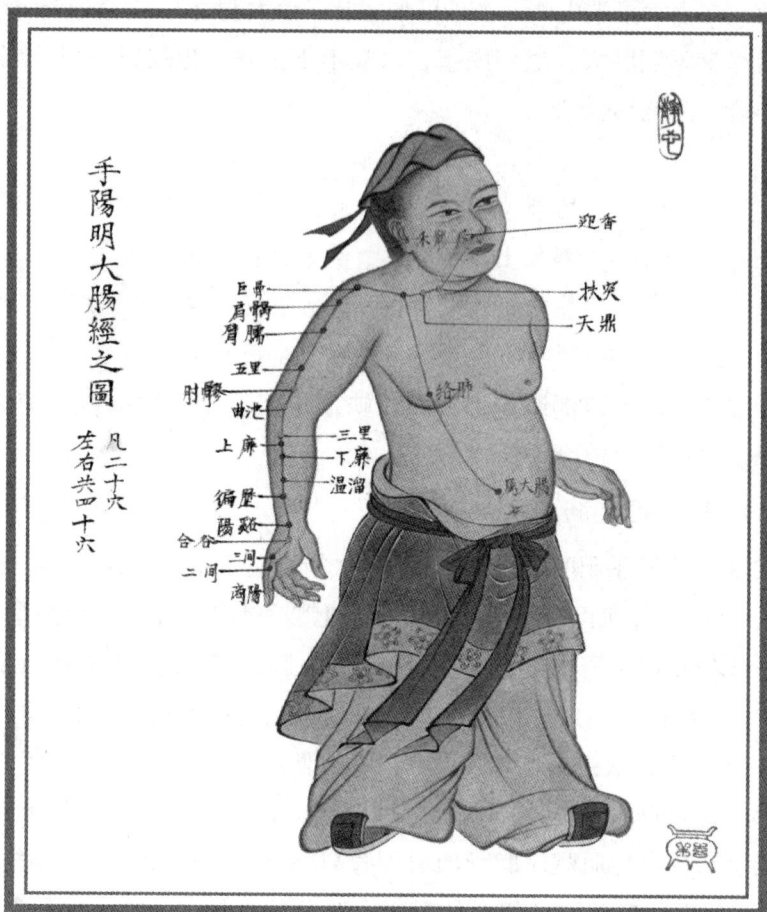

手陽明大腸經之圖

凡二十六

左右共四十六

巨骨
肩髃
臑會
五里
肘髎 曲池
上廉 三里
下廉
偏歷 温溜
陽谿
合谷 三間
二間
商陽

迎香
扶突
天鼎
络肺
属大腸

图 3-5　手阳明大肠经之经脉循行

偏历穴，终于肺。本经腧穴起于商阳（食指桡侧端），终于迎香（鼻孔旁）共 20 穴（左右 40 穴）。

（1）本经的二个穴主治和经脉循行的关系，列举如下：

三间：在食指本节后内侧陷中，是手阳明之输。《医学纲目》："治大便不通，取三间沿皮下至合谷穴，三补三泻，候腹中通，出针。"以其经下膈属大肠也。

合谷：在手大指次指岐骨间。是手阳明之源。《甲乙经》："主唇吻不收，齿龋痛。"《备急千金要方》："治紧唇。"《马丹阳》："治龋齿，鼻衄血，口噤不能言。以其经上贯颊入下齿中，还出颊口交人中，左之右，右之左，上挟鼻孔也。"

本经脉学，参看肺经脉学歌。

（2）本经主治病症：牙齿痛，颈肿，鼻出血，喉痛，肩前和臑臂部作痛，食指痛不能动，经脉可过的部位发热，肿痛或发寒抖颤。

（三）足阳明胃经之经脉循行

1. 原文　起于鼻之交頞中，旁纳太阳之脉，下循鼻外，入上齿中，还出挟口环唇，下交承浆，却循颐后下廉，出大迎，循颊车，上耳前，过客主人，循发际，至额颅；其支者，从大迎前下人迎，循喉咙，入缺盆，下膈属胃络脾；其直者，从缺盆下乳内廉，下挟脐，入气街中；其支者，起于胃口，下循腹里，下至气街中而合，以下髀关，抵伏兔，下膝膑中，下循胫外廉，下足跗，入中指内间；其支者，下廉三寸而别，下入中指外间；其支者，别跗上，入大指间，出其端。见图3-6。

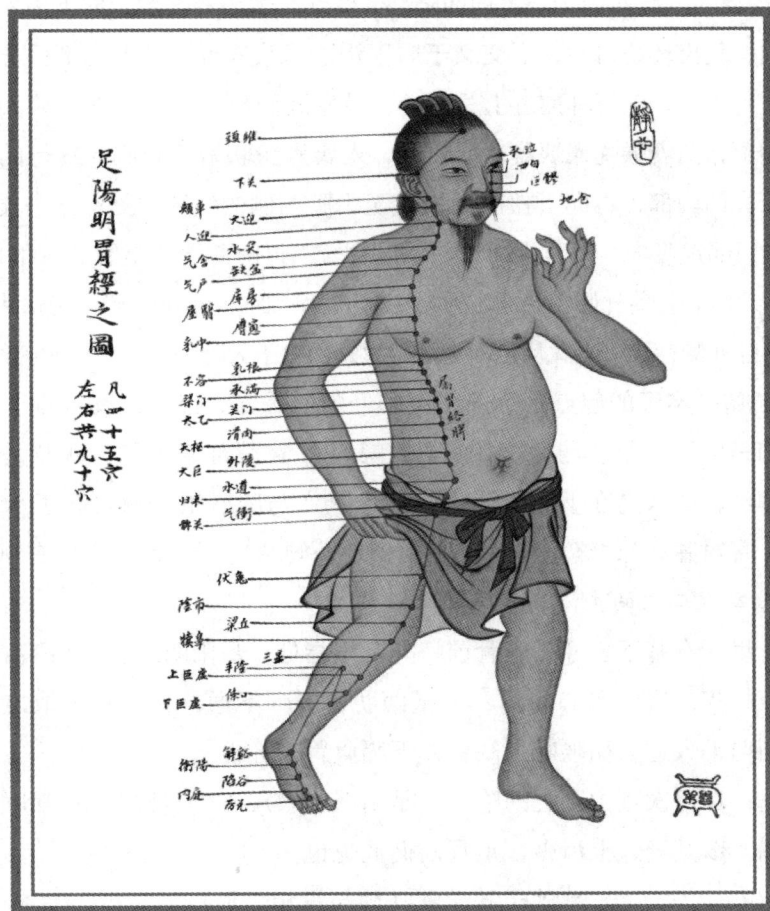

图 3-6　足阳明胃经之经脉循行

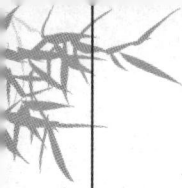

2. 注释 交颇即鼻梁的凹陷处；旁纳太阳，就是走入经过足太阳膀胱经的经脉；环绕在某组织的四周叫做环；承浆，穴名，属于任脉，在颏唇沟中央（颐前唇下宛宛中）；进而又退的叫却；颐即颊，大迎穴名，（本经）在第三大臼齿的下方下颌鼻部；颊车，穴名，（本经）在下颌角的前上方；客主人，穴名，亦名上关，属胆经，在颧骨弓上缘的颞肌中（耳前骨上，开口有空）；人迎，穴名，（本经）在结喉两旁一寸五分（胸锁乳突肌的前缘与甲状软骨之接触部）；气街，穴名，（本经）亦名气冲，在少腹两侧（腹直肌停止部的外侧，耻骨结节上外方）；髀关，穴名，（本经）在股骨大粗隆之前下方，缝匠肌与阔肌膜张肌之间，腹直肌之上端；从此直达另一处的叫抵；伏兔，穴名，（本经）在股骨的前外侧，股直肌的肌腹中；膝膑即膝盖。

3. 胃经的循行 起于鼻梁的凹陷部，旁纳足太阳经之脉，向下沿着鼻外入上齿龈内，复出环绕口唇，下交叉于唇下沟的承浆穴处，再退腮下后方出大迎穴，经过颊车穴，上行耳前过上关穴处，沿发际到额颅，有一支脉从大迎穴前下至人迎部，沿着喉咙入缺盆，下膈膜，入属胃腑联络于脾脏；直行的脉从缺盆下行于乳的内部，再向下挟脐而行直至少腹两侧的气街穴处；又一支脉从胃的下口幽门部走腹内，下至气街处与前脉会合，再由此下行至髀关直抵伏兔部，下至膝盖，沿胫骨前外侧至足面，入足次趾（第二趾）外间；又一支脉从膝下三寸别走中趾外侧；又一支脉从足面走于足大趾而出于大趾尖端，与太阴脾经相合。

4. 总结 本经的起点是手阳明大肠经的迎香穴，经鼻之交颇中。经脉循行的方向是由头走足。与足太阴脾经相表里，在腹部络于脾，四肢是在足大趾交于脾经，络穴是在下肢外踝上八寸丰隆穴与脾联络。腧穴起于承泣（目下七分，直对瞳孔），终于厉兑（足次趾之外侧端）。共45穴（左右90穴）。

（1）本经二穴的主治和经脉循行关系

足三里：在膝下三寸，胫骨前嵴外一横指处，足阳明之合。《甲乙经》主胃病者腹䐜胀，胃脘当心而痛，上抵两肋，膈咽不通，食欲不下取之。以其经从大迎前下人迎，循喉咙入缺盆，下膈属胃络脾也。

内庭：在足次趾中趾之间陷中。是阳明之荥穴。《马丹阳》治咽喉痛，牙痛，耳鸣。以其经入上齿中，上耳前循喉咙也。

脾经脉学歌（脾与胃相表里）

脾脉性燥和缓宜，若逢滑数知伤食，

洪大原来胃火炎，弦紧定遭瘟疟疾。

浮虚泄泻腹膨膨，嗳气吞酸是数热，

土不制水肢浮肿，沉细而微见肾脉。

（2）本经主治病症：鼻流涕或流血，口歪，唇生干疮，胫肿喉痛，腹部胀满，肿大，膝盖部肿痛，经脉所过之处作痛，或消谷善饥，寒栗发狂等。

（四）脾足太阴经之经脉循行

1. 原文　起于大指之端，循指内侧白肉际，过核骨后，上内踝前廉，上踹内，循胫骨后，交出厥阴之前，上膝股内前廉，入腹属脾络胃，上膈，挟咽，连舌本，散舌下；其支者，复从胃，别上膈，注心中。见图3-7。

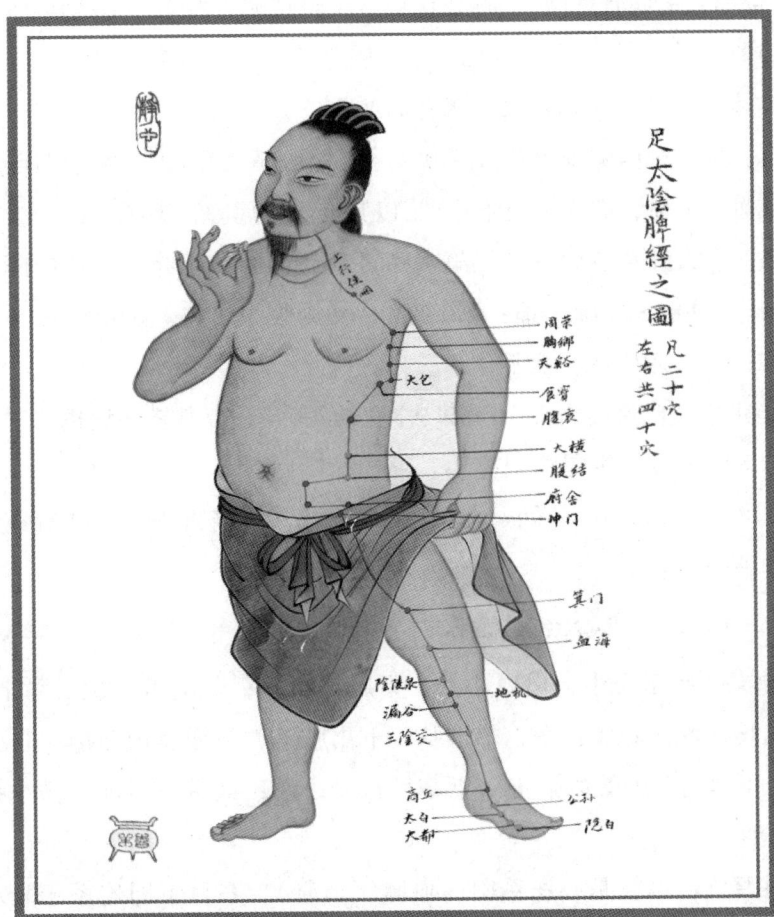

图3-7　脾足太阴经之经脉循行

2. 注释 核骨即第一趾骨。踹即腨，腿肚。

3. 脾经的循行 本经脉起于足大趾内侧端，沿大趾内侧赤白肉际，过大趾本节后的趾骨上行足内踝前方（拇外展肌中），再上小腿，沿胫骨内侧后方，穿过足厥阴肝经的前面，上行膝内侧的前缘，直达腹内，入属脾脏联系胃腑，上过膈膜，挟行咽喉部，内连于舌根，散布于舌下，有一支脉，从胃腑别行，上过膈膜，注于心中，与手少阴经脉相衔接。

4. 总结 本经是由胃经交接于足大趾内侧端的隐白穴。经脉循行是由足至胸。与阳明胃经互为表里，在腹部络于胃，四肢是在公孙穴（大趾本节后一寸，即第一趾骨基底的前下缘）与胃经联络。腧穴是起于隐白，终于大包（在侧胸部第六七肋骨之间，前锯肌中）。大包是脾之大络。本经共21穴（左右42穴）。

（1）本经的二穴主治和经脉循行的关系

隐白：在足趾内侧趾甲角旁约0.1寸。足太阴之井穴。《医学纲目》："治衄血，吐血，下血，妇人下血不止。"以其经入腹属脾，脾统血也。

公孙：在大趾本节后一寸，第一跖骨基底部的前下缘，赤白肉际处，足太阴之络。《灵枢·经脉》篇："治霍乱，实则腹中切痛，虚则膨胀。"《备急千金要方》："主腹中胀，食不化，肠鸣。"

《标幽赋》"治脾冷胃痛"。《截法》"治黄疸"。以其皆脾病也。

脾脉歌同胃经（脾胃相表里）。

（2）本经主治病症：舌根强硬，食后呕吐，胃痛腹胀，下肢沿经脉处即股膝内侧肿胀，厥冷。

（五）心手少阴心经之经脉循行

1. 原文 起于心中，出属心系，下膈络小肠；其支者，从心系上挟咽，系目系；其直者，复从心系，却上肺，下出腋下，下循臑内后廉，行太阴心主之后，下肘内，循臂内后廉，抵掌后锐骨之端，入掌内后廉，循小指之内出其端。见图3-8。

2. 注释 心系就是心所系附的血脉（血管），系目系即连系于眼球后与脑的脉络（小血管），进而又退出的叫却，锐骨即腕骨的豆状骨。

3. 心经的循行 起于心脏，出于心所系附的血管，下过横膈膜，联络于

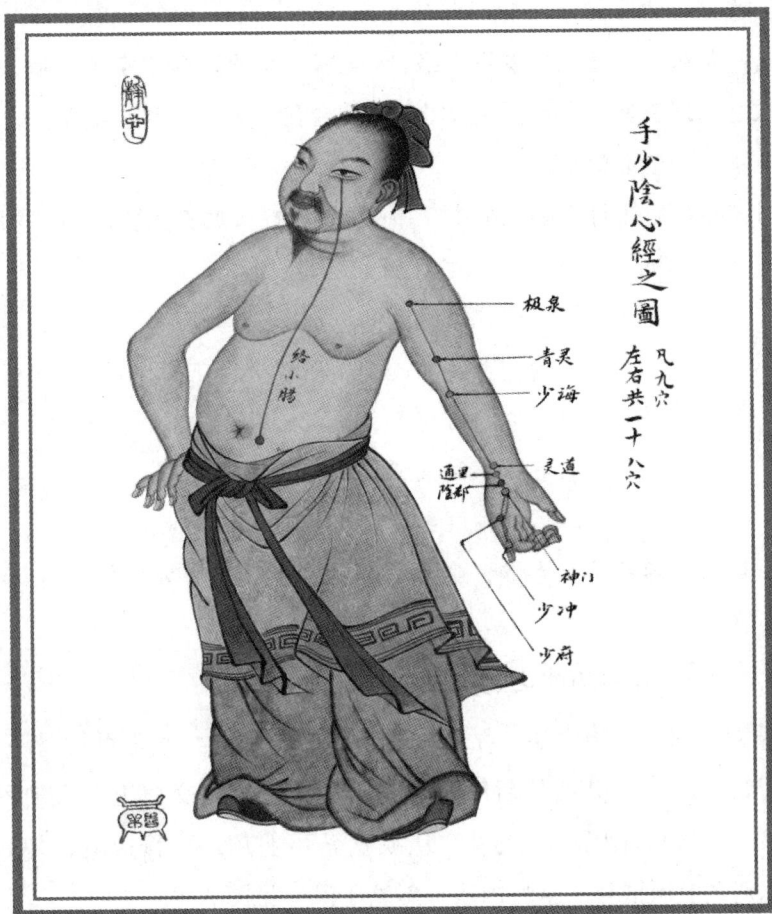

图 3-8　心手少阴心经之经脉循行

小肠，分出的支脉，从心系上挟咽喉，连系于眼球后与脑连系的脉管（毛细血管），直行的脉从心系上行转入于肺，向下行出于腋窝下，沿上臂内侧后际（肱二头肌尺侧的屈侧边缘），从手太阴肺与手厥阴心包经的后方，下行肘内，沿下臂的内后侧，至锐骨端（腕骨的豆状骨），再入于掌内尺侧的边缘，沿小指内侧至尖端，再与手太阳经脉相合。

4. 总结　本经是起于心中（脾脉注于心与之相接）。经脉循行是由胸走手，与手太阳小肠经脉相衔接。络穴是通里（在掌后一寸凹陷中）。腧穴是起于极泉（腋窝筋间，相当于肱二头肌短头之内侧缘），终于少冲（手小指内侧，即小指第三节之桡侧，爪甲旁）。共9穴（左右18穴）。

（1）本经二穴主治和经脉循行的关系

通里：在腕后一寸。手少阴之络。《灵枢·经脉》篇"实则支膈，虚则不能言"取之。以其经上挟咽系舌本也。《外台秘要》"主卒心中懊恼，面赤而热，心中悸"等皆心病也。

神门：在掌后锐骨之端凹陷中。手少阴之俞。《通玄指要赋》："治心性之呆痴。"《玉龙赋》："治癫痫，失意，皆心病也。"

心脉歌（心与小肠相表里）

左寸切脉先看心，心脉浮大散正形，

浮而有力心经热，热极舌破小便痛。

感冒风寒弦又紧，头痛寒紧数难平，

惊悸怔忡沉细弱，上焦蓄热洪大应。

（2）本经主治病症：心痛，喉干，口渴，目黄，臑臂内侧后缘痒痛或厥冷，手心热痛。

（六）手太阳小肠经之经脉循行

1. 原文　起于小指之端，循手外侧上腕，出踝中，直上循臂骨下廉，出肘内侧两筋之间，上循臑外后廉，出肩解，绕肩胛，交肩上，入缺盆络心，循咽下膈，抵胃属小肠；其支者，从缺盆循颈上颊，至目锐眦，却入耳中；其支者，别颊上䪼抵鼻，至目内眦，斜络于颧。见图3-9。

2. 注释　踝中即锐骨（腕骨的豆状骨），臂骨即指尺骨，内侧是指小指侧（体位），两筋即两骨（鹰嘴突与肱骨内髁），肩解即肩后骨缝，肩上即交于大椎穴（第七颈椎），目锐眦即眼外角，䪼即眼下眶，目内眦即眼内角，半横的叫斜。

3. 小肠经的循行　本经起于小指外侧的尖端，沿手外侧上腕过腕骨的豆状骨，直上沿尺骨的下缘，出肘内侧的两骨之间（鹰嘴突与肱骨内髁），再沿上臂外侧后缘（尺侧），出肩后骨缝，绕行肩胛与阳经交会于肩上大椎部（第七颈椎），然后入于缺盆联络心脏，沿食道下膈膜至胃，下行入属小肠本腑，它的支脉从缺盆沿颈上颊，至眼外角，转入耳内，又一支脉，从颊部别走眼眶下部至鼻，行眼内角，斜行而络于颧，交接于足太阳膀胱经。

4. 总结　本经起于小指指端（心脉在此与之交接）。本经循行是由手走头。

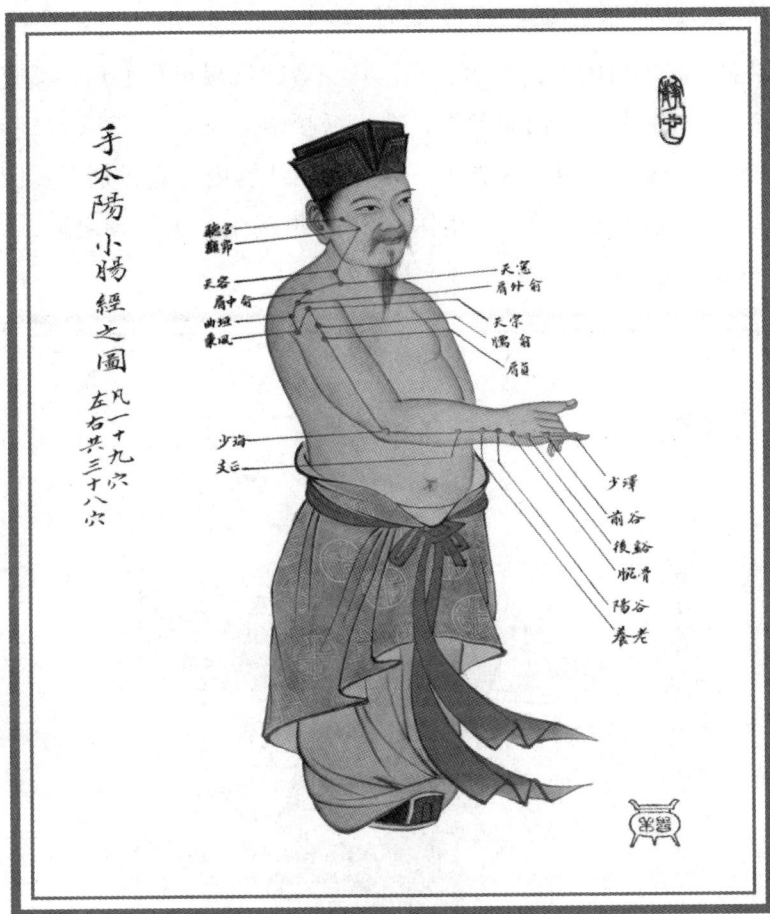

图 3-9　手太阳小肠经之经脉循行

与手少阴心为表里，在胸部终于心，在头面（目内眦）与足太阳膀胱经相衔接。络穴是支正（在腕后五寸，即尺骨后面之中央）。腧穴是起于少泽（手小指外侧爪角旁），终于听宫穴（耳珠前缘）。共 19 穴（左右 38 穴）。

（1）本经一穴主治和经脉循行的关系

后溪：在小指外侧本节后陷中。手少阴之俞。《针灸甲乙经》："治目赤痛，眦烂，生翳膜，暴痛，衄血，发聋。"《备急千金要方》，治耳鸣，鼻衄窒。以其经出颊至目锐眦，却入耳中，其支者，别颊上颈抵鼻，至目内眦也。

小肠脉歌：同心脉（心与小肠相表里）。

（2）本经主治病症：咽痛，下颊肿，肩臑痛，耳聋，本经所过之处作痛。

（七）足太阳膀胱经之经脉循行

1. 原文　起于目内眦，上额交巅；其支者，从巅至耳上角；其直者，从巅入络脑，还出别下项，循肩髆内，挟脊抵腰中，入循膂，络肾属膀胱；其支者，从腰中下挟脊贯臀，入腘中；其支者，从髆内左右，别下贯胛，挟脊内，过髀枢，循髀外从后廉下合腘中，以下贯踹内，出外踝之后，循京骨，至小指外侧。见图3-10。

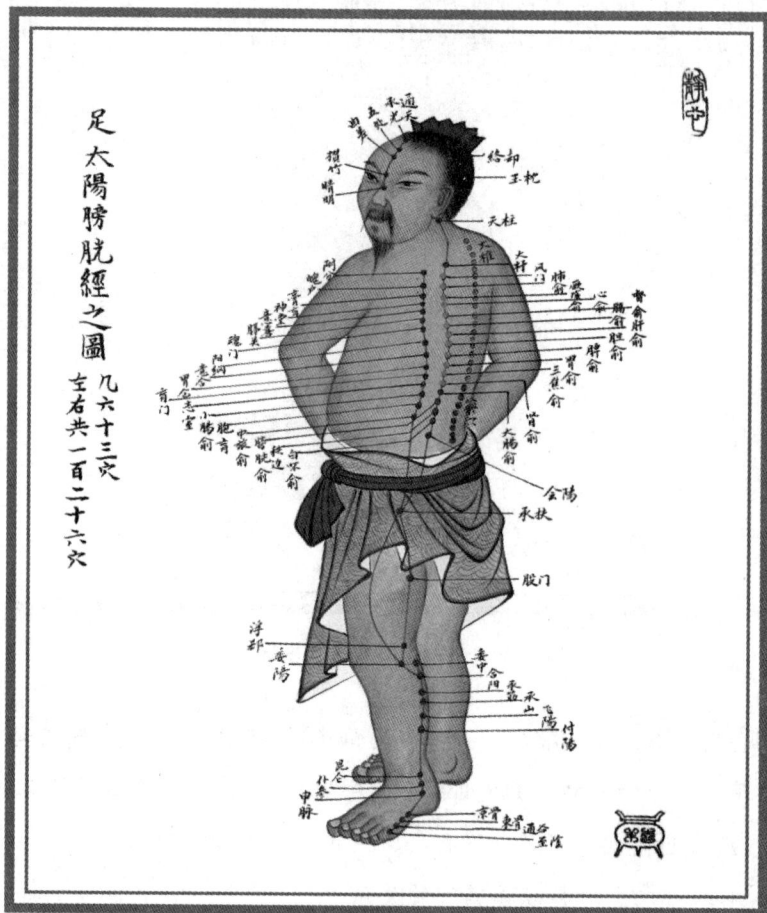

图 3-10　足太阳膀胱经之经脉循行

2. 注释　巅即头顶。耳上角相当于颞颥部。肩髆，肩胛骨的上内侧部。膂即腰椎内肌肉。臀即屁股的肌肉（斜方肌菱形肌）。腘中即膝腘窝。髀枢，穴名（亦名环跳），相当于股骨大转子部。踹即腿肚。京骨，穴名，在足外侧趾骨之突起部，在其前下部中取之。

3. 膀胱经的循行　本经起于眼内眦角，上过额部交会于头顶，有一支脉，从头顶至耳上角，其直行的脉，从头顶入络于脑，回出下行项后，沿肩膊内侧，挟行于脊柱两旁，直达腰中并沿肌肉深入内腔，联络肾脏，入属膀胱本脏，从腰中又分出一支脉，挟脊柱穿过臀部下入腘窝中，又一支脉，从左右的肩膊部通过肩胛挟脊柱，由内部下行过髀枢循股骨外侧的后缘，向下行至膝腘窝内，与前一脉汇合，再向下行，穿过腿肚，出外踝之后方，沿着第五趾骨外侧（京骨），至足小趾外侧尖端，与足少阴肾经经脉相结合。

4. 总结　本经起于目内眦（与小肠经在此交接）。经脉循行是由头走足。与少阴肾经为表里，在腰部络于肾，在四肢的足小趾与肾脉相衔接。络穴是飞扬（在外踝上七寸）与肾脉联系。腧穴是起于睛明（目内眦），终于至阴穴（足小趾外侧爪甲之旁）。共 67 穴（左右 134 穴）。

（1）本经三穴主治和经脉循行的关系

委阳：在腘横纹外端，股二头肌腱内缘。《灵枢·本输》篇："三焦……出于委阳，并太阳之正，入络膀胱，约下焦，实则闭癃，虚则遗溺。"《铜人腧穴针灸图经》："治小便淋漓。"皆膀胱病也。

申脉：阳跷所生，在足外踝下陷中。《素问·缪刺论》"邪客于足阳跷之脉，令人目痛，从内眦始。刺外踝之下半寸所各二痏，左刺右，右刺左，如行十里顷而已。"以其经起于目内眦也。

京骨：在足之小趾本节后外侧，大骨下赤白肉际陷中。足太阳之原。《针灸甲乙经》："头痛，目白翳，头项肿痛，目赤眦烂无所见，痛从内眦始。"《针灸大成》"治头痛如破，以其经起于目内眦，上额交巅入络脑也。"

本经脉歌参看肾经（肾与膀胱相表里）。

（2）本经主治病症：头痛项强，腰脊疼痛，股关节屈伸不利，膝弯，腿肚疼痛，痔疮，鼻流清涕等。

（八）足少阴肾经之经脉循行

1. 原文　起于小指之下，邪走足心，出于然谷之下，循内踝之后，别入跟中，以上踹内，出腘内廉，上股内后廉，贯脊属肾络膀胱；其直者，从肾上贯肝膈，入肺中，循喉咙，挟舌本；其支者，从肺出络心，注胸中。见图 3-11。

·

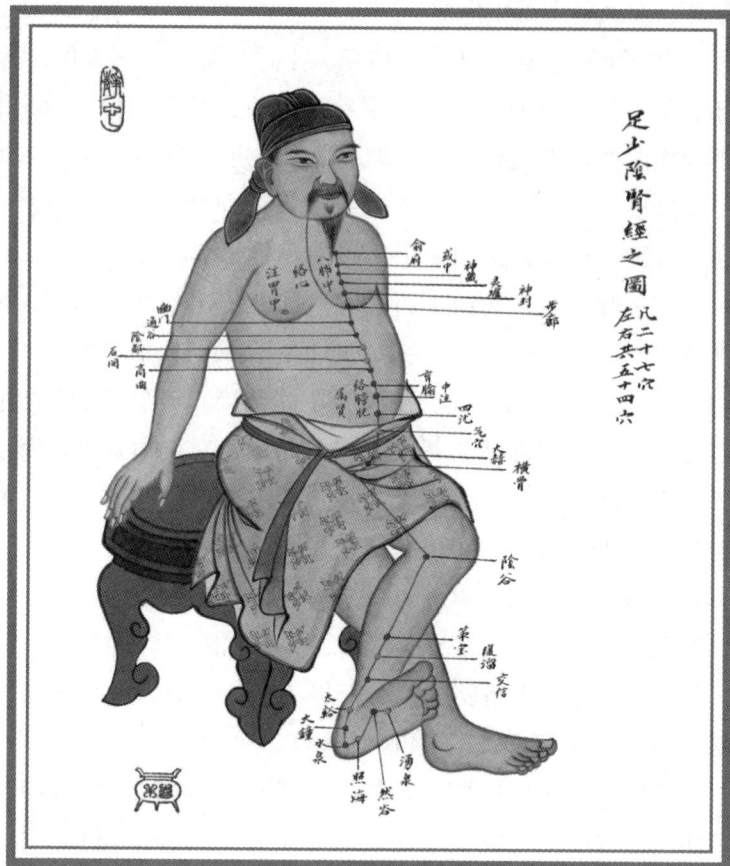

图 3-11　足少阴肾经之经脉循行

2. 注释　然谷，穴名，在内踝前舟状骨之下。跟中即足跟。

3. 肾经的循行　起于足小趾下，斜走足心，出内踝前然谷之下（舟状骨下缘），沿内踝骨后，转走足跟，由此上腿肚内侧（腓肠肌内侧），出膝盖内缘上行大腿内侧后缘，通过脊柱，入属肾脏联系膀胱；直行的脉，从肾上行至肝，通过隔膜入肺，沿喉咙，挟舌根；有一支脉，从肺出来联络心脏，再灌注于胸中，与手厥阴经相衔接。

4. 总结　本经起于足小趾之端（膀胱至此与之交接）。经络循行是从足至胸。与足太阳膀胱经为表里，至少腹部络于膀胱。四肢除在足小趾交接外，本经络穴是大钟（在内踝后五分），在此与足太阳经联络。腧穴是起于涌泉（足心），终于俞府（锁骨下端之凹陷中，离胸骨正中二寸），共 27 穴（左右

54穴）。

（1）本经四穴主治和经脉循行的关系

然谷：在足内踝前，起大骨下陷中，足少阴之荥。《素问·缪刺论》："嗌中肿，不能内唾，时不能出唾者，刺然谷之前，出血立已，左刺右，右刺左。"以其经上入肺经，循喉咙，挟舌本，刺此以泻肾脏之热也。

大钟：在足跟后太溪下五分再后五分，足少阴之络。《灵枢·经脉》："实则闭癃，虚则腰痛。"以其经属肾络膀胱也。

太溪：在足内踝后根骨上，动脉陷中，足少阴之俞。善治喉痹，于太溪穴刺出黑血半盅，即愈。以其经上入肺中循喉咙也。

复溜：在太溪穴上二寸。足少阴之经。治气滞在腰。以其经上股内后廉，贯脊属肾也。

肾经脉歌（肾与膀胱相表里）

肾脉沉濡为无病，洪大须知阴大生，

男子下元微不足，女子滑利定有孕。

弦紧极虚芤下血，痛连腰胁现微沉，

五心烦热洪无力，犯着房劳数不宁。

（2）本经主治病症：舌干，咽肿，喉间干痛，咳嗽，心烦，心跳，脊股内侧后缘痛，萎废，厥冷，足心热痛。

（九）手厥阴心包经之经脉循行

1. 原文　起于胸中，出属心包络，下膈，历络三焦；其支者，循胸出胁，下腋三寸，上抵腋，下循臑内，行太阴少阴之间，入肘中，下臂行两筋之间，入掌中，循中指出其端；其支者，别掌中，循小指次指出其端。见图3-12。

2. 注释　两筋即桡侧屈腕肌与掌长肌之间。

3. 心包经的循行　起于胸中，出属心包络，下过膈膜，挨次联络上中下三焦，又一支脉，从胸走胁，当腋缝下三寸处，上行抵腋窝，沿上臂内侧，行于手太阴手少阴经脉之间，入肘中，下行前臂桡侧，屈腕肌与掌长肌之间入掌中，沿中指直达指尖；又一支脉从掌内沿无名指直达指尖与手少阳经脉相结合。

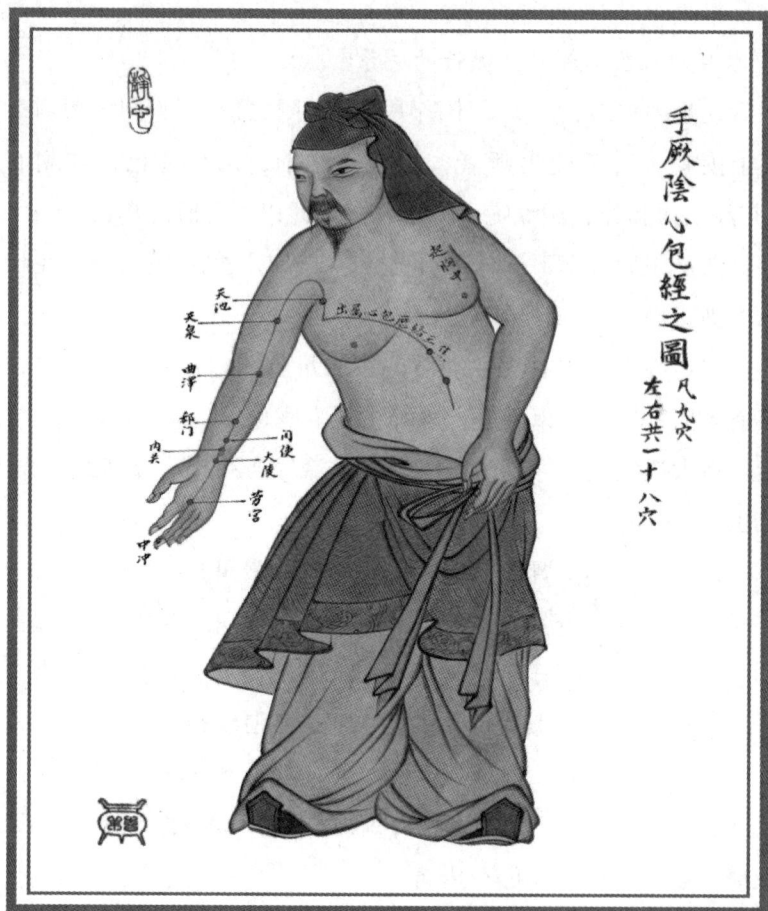

图 3-12 手厥阴心包经之经脉循行

4. 总结 本经起于膻中（胸骨中央两乳之间），肾经至此与之交接。经脉循行是从胸走手。与手少阳三经为表里，在躯干部历络于三焦，四肢在手指部与三焦经脉衔接，络穴是内关穴（在腕后两寸），在此与三焦脉联系。本经腧穴起于天池（腋下三寸，乳头外一寸），终于中冲（在中指之端）。共 9 穴（左右 18 穴）。

（1）本经两穴主治和经脉循行的关系

间使：在掌后三寸两筋间陷中。手厥阴之经。《针灸甲乙经》治热病烦心，卒心中疼，胸痹引背时寒，心悬如饥状。《备急千金要方》治狂邪发无常，披发大唤欲杀人，不避水火及狂言妄语亦治惊恐歌哭。又治四厥，脉沉绝不至者，卒死无脉。无他，形候阴阳俱竭故也。以其经属心包络，针灸此穴，以通络强心也。

内关：在掌后去腕两寸两筋间，手心主之络。《针灸甲乙经》治实则心暴病，虚则烦心，心惕而不能动，失智，心澹而善惊恐，心悲。以其经属心包络也。

本经脉歌属于命门脉歌，与三焦相表里，为相火，心为君火，命门为相火，故其脉象与心焉，又因命门在右尺，又要和肾脉看齐。左肾属水，右肾属火，必须水火既济，方无病症。及其脉，高，不能超过心脉（浮大散），低，不能低过肾脉（沉濡），过高是命门火盛，过低是命门火衰，皆非脉之正常态也。

命门歌（因心包络三焦均属相大）

命门相火只宜静，虽然沉细不为病，

若逢旺时反成殃，阴虚盗汗肌消甚。

浮洪呕血梦遗精，滑数昏花耳聋症，

迟缓多缘下部寒，女子旺时应有妊。

（2）本经主治病症：手心发热，肘臂拘挛，腋下肿，胸部支撑胀满，心火动，面赤，喜笑不休，烦心。

（十）手少阳三焦经之经脉循行

1. 原文 起于小指次指之端，上出两指之间，循手表腕，出臂外两骨之间，上贯肘，循臑外上肩，而交出足少阳之后，入缺盆，布膻中，散落心包，下膈，循属三焦；其支者，从膻中上出缺盆，上项，系耳后直上，出耳上角，以屈下颊至𬶭；其支者，从耳后入耳中，出走耳前。过客主人前，交颊，至目锐眦。见图3-13。

2. 注释 小指次指，即无名指的尺侧端，两骨即尺骨与桡骨之间。

3. 三焦经的循行 起于无名指的尺侧端，上出两指中间，沿手背至腕部，出前臂外侧，桡骨与尺骨之间，上穿过肘，沿上臂外侧上肩，交出足少阳胆经之后，经过缺盆向下分布于两乳之间的膻中部，与心包相联系，下过膈膜，从胸至腹循属上中下焦；又一支脉，从膻中出缺盆上走项（大椎）连耳后，直上耳上角，由此屈而下行，绕颊至眼眶下；又一支脉，从耳后入耳中，出耳前过客主人（胆经穴，在耳前颧骨弓上侧，张口有空处）前，至眼外角与足少阳胆经相结合。

4. 总结 本经起于无名指（心包络经脉至此与之交接）。经脉循行由手至头。与手厥阴心包络为表里，在胸部络于心包，四肢是在腕后两寸的外关

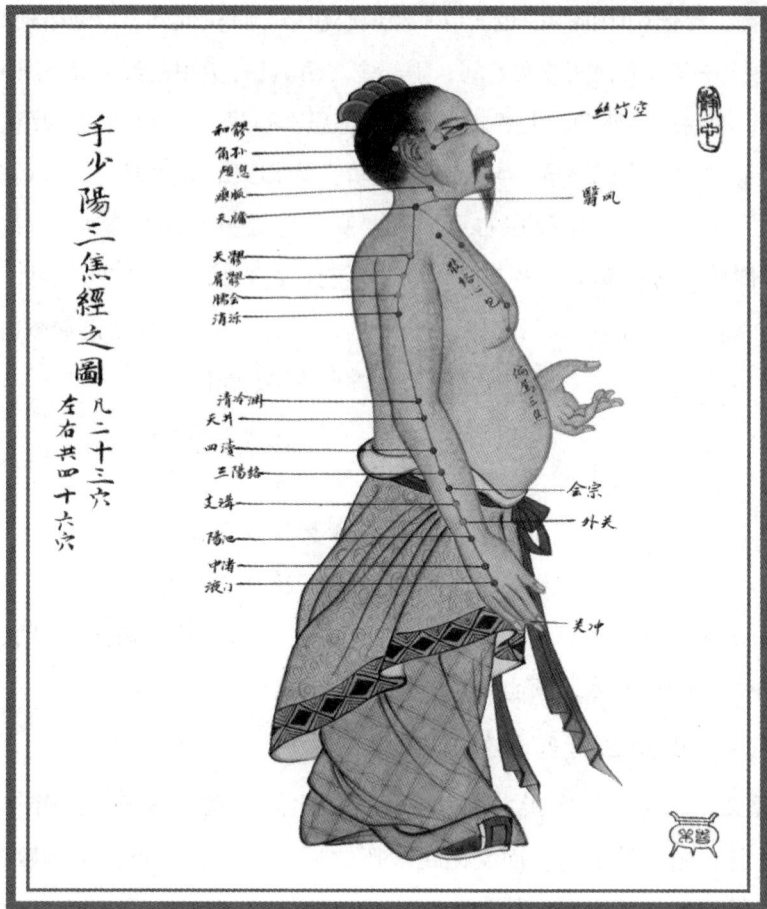

图 3-13　手少阳三焦经之经脉循行

穴（络穴）处。与手厥阴相联系。本经腧穴起于关冲（无名指尖端），终于丝竹空（眉毛稍外端陷中）。共23穴（左右46穴）。

（1）本经两穴主治和经脉循行的关系

液门：在手小指次指间陷中，手少阴之荥。《备急千金要方》治耳病，耳聋，耳鸣。

外关：在腕后两寸陷中。《外台》治耳焞浑，聋无所闻。以其经上顶，从耳后入耳中，出走耳前也。

本经脉歌参看心包络脉歌，心包与三焦相表里。

（2）本经主治病症：听觉减退，咽喉肿痛闭塞，眼外角痛，颊疼，耳后肩臑，肘臂的外缘皆痛，无名指不能活动。

（十一）足少阳胆经之经脉循行

1. 原文　胆足少阳之脉，起于目锐眦，上抵头角，下耳后，循颈行手少阳之前，至肩上，却交出手少阳之后，入缺盆；其支者，从耳后入耳中，出走耳前，至目锐眦后；其支者，别锐眦，下大迎，合与手少阳，抵于颛，下加颊车，下颈合缺盆以下胸中，贯膈络肝属胆，循胁里，出气街，绕毛际，横入髀厌中；其直者，从缺盆下腋，循胸过季胁，下合髀厌中，以下循髀阳，出膝外廉，下外辅骨之前，直下抵绝骨之端，下出外踝之前，循足跗上，入小指次指之间；其支者，别跗上，入大指之间，循大指歧骨内出其端，还贯爪甲，出三毛。见图3-14。

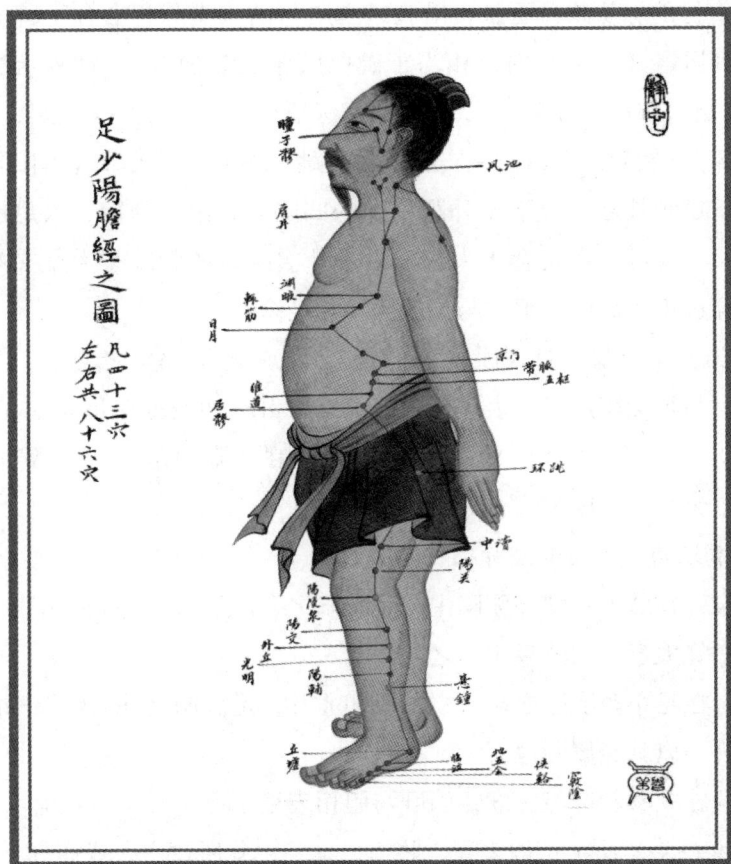

图3-14　足少阳胆经之经脉循行

2. 注释　髀厌即股关节；季胁即第十一肋骨之处（近腰部）；辅骨即腓

骨；髀阳即大腿外侧部分。绝骨为穴名，位于腓骨下端，近外踝部分；跗即足背部分。凡两股之间的部分，均叫歧骨、蹠骨。

3. 胆经的循行　起于目锐眦（眼外角），上行头角，下至耳后（此脉由耳后上至耳上角斜出眉上，回绕头的侧部，即前额边缘），沿颈走少阳经脉之前（少阳从缺盆出上走项）至肩上，会合于大椎，回来又交叉到手少阳经之后，入于缺盆；又一支脉从耳后入耳内，出走耳前，至眼外角后方（里头）；又一支脉，从眼外角，下走大迎与手少阳经会合至眼眶下，经过颊车，再下颈与前一经脉相合于缺盆，然后向下走胸中通过膈膜联络肝脏，入属胆腑，沿胁里出少腹两侧气街（一名气冲），横入髀厌（股关节，即髀枢，又名环跳）中；直行的脉从缺盆下腋，沿胸过季胁与前一支脉相会合于髀厌（这一支脉在行到居髎（穴名）时，相当于阔肌膜张肌之前缘），即入上髎、中髎（穴名，属足太阳经，即第一骶骨孔与第三骶骨孔），长强（穴名，属督脉，在尾骨下部），然后回来与前一支脉会与环跳，再下沿股关节（髀阳）外侧出膝外廉，下足腓骨之前直下至外踝上部的凹陷处，出外踝前，入足小趾侧第四趾内；又一支脉，由足背走大趾，沿大趾次趾侧的骨缝至大趾夹端，并回转过来，穿过爪甲后的三毛处与足厥阴经相结合。

4. 总结　本经起于目锐眦（眼外角），三焦经至此与之交接。经络循行由头走足。与足厥阴肝经为表里，在腹部络于肝，四肢是在足大趾与之联系。络穴是光明（外踝上五寸处）。腧穴起于瞳子髎（眼外角），络于窍阴（第四趾外侧爪甲旁），共44穴（左右88穴）。

（1）本经两穴主治和经脉循行的关系

阳陵泉：在膝下一寸外廉陷中，足少阳之合。《甲乙经》治胆胀，肋下痛胀，口苦，好太息，阳陵泉主治之。

窍阴：在足小趾次趾之端，去爪甲如韭叶，足厥阴之井。《医学纲目》治胆寒不得卧。以其经属胆也。

本经的脉歌参看肝经脉歌，因肝与胆相表里。

（2）本经主治病症：偏头痛，胁痛，本经之脉所过之处皆痛。

（十二）足厥阴肝经之经脉循行

1. 原文　起于大指丛毛之际，上循足跗上廉，去内踝一寸，上踝八寸，交出太阴之后，上腘内廉，循股阴入毛中，过阴器，抵小腹，挟胃属肝络胆，上贯膈，布胁肋，循喉咙之后，上入颃颡，连目系，上出额，与督脉会于巅；其支者，从目系下颊里，环唇内；其支者，复从肝别贯膈，上注肺。见图3-15。

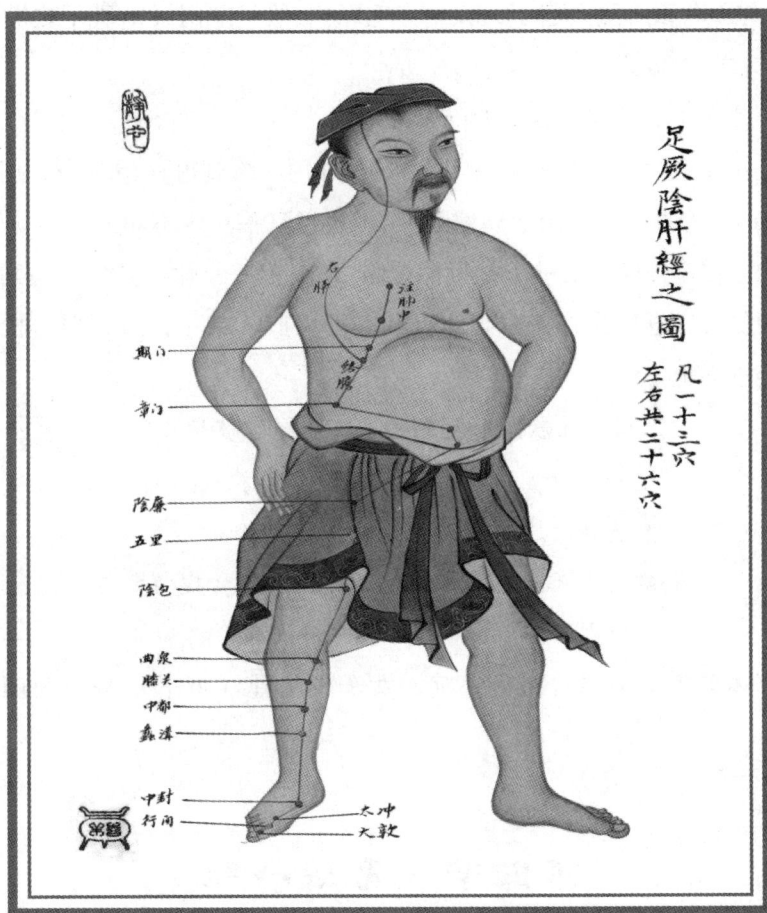

图 3-15 足厥阴肝经之经脉循行

2. 注释 股阴即大腿内侧，小腹即少腹（腹以下），颃颡即颚骨上窍。

3. 肝经的循行 起于足大趾丛毛的边缘，沿足背上，至内踝前一寸处，再由踝上八寸，交叉到足太阴之后，上膝弯内缘，沿股内侧入阴毛中，环绕阴器，至少腹与胃经并行，入属肝脏，联系胆腑，上贯膈膜，散布胁肋，沿喉咙后面入过颚骨上窍，连于目系，出额部与督脉会合于头顶中央；有一支脉，从目系下行颊里环行唇内，又一支脉，从肝脏过隔膜，注于肺中，这一支脉与手太阴肺经相衔接。

4. 总结　本经起于足大趾丛毛的边缘（胆经至此与之交接）。经脉循行是由足至胸。与胆经相表里，在腹部与胆相络，四肢在内踝上五寸的蠡沟穴（络穴）与胆联系。腧穴起于大敦（三毛际），络于期门（对乳下之肋下端）。共14穴（左右28穴）。

（1）本经二穴主治和经脉循行的关系

大敦：在足大趾三毛中是厥阴之井。《素门·缪刺论》治卒疝暴痛。左取右，右取左。《通玄赋》治七疝偏坠。《甲乙经》治尸厥不知人，脉动如故。

蠡沟：在足内踝上五寸，足厥阴之络。《灵枢·经脉》其病气逆则睾肿卒疝，实则挺长，虚则暴痒，取之。以其经循阴股入毛中，过阴器，抵小腹上与督脉会于巅也。

本经脉歌（肝胆相表里，胆经脉歌参此）

左关肝脉沉弦长，虽然有病也无妨，

忽然浮大风为患，紧带洪脉疟痢当。

微濇原来阴血少，数为着怒缓为尫（瘦弱之意），

有全因实知肝火，沉细为虚亦是常。

（2）本经主治病症：男子疝症，女子少腹肿（带下）胸胁满闷，呕吐遗尿。

第四节　奇经八脉

一、奇经八脉的命名及其作用

1. 奇经八脉的名称　督脉、任脉、冲脉、带脉、阳跷、阴跷、阳维、阴维。

2. 奇经八脉的特点　即不与脏腑直接联系，也没有阴阳的配偶，所以叫做奇经。八脉当中只有督脉、任脉有自己的腧穴，其余六脉就没有专穴，而他们的腧穴都寄附在正经上。

3. 八脉的命名　是根据它们的作用和分布的部位而定的。

（1）督脉：既有总督总管的意思，同时又有"中"的解释，因为它是循

行于脊柱的中央。凡是阳经经脉，都与之联系，所以它能够总督一身的阳气，因此古人又称其为"阳脉之海"。

（2）任脉：有担任的意思，它能够总任一身之阴经经脉，除此它又有妊育之意，因为这条经脉和女子妊娠有关。所以叫作任脉"阴脉之海"。

（3）冲脉：含有冲要的意思，这条经自少腹至胸中，位当十二经脉冲要之处。所以古人称它为"十二经脉之海"。

（4）带脉：有约束的意思，其脉在季胁下绕身一周，犹如束带，能够总束阴阳诸经。

（5）跷脉：含有足跟轻健矫捷的意思，阴跷脉起于足跟内侧，阳跷脉起于足跟外侧，共同主持人体的运动功能，能使人体行动矫捷，所以叫做跷脉。这两条脉同时又都行至目内眦而司眼睑开阖。

（6）维脉：含有维系的意思。阴维脉维系人体所有的阴经。阳维脉维系人体所有的阳经。

二、奇经八脉与十二经脉的关系

奇经八脉固然各有不同的通路和作用，但与十二经脉又存在着不可分割的联系，十二经脉犹如江河，奇经八脉犹如湖泽。正经脉气丰盛则流溢于奇经。这也就是说十二经与奇经在生理功能上互相起着调节作用，特别是八脉中的任、督二脉，它行于人体前后正中，构成中央线主要一环，绕辖着十二经，并且各有专穴，其他六经的循行部位是交贯于十二经之间，其腧穴亦都依附于十二经脉之中，所以古人又称任、督二脉与十二经并称为十四经。

三、奇经八脉的循行部位及主治病症

1. 督脉　起于尾闾骨之端（尾骨）长强穴（在尾骨下端与肛门之间的凹陷处）后的会阴（前后二阴之间）部，上循脊柱至脑后凹陷中的风府穴，进入脑内，再上巅顶，延额下行至鼻柱抵龈交（唇内齿上龈缝中），在此与任脉及足阳明二经相会。

络穴：长强。

主治病症：脊柱强直，角弓反张。

2. 任脉 起于中级穴（脐下四寸）之下的会阴部，上出毛际的深部，沿膜内上过关元穴（脐下三寸）到咽喉，再上至颏下走面部深入眼内（与阳跷，足阳明二经相会）。

络穴：尾翳（鸠尾，在胸前蔽骨下五分）胸骨剑突尖端白线的起始部。

主治病症：男子易患各种疝气（七疝），女子易患带下及少腹结块等症。

3. 冲脉 起于少腹的胞中，向上循于脊里，为全身经脉之海，至于它浮行于浅表部分的经脉，并足少阴肾经，沿腹上会于咽喉，再别行绕络唇上。

主治病症：气从少腹冲，腹中胀急疼痛。

4. 带脉 起于季胁下（在第十一肋前端直下与脐相平处取之，胆经）环绕腹部一周，与足少阳胆经会合于维道穴（带脉下的三寸五分处）。

主治病症：腹部胀满，腰部有好像坐在水中感觉。

5. 阴跷脉 即足少阴肾经所别出的一支脉，起于足内踝前大骨（舟状骨）下陷中，经内踝骨上部直上沿大腿内侧入小腹（脐以下为小腹）上沿胸腹内部入缺盆，再上出人迎动脉之前（正当颈总动脉，分为颈外动脉和颈内动脉的分歧点）入颃骨部（即颧骨）至眼内角与足太阳经相合（又与手太阳，足阳明旁纳太阳之脉，阳跷脉会于睛明穴）。别颊上颃抵鼻至目内眦，斜络于颧。

主治病症：阳缓而阴急，阳气不足，阴气偏盛，常常多眠。

6. 阳跷脉 起于足跟，沿足外踝而上行，通过大腿前外侧与足少阳会于居髎穴，再上行至肩关节的后方与手少阳会于肩髎，再上肩胛骨外端下陷中，与手太阳、阳维会于臑俞（小肠）再至锁骨与肩关节之间与手阳明会于巨骨穴，由巨骨上行至口角外方，鼻旁眼眶下与手足阳明会于地仓、居髎与承泣穴（任脉深入眼内），再上行络头顶至脑后项肌之外侧陷中的风池穴处。

主治病症：阴缓而阳急，阴气不足，阳气偏盛，常常不眠。

7. 阴维脉 出于诸阴之交，其脉发于足少阴筑宾穴（在腓肠肌内侧肌腹下方，移行于跟腱之处），上循膝内侧，上行入小腹与足太阴会于府舍（腹股沟韧带中点稍上方）、大横（与脐平中行旁开四寸）、腹哀（大横穴上三寸）上至足厥阴的期门穴（直乳下第六七肋骨之间），再上行到任脉的天突（胸骨端半身状截痕之上缘)、廉泉（在颈下结喉上中央陷中而终）。

主治病症：苦心痛（阴维行诸阴，主营，营为血，血属心，故属心痛）。

8. 阳维脉 起于诸阳之会，其脉发于足太阳金门穴（外踝前下方，骰子骨外侧），上外踝七寸，会于足少阳胆经的阳交穴，循膝外侧上髀厌，沿胁肋腋后上至臑外侧后方，上肩与手太阳、阳跷会于臑俞，与手少阳会于天髎（在肩胛骨的上部岗上窝中），再上至斜方肌中至足少阳肩井穴相合，上项与督脉会于哑门（第一二颈椎间）、风府（在枕骨与第一颈椎间），上行脑空（承灵之后）、承灵（正营后一寸五）、正营（目窗后一寸五）、目窗（临泣后一寸五）、临泣（目直上入发际五分）、下额会于阳白（眉上一寸），上至本神（额骨部额肌中）、头维（额角入发际，本神旁一寸五）。

主治病症：苦寒热（阳维行诸阳而主卫，卫为气，气居表，故苦寒热）。

第五节　十二经别

十二经别是由十二经脉分出后别行的一部分，它的循行路线和分布部位，比一般的路线深长，所以和络脉不同，它的名称和十二正经相同，只在每一经名后，多一别字，所以称为"别行的正经"而简称为"经别"。

一、十二经别的特点

循行部位多在肘膝以上、脏腑、躯干及颈项头面部。

六阳经别，经过颈部上头面，依然还于本经之脉会合。六阴经别，在到达颈部后，即与阳经相合（表里配偶之经）上至头面不再还回本经。

足之三阳，离经而逆行；足之三阴则离经随行而合之。手之三阳，离经而顺行，手之三阴则离经逆行而合之。也就是经别循行的规律是从四肢肘膝开始同向躯干、脏腑、颈项头运行。

二、十二经别的作用

1. 突出了六阴经与六阳经相互表里配偶关系，说明了六组相互配偶的阴阳两经，不仅由经脉主体在脏腑与肢末发生相互联系和交接的关系，并在其他部位还有经别发生"相合"的关系。前人称之为六合（膀、肾、下腘上合项、肝、胆、毛际脾、胃、肾、小、心合于目内眦、包焦、完骨（耳后）、肺、大、喉）。

2. 表达了十二经在躯干与脏腑的通路，相比较四肢组织的更为严密。换句话说，躯干深部脏腑之间复杂的生理活动，不仅是十二经脉和一部分奇经所主宰的，并且还有十二经别参与了这些复杂的活动。

3. 说明了十二经的生理活动的范围，有些部位并非十二经脉的通路所致，而是十二经别的作用所及。特别是六阴经同样也能作用于头面，如单从十二经脉的循行部位看六阴经，除足厥阴脉能够上至颠顶以外，其他五阴经脉，都只到颈喉以下为止，但六阴经别，行抵达头面颈喉以后，又都与六阳经别相合而入于六阳经脉。反之六阳经脉，在头面已受了六阴经别所交的血气。由此可得出，六阴经同样也能作用于头面。综合十二经腧穴，所主治的症候，其发病部位，有一些并非经脉可能到达，而是经别到达的部位。由此可见，经别运行的通路即是生理活动的范畴，又是病理反应的所在。同时即可理解某一经腧穴主治的范畴，并不局限于经脉循行的部位。例如：手厥阴经脉并不到达咽喉，而该经的腧穴——大陵、间使（大陵在掌后横纹陷凹处；间使在掌后三寸尺桡之间）都能治疗喉病，这就是由于该经别的运行通路，出循喉咙的缘故。

第六节　十二经筋

一、十二经筋的含义

十二经筋是十二经脉与十二经别之外的又一部分。因为它的循行部位与证候等都偏在筋肉方面，所以称为经筋。

二、十二经筋的特点

循行部位起于四肢，终于头身，但多在体表，而不属连内脏，有些部位并不是经脉、经别所能到达的。

经筋之中，足三阴经筋循行到少腹部相互结合，足三阳经筋循行到面部相互结合。手三阴经筋循行到胸部相互结合，手三阳经筋循行到头角部相互结合。它把手的三阴，足的三阴，手的三阳，足的三阳联系起来了。

三、十二经筋的作用

经筋运行的通路，同样即是生理活动的范畴，又是病理反映的所在。经筋所反映的病候与其循行的部位是一致的。大多属于头身、四肢的筋肉部疾患（痹症），绝少涉及内脏病变。有些证候所反映的部位，超出了同名的经脉与经别的范畴，而又是该经的腧穴所能够主治的。例如：手阳明经穴"合谷"能够治疗头痛，就是手阳明经筋能够"上左角络头下左颌"的缘故。

总之经别、经筋同样是古人通过实践摸索出来的一套经验。

第七节　十五别络

一、十五别络的含义

十五别络是自经脉别出的分支，能在经与络之间担任主要的联络活动，因此称为"别络"。十五别络是由十二经脉与任、督经脉的别络及脾的大络所组成的。

二、十五别络的特点及作用

十二经在肘膝以下各有一络，联络于相互表里的阴阳两经之间，从阳走阴，从阴走阳，成为十二经脉在四肢互相传注的纽带，也就是说它们参加了十二经脉的整体循环。

督脉别络除别走足太阳以外，并能联络任脉与足少阴经脉；任脉的别络，终于冲脉；脾脉除在四肢有络脉外（公孙），在躯干部另有一大络（大包）能够总统阴阳诸经，这三者都在躯干部，发挥其联络的作用。

十二经别络的循行方向，与其本经基本上是一致的，除在四肢进去相互表里之经以外，有的同样也能走至脏腑头面。如手少阴之络通里（在腕上一寸半处），沿本经之脉上行入于心中，再上行系于舌本，连属目系，再由此别走联络于手太阳经络。但都不如本经通路深长周到，所以它所反映的病候，大多偏重于四肢体表的疾患，不像经脉病候那样深重繁杂，所以络穴所主治的病症，多是体表四肢或单纯的疾患。

三、经络的体系及作用

十二经脉为主干，每个脏腑结合经，称为正经。

奇经八脉，在十二经脉之间，起着综合调节作用。

十二经别联系于表里脏腑之间，密切了十二经脉在躯干与脏腑的联系。

十二经筋循行头身、四肢的浅表部分经筋所反映的病候，大多属头身、四肢的筋肉疾患。

十五别络与经脉别出的分支，主要担任经与络之间的联系活动。

第八节　十四经脉分经分类主治病症

一、手三阴经

1. 三经主治

手太阴肺经：主治喉、胸、肺病。

手厥阴心包经：主治胸、心、胃、神志病。

手少阴心经：主治胸、心、神志病。

2. 三经主治对比　肺疾以太阴经为主，心与神志病以手少阴经为主，胃病以手厥阴经为主。

3. 三经主治总结　手三阴主治胸疾，包括胸部内脏疾患，心与心包二经，并主神志方面的病症。

二、手三阳经

1. 三经主治

手太阳小肠经：主治头、项、眼、耳、鼻、喉、脑病，发热病，乳疾病。

手少阳三焦经：主治头、面、齿、眼、耳、鼻、喉病，发热病。

手阳明大肠经：主治头、面、齿、耳、鼻、喉病，发热病。

2. 三经主治对比　头、面、颈、喉疾患，以手阳明经为主（正面）；头两侧及耳部疾患以手少阳经为主（侧面）；目及头、顶部疾患以手太阳经为主（背面）。

3. 三经主治总结　手三阳经主治头、面、五官、颈项疾患，以及发热病。

三、足三阳经

1. 三经主治

足太阳膀胱经：主治眼、鼻、头、项、腰、背、后阴疾患，以及脑病，发热病。

足少阳胆经：主治头、目、耳、鼻、喉、胸、肠疾患，以及发热病。

足阳明胃经：主治头、面、鼻、齿、喉疾患，以及脑病，肠胃病，发热病。

2. 三经主治对比　足太阳经以治背面疾患为主，足少阳经以治侧面疾患为主，足阳明经以治正面疾患为主。

3. 三经主治总结　足三阳经主治部位从上而下包括人体全部，主治头、面、五官部的疾患。以足部腧穴为主，主治身躯、脏腑、脑病，以及发热病的腧穴，大都在膝下。

四、足三阴经

1. 三经主治

足太阴脾经：以胃肠疾患为主，其次是生育、小溲疾患，并治舌本强（生育、小溲相当于生殖泌尿，以下同）。

足厥阴肝经：以生育疾患为主，其次是小溲与肠部疾患为主，并治胸胁目疾。

足少阴肾经：以生育、小溲、肠部疾患为主，并主治喉部与肺部疾患。

2. 三经主治对比 足厥阴肝经以生育、小溲疾患为主，足太阴脾经以胃肠疾患为主。足少阴肾经主治生育、小溲疾患不及足厥阴肝经，主治胃肠疾患不及足太阴脾经。但是足少阴肾经，既主治生育、小溲，又主治肠胃部疾患，以及咽、喉部疾患。

3. 三经主治总结 足三阴治腹疾，包括腹部内脏疾患，重点以治少腹及其内脏疾患为主。

五、任督脉

任、督两脉四肢无穴，皆在头身，故除了某些腧穴具有治疗全身外，局部病皆以局部穴为主。

附：贺氏管针之新论

一、对经络学说的认识

经络学说，是中医学对治病，防病的最重要的依据。但经络的实质是什么？现在研究的观点还不统一。从整体观点出发，通过了解经络在人体生理、病理、诊断、治疗等方面的作用，可以对经络在人体的行径和作用，有一个大体的认识。然而在近代解剖学上，尚未找到经络的实质。

我曾用尸体解剖，寻找在臂上的心包经循行路线，逐层剥离，以硫酸铜染色法。证实心包络的穴位和正中神经是一致的，但经络的实质未发现。所以我认为，中医重气化，现代医学重形态，应把气化和形态结合起来看问题。《灵枢·经脉》说："经脉十二者，伏行分肉之间，深而不见。"这里阐明没有形态，归于中医的气化学说。如三焦是六腑之一，当有形态，但其具体形态未有，只说是"募原"，是三焦之气沿"募原"而流注于全身，故经络腧穴前有肓俞，后有肓门，上有膏肓，下有胞肓，肓就是膜，未说三焦之实质是什么。《内经》云："三焦为决渎之官，水道出焉。"若三焦虚，气化不行，则水道淤塞而不通，须调膀胱之气，以补三焦之虚，气行则水自利。在五脏六腑，各有其经，各有其俞，皆凭借其"经气"而运行。故中医学多讲气化，如徐灵胎诊脉歌云："脏气全凭生克验。"李东垣说，有"胃气"则生，无

"胃气"则死。《素问·宝命全形论》云："至其当发，间不容瞚""经气已至，慎守勿失"。《灵枢·九针十二原》云："为刺之要，气至而有效。效之信，若风之吹云，明乎若见苍天。"《标幽赋》说："气之至也，如鱼吞钩饵之浮沉，气未至也如闲处幽堂之深邃。"又云："气速至而速效，气迟至而不治。"仅举这些说明经络在气化方面多，在形态方面少。总的来说，经络是在人体自然存在的一种功能，与人体各个系统、组织、器官都有密切的联系，是整体的，是不可分割的。只用解剖观点看问题，找经络是找不到的，因为人死了，气化功能已消失，则各个系统、组织、器官则完全停止其作用。

这只是我个人的浅见，尚需进一步研究，用现代科学理论来证实经络的实质，以更好地发挥中医学理论，为全人类服务。

二、新经络的名称和适应证

按：本段为贺氏管针创始人贺惠吾先生早年时撰写，由于受时代的限制，文中所指胰俞穴和间阴穴位置类似于膀胱经第一侧线和第二侧线，文中内容和观点仅供临床参考。

经云："夫十二经脉者，内属五脏，外络于肢节。"又云："经脉者，所以行气血，而荣阴阳，濡筋骨利关节者也。"又云："经脉者，所以能决生死，处百病，调虚实，不可不通。"所以十二经脉各有起止，在太阳经背部，各有所俞。考膈俞只有俞穴而无经脉，胰腺既无经脉也无俞穴，于生理上，针灸学说上，是不足之处。按中医学的理论体系，心包络为血行器官，位于横膈之横膈膜上，横膈之俞穴为膈俞，是"八会"之一，为"血会"处，二者于生理上、部位上极为密切。考心包络经，起于天池，终于中冲，络于三焦。膈俞经应出于心包络经末穴中冲相对一边，名为膈俞经中泽穴，因其有血会之义。该经约于三焦经相平行，至肩上、耳下行到第七胸椎下旁开一寸五分处，膈俞穴上与背椎神经后支连接。胰腺末有经脉和胰俞，在中医学书籍中无记载，仅在论脾胃说过，似是指胰腺而言。如《难经·四十二难》记载："脾重二斤三两，扁广三寸，长五寸，有散膏半斤，主裹血，温五脏。"《中医生理学之研究》载："散膏就是指胰脏而言。"《医林改错》载："津营上有总提遮盖"（总提，俗称名胰腺）。胰腺一名胃阴，在胃之下脾之上。考胃经起于承泣，终于厉兑，络于脾经。胰俞经应起于足三趾外端，三趾外端原无穴位，是与胃经末穴交接之处，为胰俞经之起点，穴名为"间阴"穴，因胰腺居于阳明胃经之下，太阴脾经之上，故名间阴，与窍阴、至阴同列于足趾外端。该经出于三趾外端，在足底上纵行，由下肢后边上行通过脊柱的两旁边上抵到第八胸椎旁开一寸五分处，名为胰俞，与脊椎神经后支连接。因第八胸椎处无俞穴，故将胰俞设于此处，以完成膈俞和胰腺在生理上之不足，也填补了在针灸学上之缺欠。

在临床上，对所属的有关适应证是确有疗效的，如膈俞经中泽穴，治疗横膈膜痉挛是有效的。以前治疗横膈膜痉挛，常针膈俞穴，不知中泽穴是膈俞经的起点，现应用中泽穴刺激反射作用，使横膈膜痉挛达到镇痉作用。应用此穴对胃病饮食不下，壅塞不通，以及胃痉挛、肠神经痉挛等症，刺中泽穴也起到相当疗效，但还没达到临床广泛应用。

常用膈俞、肝俞、脾俞组成一组名为"六灸"的特效方，治疗血行障碍等病，非常有效。因膈会血，肝藏血，脾统血。曾治一病人，患鼻癌，因化疗致白细胞低于 $4 \times 10^9/L$。通过灸上述穴位，用雀啄温和灸法，每穴灸 5 分钟，连续灸 5 次后，白细胞上升到 $8.54 \times 10^9/L$。

如胰俞经的间阴和胰俞穴对糖尿病有较好的疗效。根据中医学理论，糖尿病为消渴病，分上、中、下三消，上消属肺，中消属胃，下消属肾。治疗方法如下。

1. 上消

症状：饮水多而小便如常。

取穴：曲池、合谷、内关、鱼际（泻）。

2. 中消

（1）症状：消谷善饥。

取穴：足三里、阳陵泉、大陵（泻）。

（2）症状：饮多，小便短赤。

取穴：内关、足三里、委中（泻）。

3. 下消

（1）症状：饮多，小便浑浊。

取穴：内关、太溪、阳陵泉、委中（泻）。

（2）症状：饮一溲二。

取穴：三阴交、复溜、气海、关元（补）。

通过以上穴位治疗，若效果不是十分满意的，经过加用间阴穴、胰俞穴，以及上消肺俞、中消胃俞、下消肾俞，治疗效果显著增强（上述穴位，针灸并用，均用补法）。应用此法治疗糖尿病，是初步探讨。

第四章 管针术的配穴原则及证候分类

第一节 管针术的配穴原则

配穴即是针灸的治疗组方。管针术的配穴原则是"辨证循经取穴"。它是以脏腑经络学说为理论指导，根据病机和症状，通过望、闻、问、切，在整体观念的基础上辨证论治，选择有关经脉的腧穴配伍组方。管针术有以下5个配穴原则。

一、一般运用法（局部取穴法）

一般运用法又称局部取穴法，就是在病的所在部位取局部腧穴治疗。如病在头部，可配取上星、百会、风池、头维等穴；病在上肢，可配取肩髃、曲池、合谷、后溪等穴；病在下肢，可配取环跳、阳陵泉、绝骨、委中等穴；病在胸部的可配取膻中、中府、膺窗、天溪等穴；病在肋胁部的可配取章门、京门、期门等穴；病在腹部的可配取中脘、天枢、气海、关元等穴；病在肩背部的可配取大椎、肩外俞、秉风、天宗等穴；病在腰部的可配取命门、肾俞、大肠俞等穴。以上此法配穴，叫一般运用法，即局部取穴法。

二、对症取穴法

根据临床病症而选用善治这些病症的腧穴，称对症取穴法。其内容如下：

（一）单穴应用法

某穴治疗某病有特殊疗效的，即取此单穴治疗。如胃寒腹痛、肢冷脉沉者，可取神阙穴灸之，中风不语者可急刺印堂，昏厥不省人事者可重刺人中穴，血虚眩晕或脱肛病者可灸百会，其他诸如大椎穴清热，陶道穴治疟，长强穴疗痔，会阳穴治小儿腹泻，劳宫穴治鹅掌风，上星治鼻衄，后溪穴治落枕，耳和髎穴治口噤不开，攒竹穴治呃逆等，皆称为单穴应用法。

1. 内关 手厥阴心包经之"络"穴，别走少阳，为八脉交会穴之一，通于阴维脉，具有清包络、疏三焦、宁神定志、宽胸理气和胃止痛，以及维络三条阴经的效能。本穴针感很强，向下扩散可到指端，向上扩散可及胸部，因此手法需力柔而缓。临床常用治疗方法如下：

（1）胃脘痛（急症），用对等提插术，针刺时令病者缓慢深呼吸相配合。

（2）阵发性心动过速，用迎法，针时令病者平卧。

（3）阵发性心动过缓，用随法，针时令病者平卧。

2. 人中 督脉之穴。督脉：在人体脊柱正中线，起于骶尾，循行腰背，入胸通髓，与诸阳经相连，被称为"诸阳之海"。对椎脊之疾有显效。急性腰扭伤，针人中，斜向45°、上刺8~10分，用回旋术即可止痛，有立竿见影之功。

3. 攒竹 足太阳膀胱经穴，位于眉头之凹陷中，主治头目之疾。其循行之始与旁侧足阳明胃经源头交会，而攒竹穴首当其冲。故又可治胃经之疾。取攒竹穴治呃逆用回旋术（期间偶用固定雀啄术），针刺时令病者缓缓呼吸，可见奇效。

4. 后溪 手太阳小肠经之穴，位于五掌指关节横纹赤白肉际之处，但因是督脉之会穴，所以主治项背、腰肌扭伤之症。治落枕用回旋术有奇效，针后疼痛即刻减轻，2~3个时辰之后则可痊愈。

5. 涌泉 足少阴肾经的"井穴"，历代医家都将涌泉穴作为常用急救穴之一。临床实践也证明，各种原因引诱的体内阴阳消长失调而致的昏迷、休克、中暑、昏厥、癫疾、躁狂等急症，针刺涌泉穴，用泻法，都具有开窍醒神、安心宁志的作用。此外，涌泉穴①用迎法，治眩晕和下肢水肿；②用随法，治阳痿（寒重者可针加灸）；③用平补平泻法，治腰脊痛。

（二）双穴应用法

某穴治疗某病有特殊疗效的，即取左右两侧相同的穴位，同时下针。如腰痛取两侧肾俞或委中穴，胃痛取两侧内关或足三里穴，月经不调取两侧血海或三阴交穴，头痛取两侧列缺穴，面口疾病取两侧合谷穴等，皆称为双穴应用法。

1. 合谷配复溜 合谷是手阳明经的"原"穴，补可助阳益气宣发，泻可清热理气养阴；复溜是足少阴经的"经"穴，为水之上源，可调节体内水液代谢，补可养阴，泻可利水。二穴相配：①治多汗：合谷穴用泻法，复溜穴用补法，主治心烦燥热、汗出不止；②治无汗：合谷穴用补法，复溜穴用泻法，主治因气虚阳弱，复感寒邪而致的恶寒无汗。

2. 手三里配足三里 胃、大肠皆为腑，有传化物而不藏之功，是食物新陈代谢之场所，此二穴都属阳明，循行互通，一手一足，上下相应，实证可泻，虚证可补，肠胃同调：①治慢性腹泻：二穴均用补法，主治脾虚胃弱而致的肠鸣腹泻、少腹坠痛。②治急性腹膜炎：二穴均用泻法，主治中焦湿热而致的胀痛腹泻，里急后重。

3. 鱼际配太溪 此二穴配合乃金元时代四家之一的李东垣所创，主治肺气逆乱、喘促不安，由于鱼际是肺经的荥穴，泻可除热、补可益气。太溪是肾经的俞穴，泻可除湿，补可益阴。二穴相配治疗：①阴虚咳嗽：鱼际用泻法，太溪用补法，主治肺肾阴虚而致咳嗽不止、痰中带血、日轻夜重；②治声闭音哑：鱼际用补法，太溪用泻法，主治内有虚火，外受寒邪而致的突然声闭音哑。

4. 三阴交配关元 二穴都是多经交会穴，三阴交是脾、肾、肝三经交会，关元为任脉之穴却也与脾、肾、肝三经交会，二穴相配可治三经之疾，尤其是治疗男女生殖之疾。①治男子阳痿：二穴皆用补法，可治肝肾阴虚而致阳痿（勃起慢、软不坚）；②治女子不孕：二穴皆用补法，可治下焦虚寒，血滞胞宫而致女子不孕症。

（三）连锁应用法

数个腧穴治疗某病有特殊疗效的，即将数个穴位同时应用，可增其疗效。如治疗咳嗽可同时取肺俞、中府、太渊等穴，痰多者加刺丰隆。治疗喘息可同时取肺俞、膏肓、神堂等穴，实证加刺尺泽穴，虚证灸神阙穴。治疗血虚病者可同时艾灸膈俞、肝俞、脾俞等穴。治疗梦遗滑精可同时取命门、志室、肾俞、三阴交等穴。治疗呕吐或胃痛可同时取中脘、胃俞、内关、足三里等穴。治疗眩晕可同时取天柱、风池、百会、太阳等穴。治疗妇女痛经可同时取气海、血海、三阴交等穴。以上皆称连锁应用法。

三、循经取穴法

经过辨证分析，病症归属何经脉，即取其经脉的腧穴治疗叫循经取穴。如胃经疾患常出现胃痛、腹胀、恶心、呕吐等证，取胃经腧穴承满、梁门、天枢、足三里等穴。又如心经疾患常出现胸闷心痛、心慌烦乱、寐差梦多等证，取心经腧穴通里、神门、少冲等穴。再如胆经疾患常出现头昏、偏头痛、耳鸣、口苦胁痛等证，可取胆经腧穴悬颅、听会、风池、阳陵泉、绝骨等穴。有些是经脉循行四肢部位所表现的疾病。如：上肢痛、萎废不用或痉挛等证，可取手阳明经腧穴肩髃、曲池、合谷等。如：下肢痛、萎废不用或痉挛等证，可取足少阳经腧穴环跳、风市、阳陵泉、绝骨等。

四、表里取穴法

十二经脉是以阴阳来表明它的属性，凡是属脏络腑，循行在肢体内侧的经脉叫作阴经；凡是属腑络脏，循行在肢体外侧的经脉叫作阳经。同时根据内脏的性质和循行位置又分为手三阴、手三阳、足三阴、足三阳。

凡是阴经皆属里，凡是阳经皆属表，与脏腑的表里相合是一致的。表里取穴法就是根据这个原理而拟定的。属表的阳经患病，不仅可取本经腧穴，而且也可以取与此相合的属里的阴经腧穴；属里的阴经患病，不仅可取本经腧穴，也可取与此相合的属表的阳经腧穴。

如肺经的咳喘病证，除取本经腧穴外，还可配与此相合的大肠经腧穴，如曲池、合谷等穴。又如肝经的头痛、眩晕病证，除取本经腧穴外，还可配与此相合的胆经腧穴，如环跳、阳陵泉、绝骨等穴。再如膀胱经的尿失禁病证，除取本经腧穴外，还可配与此相合的肾经腧穴，如大赫、复溜等穴。

另外，针灸学中的俞募配穴同是经气积聚流注的部位，但募穴为脏气所积聚，位置在胸腹，属阴为里。俞穴为腑气所积聚，位置在腰背部，属阳为表。故俞募穴相配属表里取穴法。见表4-1。

表4-1　俞穴、募穴之所属

脏腑	心	肝	脾	肺	肾	胆	胃	大肠	小肠	膀胱	三焦
募穴	巨阙	期门	章门	中府	京门	日月	中脘	天枢	关元	中极	石门
俞穴	心俞	肝俞	脾俞	肺俞	肾俞	胆俞	胃俞	大肠俞	小肠俞	膀胱俞	三焦俞

五、辨证取穴法

人是一个有机的整体，人体各个脏器虽有其不同的生理功能，但脏与脏、腑与腑、脏与腑之间又是相互联系、相互依存、相互制约、相互促进的。因此若一脏发生病变，不仅通过经络的传导反映到一定的部位或表现出本脏病症的特征，而且通过经络的传导也会影响到其他脏器而发生病变。所以临床上可常见到以一脏为主的两脏同病，甚至三脏同病。辨证取穴法就是在整体观念的基础上，依据望、闻、问、切所收集到的资料，通过脏腑经络辨证分析，以决定取某穴组方进行治疗的方法。

例如失眠一症，其因有心气虚弱者，有心血不足者，有心脾两虚者，有心肾不交者，有肝阳上亢者，还有胃不和而夜寐不安者等。虽都是失眠，但病因不同，则临床表现就有差异，因此治疗方法就不一样，取穴也不相同。如心脾两虚和胆火炽盛，两者取穴就不一样。心脾两虚者宜补心健脾，取内关、神门、足三里、三阴交等穴，施用补法治疗；胆火炽盛者应清胆泻火，取阳陵泉、绝骨、太冲、后溪等穴，施用泻法治疗。这样的取穴治疗方法叫辨证取穴法。

针灸学中还有一些特定穴，如八会穴，它是人体的脏、腑、气、血、筋、骨、脉、髓在十四经腧穴中的独特会聚之点。可以通过会穴来调节脏、腑、气、血、筋、骨、脉、髓之功能。临床上，相互之间的配合也属于辨证取穴法。这八个会穴是：

1. 脉会——太渊　太渊是脉之会穴，又是肺经的原穴。肺朝百脉，寸口脉为脉之大会，而太渊穴位于寸口脉附近，故凡属脉络之疾多取太渊，如无脉症、全身脉络胀痛、静脉炎等。

2. 髓会——绝骨　绝骨是髓之会穴，在胆经上。《灵枢·经脉》认为，胆是主骨所生病，肾主骨，骨生髓。所以对于肾气不足、髓海空虚、腰酸腿软、精神不振，或肾虚遗精阳痿、足跟痛等症，临床选用该穴均有一定效果。

3. 筋会——阳陵泉　阳陵泉是筋之会穴，又是胆经的合穴。肝主筋，肝与胆合，肝胆相为表里，故胆经穴多用来治肝经之病。筋会阳陵泉，为治全身筋脉之重点穴，对肢体的拘挛抽搐、疼痛、瘫痪、痿痹等症，有一定效果。

4. 骨会——大杼　大杼穴是骨之会穴，肾与膀胱相表里，肾主骨。大杼虽然居于膀胱经脉之上，但又是骨的精气聚会部位。所以临床常用大杼治疗有关骨质的疾病，如颈椎骨质增生、腰椎骨质增生，周身关节疼痛等症。

5. 气会——膻中　膻中位于任脉之上，是气的会穴，又称膻中为上气海。膻中有调气作用，对于气实气闭者，可以运气、降气；对于气虚气短者，可以补气、益气。又可用于心脏病、胸痛、胸闷、乳少、喘息等症。

6. 血会——膈俞　膈俞在膀胱经脉之上，位于心俞之下、肝俞之上（心生血，肝藏血），有很好的调节作用。血虚者可以用膈俞补血；血瘀者可以用膈俞行血化瘀；血液妄行者可以用膈俞止血（如咯血、吐血、衄血）。

7. 腑会——中脘　中脘是六腑之会穴，在任脉线上，又是胃经募穴。胃是水谷之海，生化之源。对胃经导致的疾病如胃部疼痛、呕吐、消化不良、大便泄泻、痢疾等病症。均有一定效果。

8. 脏会——章门　章门属于足厥阴肝经，脾经募穴，五脏之会穴。脾主中州，散精四脏。当见肝木亢盛，而出现胁痛、腹胀，或因脾虚导致大便泄泻、消化不良，以及肾虚出现腰部酸痛等症，均可取章门穴治疗。

第二节　管针术的证候分类

为了便于临床辨证取穴、配穴，将证候分为气、血、风、湿、寒、热、虚、实8类。分述如下：

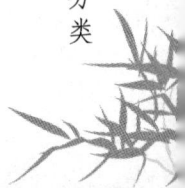

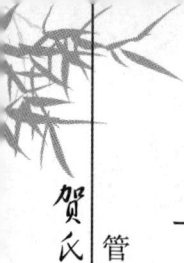

一、气之类

大椎调和卫气，天柱理气治气乱于头，肩井镇肝降逆气，巨骨开肺降逆气，天突降气，云门开胸降逆利气，俞府开胸降冲气，中脘升清降浊利气，气海助气，肩髃理肺舒气，曲池行气，合谷升气、降气、行气，三里升气、降气、调中气，复溜固阴收气，阳陵泉行气导浊，三阴交行气、降气，神门除心内郁结之气，膻中升脾气、降胃气，通谷理脏之乱气，天枢调胃肠之气。

二、血之类

三阴交通经行郁、清血生血凉血，太冲通经行郁、养血凉血，委中清血，曲泉清血凉血养血，行间行郁、破血结，昆仑透太溪下血，曲池行血，交信调经血，间使、行间、血海调血，地机调经血，足三里清血养血、行血补血，隐白止血，膈俞统理全身之血，中极调经血、止崩漏，大椎散瘀血，上星止头部诸衄血。

三、风之类

风府搜周身之风，尤治头风，外感风邪；风池治头风、外感风邪；风市治腰腿风；肩髃搜经络之风，主周身四肢；曲池搜周身风邪；百会治暴中风、头风；水沟治暴中风，头面风邪；八风治腿脚风邪；八邪治手臂风邪；环跳搜经络之风，主四肢；阳陵泉舒筋利节，搜四肢风；委中治腰腿风；三里搜四肢风；三阴交搜中风，主周身四肢；尺泽治四肢肿痛、风邪；列缺搜麻痹风邪；少商治惊风、喉风及一切风邪；颊车、地仓治口噤㖞斜诸风邪；太冲治惊痫、筋痹风邪。

四、湿之类

三里燥湿祛湿，下廉祛湿，上廉祛湿燥湿，三阴交化湿邪，委中利湿，昆仑行湿，太溪利湿，曲池行湿，内关利湿，阳陵泉降湿下行，阴市祛湿，复溜化湿，中脘化湿热寒，天枢通浊导湿，阴陵泉利湿，丰隆利寒湿阴市祛湿。

五、寒之类

中脘温中暖腑，治胃中寒极，腹中寒冷；气海治一切寒冷，温中下焦；关元温下焦，暖子宫；章门治脏寒横丧；归来治下元寒冷，寒疝；三里治胃寒，暖腹中寒冷；三阴交温中下焦，治血寒，一切寒冷；公孙理心腹寒；阴陵泉温中焦，理脾寒；隐白温脾，理中下焦之寒；曲泉理血、腹中寒痛；然谷温下元，助肾火；列缺理肺寒；大椎发表寒；后溪发表寒；大敦暖下元，治寒疝（冬日刺深，夏日刺浅）；曲池行气血，理手臂寒冷；厉兑温下焦，治足寒冷；百会为诸阳之首，理头寒。

六、热之类

神门、通里、少府，俱泻心火。内关清心包，解胸中热。大陵清心胸热，劳宫清心膈热，尺泽、鱼际、肺俞俱清肺热，风门清肩背邪热，上星清头目鼻中热，百会清头部热，曲池清气血表里诸窍之热，合谷清气分及头面诸窍之热，支沟清三焦热，阳陵泉降肝胆热，太阳清头目热，大椎清表热，后溪清表热，三阴交清血热平肝热，三里清胃热腑热，上廉清胃肠热，丰隆清肠胃热及痰热，解溪清胃热，天枢治大肠热，上脘清心胃热。曲泽，用三棱针刺出血，清血泻心，治暑热。委中，用三棱针刺出血，清血热，大肠、膀胱热。金津、玉液，用三棱针刺出血，退心胃热。

七、虚之类

气海补气，益胃气。关元固下元，益精，补气血。章门补五脏，益气血。中脘益胃，补六腑。三里益胃，补气血。上廉、解溪俱益胃。三阴交补三阴，壮阳益精，生气血。阴陵泉滋阴，益气血，固精。地机补脾益阴精。公孙补中运脾阳。隐白补脾、益气、升阳。涌泉补肾、益精、滋阴。太溪益肾、振阳、滋阴。复溜补肾气、滋阴固精。曲泉养肝补血。太冲养肝血。太渊润肺。照海、水泉俱益肾阴。交信补肾滋阴。中极益精、补气血。

八、实之类

神门、通里、少海俱泻心，然谷、太溪俱泻肾，中冲、劳宫、大陵、内关、曲泽俱泻心包络，肺俞、列缺、尺泽、少商俱泻肺，公孙、商丘俱泻脾，行间、太冲、蠡沟俱泻肝，阳陵泉泻胆通大便，关冲、外关、支沟俱泻三焦，关元泻膀胱，天枢通肠泻热逐秽，中脘泻腑导浊，三里泻肺降浊，丰隆泻胃排痰通大便，上脘、巨阙、膻中俱泻胸膈，天突泻肺，照海、水泉俱通肠逐秽。

第五章　管针术常用配穴

1. 合谷

【定位】

手背，第一、二掌骨之间，约平第二掌骨中点处。

【临床应用】

（1）施用补法：能助阳益表，主治风寒束肺之表证。

（2）施用泻法：可泄热清窍，主治肺胃郁热而致的目赤肿痛、咽红肿痛、龈肿齿痛、高热惊风等证。

（3）施用平补平泻法可活络散寒，主治寒凝经络、气血阻滞所形成的口眼㖞斜、胃寒腹痛、宫寒痛经、上肢痹症。

【注评】

合谷穴位在第一、第二掌骨之间，是手阳明大肠经的原穴，善于宣上导下、和内调外。手阳明大肠经属阳主气，其经病变多表现为阳虚或阳亢，病变症状一般反映在本经循行的三个部位，一个是臂的外侧，如臂的外缘痛、上肢痹症、上肢痿证等；一个是中下腹部，如胃寒腹痛、宫寒痛经等；一个是面口部，如头痛、牙痛、口眼㖞斜等证。本经阳虚者，合谷用补法可助阳益表、祛风散寒、通经活络、养肌止痛；本经阳亢者，合谷用泻法可散热泻火、祛风清窍、益津养阴、消肿止痛；本经虚实交错者，合谷宜用平补平泻法，则有和营益卫、调理气血的作用。针刺合谷可以消除反映在三个部位的症状，尤其对面口部疾患则由清泄宣发、痛经止痛的特效。另则手阳明大肠经与手太阴肺经相表里，故合谷穴可治疗外感病。

2. 足三里

【定位】

髌骨下缘，髌韧带外侧凹陷下 3 寸，胫骨前嵴外一横指处。

【临床应用】

（1）施用补法：有补胃气、助脾运、化湿浊之功，主治脾虚胃弱而致的胃痛腹胀、饮食不下、食纳不化、恶心呕吐、肠鸣腹泻、少气懒言、倦怠困乏等证，以及肌萎下瘫。

（2）施用泻法：可以清热通腑、泻火养阴，主治肠胃蕴热而致的嗳气吞酸、胃中嘈杂、腹胀胃痛等证。

【注评】

胃气盛则纳谷自畅，运化如常，水谷精微充盈，气血精津调和，脏腑得以营养；胃气衰则脾胃虚弱，纳食不佳，运化失调，精微虚损，气血不和，脏腑无以安康。李东垣说："有胃气则生，无胃气则死。"足三里穴位于膝下三寸，是足阳明胃经的合穴，有疏通经脉、补益胃气的作用，善治脾胃疾患，故有"肚腹三里留"的说法。将足三里作为健身穴，临床多以补法用之。胃热蕴积、肠腑不通、浊阴不降用泻法，针足三里有清泄胃腑之热、降浊阴、升清阳的功效。另则脾虚不运，湿邪太重，中焦困滞时，也可施用泻法，导泻湿浊，以护益胃气。

3. 三阴交

【定位】

内踝高点上 3 寸，胫骨内侧面后缘。

【临床应用】

（1）施用补法：主治脾虚胃弱而致腹胀肠鸣、胃痛腹泻、食入不化、身体羸瘦；肝血不足、冲任失调而致月经不调、崩漏带下、经闭经痛、不孕难产、子宫脱垂；肾气不固、阴阳偏虚而致小便不利、尿少水肿、遗尿不禁、梦遗滑精、早泄阳痿；心肾不交而致心慌心悸、头晕目眩、寐差梦多；经脉偏虚而致肌萎无力、瘫痪不用。

（2）施用泻法：主治下肢风寒湿痹证；湿热下注而致膝踝红肿灼痛、丹毒、脚气等证。

【注评】

三阴交是足太阴脾经穴，位在内踝上三寸。是足太阴脾经、足少阴肾经、足厥阴肝经三条阴经的交会处，故名为"三阴交"。此穴擅长理血调血、疏通经络，并有健脾柔肝、助肾养阴、补益气血的功效。消化、神经、内分泌、生殖、泌尿、运动等系统病证皆可选用。因三阴交主补阴血，血宜补不宜泻，所以临床施用手法一般选用随法或补法。若风、寒、湿邪侵聚三条阴经而积滞在下肢，或湿热下注而经脉阻塞不通时，可用泻法通滞活络，通则不痛，通则热散毒解，此为"急则治标"之法。

4. 隐白

【定位】

足大趾内侧，趾甲角旁约0.1寸。

【临床应用】

施用补法有补气益脾、升阳助运的作用。主治脾虚胃弱而致的腹胀腹泻、倦怠少气、白带如淋等证，以及脾虚湿困的下肢浮肿。

【注评】

所遇脾虚胃弱之证，皆善取足三里穴，可获良效。却不知隐白穴的益脾健身之功不低于足三里，隐白穴位于足大趾内侧端，是足太阴脾经的井穴，脾脉经气循行的发源地，施用补法可使经气充足旺盛，循行通畅无阻。脾气健、运化强，则水谷精微内濡脏腑，补益肌腠，人身健康。故常艾灸隐白穴则有益脾健身之效，加强运化升清之力。

5. 阳陵泉

【定位】

腓骨小头前下方凹陷中。

【临床应用】

（1）施用泻法：主治肝胆热盛而致的头晕目眩、偏头痛、耳鸣、口苦、胸胁胀痛、高热惊风等热证。

（2）施用随法：主治风、寒、湿邪而致的下肢痹症、肌紧筋挛等寒证。

（3）施用平补平泻法：主治肝血亏虚而致的下肢麻木或无力，甚至肌痿筋缓等虚证。

【注评】

肝胆相互表里，肝病易上扰，胆病易生热，肝胆疾病多为阴虚阳亢的热象症状。阳陵泉是足少阳胆经的合穴，八会穴之一，筋会阳陵泉。位在膝下腓骨小头前下方，施用泻法可导泻肝胆之热下行，养阴潜阳，对于阴虚阳亢而致的头晕目眩等证其效显著。

寒湿之邪均为阴邪，易伤人的阳气。寒性凝滞主痛，湿性重着黏滞，与风邪相兼侵入经脉，促气血凝阻、经络不通，成为痹证。阳陵泉穴用随法可兴振肝胆之阳、宣理气血、通经活络、止痛治痹。

肝藏血主筋，肝阴血虚则筋失濡养，轻则麻木不耐疲劳，重则肌痿筋缓，阳陵泉穴是筋的会穴，善治筋病，施用平补平泻法，有调理气血、益阴养筋的作用。

6. 大敦

【定位】

足大趾外侧指甲角旁约 0.1 寸。

【临床应用】

（1）施用泻法：主治阴虚阳亢而致的头晕目眩、头痛耳鸣、胁痛心烦、膝足无力等证。

（2）施用补法：主治寒凝肝脉而致的筋脉拘急、挛缩而痛类疾患，疝气，妇人寒瘕、痛引小腹等症。

【注评】

肝主疏泄条达，体阴而用阳。若肝气郁结，化热伤阴，阴虚不能潜阳，孤阳上亢则成阴虚阳亢的本虚标实证，治疗宜补阴潜阳，大敦穴是足厥阴肝经的井穴，为肝脉经气循行的发源地，能够调节肝脉的阴阳。施用泻法潜阳复位，促进阴阳平调，诸症皆除。此法对肝阳上亢而致的颠顶痛，其效更著。寒凝经脉是肝的唯一寒证，中药有"暖肝煎"之方，而大敦穴施用补法，再加以艾灸，其温通经脉、祛寒止痛之力不亚于"暖肝煎"。肝主筋，肝祛其寒，筋得其养，所以主治筋脉拘急之证，用大敦穴有立竿见影之效。

7. 巨骨

【定位】

锁骨肩峰端与肩胛冈之间凹陷中。

【临床应用】

施用泻法。主治肺气上逆而致的喘咳，肝气上逆而致的胸胁痛。

【注评】

巨骨穴属手阳明大肠经，是手阳明经与阳跷脉交会穴。位在锁骨肩峰端与肩胛冈之间的凹陷处，是各条经脉分布在胸部的所有穴位中位置最高的，其性主沉降，可降浊逆之气，开胸理肺，有明显的缓解喘咳的作用。并能阻遏肝气上逆，治疗胸胁痛也有较好的疗效。对于肝血随火气上冲而致的眩晕、昏仆不识人等急症，取巨骨穴用泻法也有泄热迫血下行之效。

8. 耳和髎

【定位】

鬓发后缘，平耳郭根前，当颞浅动脉后缘。

【临床应用】

施用泻法，主治口噤不开。

【注评】

口噤不开之因是其经脉不通、邪热聚于经络所致。《灵枢·邪客》述："真气之所过，血络之所游，邪气恶血，固不得住留，住留则伤筋络骨节机关，不得屈伸，故痀挛也。"手少阳三焦经与足少阳胆经及手太阳小肠经在耳前交会，三经沟通，相互关联。三焦主气化，其性动阳而易化火。胆藏精汁，性易生热。若因外感内伤致二经郁热，循经上逆于耳前，阻塞经络，气血不通，营卫失调，热伤其经血、损其筋骨，经气大虚，轻者张口不利，重则口噤不开。耳和髎穴属手少阳三焦经，有清泄三焦及肝胆的郁热、疏通经脉、濡养筋骨、调和气血、开关利节的作用。耳和髎穴施用泻法，治疗口噤不开有特效。对颞颌关节炎，口张有响声或不能张口者，针此穴施用泻法也有较好效果。

9. 翳风

【定位】

乳突前下方，平耳垂后下缘的凹陷中。

【临床应用】

(1) 施用泻法：主治三焦热邪上扰而致的脸肿牙痛等症。

(2) 施用补法：主治经络而致的口眼㖞斜，牙关紧闭等症。

(3) 先施用泻法后施用补法：主治阴虚阳亢而致的眩晕、耳聋、耳鸣等症。

（4）施用平补平泻法：主治浊气逆阻耳道而致的耳聋、耳鸣等症。

【注评】手少阳三焦经，循行膻中，散络心包，下膈，循属上焦、中焦、下焦。无论三焦之哪一焦，哪一脏的热邪，都会犯扰三焦络，而出现热象症状。由于三焦经有两条支脉循耳过颊。因此病理反应在耳颊部，如头昏目眩，耳鸣耳聋，颊肿齿痛等症。

翳风穴属手少阳三焦经，位在耳后凹陷中，是手、足少阳经的交会穴，能够疏通手足少阳二经。施用泻法有降浊升清、泻热解毒的作用，对于热邪上扰而致的颊肿齿痛，尤有特效。临床应用时，若上齿痛，加泻下关穴，下齿痛，加泻颊车穴，满口齿痛，加泻合谷穴。

若风中经络，气血瘀阻，经气不通，则施用该法以振兴三焦经之阳，促气血运行，驱邪外出，治口眼㖞斜之证，其效甚好。

阴虚阳亢而致眩晕者，其中有现代医学谓之梅尼埃病一型，可以施用泻法以清泄三焦之热、潜镇独阳，后用补法以调补三焦之阴，使阴阳平衡，眩晕可除。临床多配用三阴交、复溜穴，以增补阴之力。

三焦经脉被浊气逆阻于耳道，气血不得以贯通，施用平补平泻法以调和营卫，通其气血，清其浊气。用于虚实交错的耳聋耳鸣症，则有较好的效果。

10. 攒竹

【定位】

眉头凹陷中。

【临床应用】

施用泻法主治火气上攻而致的头痛目眩，目赤肿痛，视物不清，眉棱骨痛，眼睑瞤动；胃气上逆而致的呃逆频作。

【注评】

呃逆一症现代医学谓之膈肌痉挛，以气逆上冲，喉间呃呃连声，声短而频，令人不能自制为主证。病机有虚、实、寒、热之分。凡虚病见呃逆一证，多为气血大亏，病势较重。实病见呃逆一症，多属胃阳被戤，气不顺行，上逆所致。攒竹穴即治疗属实病之呃逆，有和胃、降气、平呃之功。

攒竹穴本属是太阳膀胱经，位在头部眉旁，有清祛风热、止痛明目作用，主治风火上攻所致的头痛和目疾，又有和胃降气之力，平呃止逆之功，这是因为攒竹穴在足阳明胃经起源之处，与胃经相连。阳明胃经起于鼻翼两侧，上行到鼻根部，与旁侧的足太阳膀胱经交会，这个交会点既是睛明穴。在经气平顺时，经气循行过睛明而出。若气乱上逆则经气逆反循行而过睛明，上冲逆犯足太阳膀胱经。睛明穴上方不到五分的攒竹穴则是首当其冲。若在此处筑以"堤坝"阻挡上逆之气，迫使逆气下顺，针刺攒竹穴，施用泻法可以降逆浊气、和胃平逆，治疗呃逆一证可收奇效。实病呃逆有热者，加内庭穴，施用泻法，效果更好。

11. 委中

【定位】

腘横纹中央。

【临床应用】

（1）施用补法：主治风寒侵袭经脉而致的腰病，髋关节屈伸不利，膝关节病，下肢痹症，腘肌挛急。

（2）施用泻法：主治湿热下注而致的丹毒，脚气。

（3）施用平补平泻法：主治血脉亏虚而致的腰肌劳损，下肢痿证，半身不遂。

（4）委中放血：主治暑湿伤人肠胃而致的急性吐泻。

【注评】

足太阳膀胱经主一身之气化，所有脏腑在背部的经气聚结处（即是俞穴），都归属膀胱经，膀胱经发生病变时，泌尿、生殖、呼吸、循环、消化、神志、运动等系统都会表现出症状。膀胱经在背腰部的循行，从肩胛部则分为两支，通过臀部和大腿部又在膝腘窝中会合，这个会合点即是委中穴，也是足太阳膀胱经的合穴，它有上通下达的作用。补之使经气上达，益肾助阳而祛病邪；泻之引邪下行，祛热解毒而益气血；平补平泻可沟通经脉，促气血的平和。所以腰背、下肢的疾病都善取委中穴，有"腰背委中求"说法。

12. 曲池、合谷

【定位】

曲池：屈肘，成直角，当肘横纹外端与肱骨外上髁连线的中点。

合谷：见合谷穴。

【临床应用】

二穴施用泻法，主治热邪蕴积阳明经而致的头痛、头昏、目赤肿痛、咽红肿痛、龈肿齿痛、痄腮颊肿。

【注评】

曲池穴位于肘外辅骨肘骨之中，是手阳明大肠经的合穴，上通下达，走而不守，善于传导，疏通气血。曲池与合谷相配，以合谷之清，载曲池之走，上升循于头面，有着散热祛风、清窍止痛的作用。

13. 大椎、曲池、合谷

【定位】

大椎：第七颈椎棘突下。

曲池：见曲池穴。

合谷：见合谷穴。

【临床应用】

（1）大椎与合谷穴用补法，曲池穴用平补平泻法，主治恶寒无汗、肢骨酸痛、颈强痛等风寒表证。

（2）大椎与合谷穴用泻法，曲池穴用平补平泻法，主治外感发热、汗出恶风、口干鼻干等风热表证。

【注评】

大椎穴位于第七颈椎下，是手、足三阳经与督脉的会穴，纯阳主表，善于疏解外感之邪，又可疏通一身诸阳之经。补之可助一身之阳，发汗祛寒；泻之可清肺部之热，止汗解肌。因此治疗外感病，无论风寒、风热均可以大椎穴为首选穴。针刺大椎穴可治热病、疟疾、咳嗽、气喘、骨蒸盗汗、癫痫、头痛项强、风疹。

肺主一身皮毛，肺津濡养肌腠，外邪侵表首先犯肺，治疗外感病宜宣通肺气，祛邪解表。手阳明大肠经与手太阴肺经互为表里，经络相连，脏腑相通，生理上相互为用，病理上相互转变。曲池、合谷二穴是手阳明大肠经之穴，有泄热散风、清窍止痛的作用。辅大椎穴治表，可增强大椎穴的斡旋营卫之力，以达疏散外邪、益表解肌之功。

14. 合谷、复溜

【定位】

复溜：内踝高点与跟腱之间凹陷中（太溪穴）上2寸。

合谷：见合谷穴。

【临床应用】

（1）合谷穴用泻法，复溜穴用补法，主治阳气偏亢、热邪过胜而致的心烦燥热、汗出不止。

（2）合谷穴用补法，复溜穴用泻法，主治气亏阳虚、复受寒邪而致的恶寒无汗、尿少水肿。

【注评】汗为心液，是体内阳气蒸化而成，从腠理汗孔透发于体外。排汗是人体维持正常体温与体液的重要功能，汗出过多则损气津，筋损则阴伤；无汗则体液不运，聚积成邪，充营于肌腠之间则水肿。本组穴的重要作用既是通过止汗、排汗以调节水液代谢。

合谷是手阳明大肠经的原穴，有疏通本经气血的作用。补可助阳，泻可清热，因与手太阴肺经相互表里，故能助肺气宣发，濡腠益表；复溜是足少阴肾经的经穴，主治水肿、小便不利，为水之上源，为调节水液循环代谢的枢纽。"水"少用补法，可益气养阴；"水"多用泻法，可通调水道。所以阳气偏亢、热邪过胜者，泻合谷以清散阳热之偏胜，补复溜以益气固表，达到止汗敛阴之目的。而气亏阳虚、无汗水肿者，补合谷以助阳解表，泻复溜以通调水道，达到发汗利水之作用。

15. 肩髃、曲池

【定位】

肩髃：肩峰端下缘，当肩峰与肱骨大结节之间，三角肌上部中央。肩平举时，肩部出现两个凹陷，前方的凹陷中。

曲池：见曲池穴。

【临床应用】

（1）二穴皆用平补平泻法，主治风、寒、湿邪侵经伤络而致的肩臂疼痛，肌肉痉挛，上肢风瘫。

（2）二穴皆用补法或随法，主治经络气血失养而致的肩臂麻木，肌萎筋缓，上肢不遂。

【注评】

手阳明大肠经和阳跷脉（此经功能主持机体的运动）在肩部，其相交之处是肩髃穴，有疏通手阳明大肠经和阳跷脉的作用，主治各种原因而致的风瘫、风痿、风病、半身不遂、肩周炎、臂痛无力、背痛挛急、风热隐疹等证。

寒为阴邪，易伤人的阳气，而大肠经属阳主气，所以肩髃穴平补平泻之法，以助阳益气、疏通经络、调和气血、祛邪外出。再佐以走而不守、善于传导、疏通气血的曲池穴，以加强疏风散寒、通经止痛的作用，重在治疗上肢的风瘫，肌紧筋挛，肩背痛等症。

本组穴用补法或随法可以助阳制阴，益气养血，活络生肌。主治经络气血失养而致的诸证。

16. 环跳、阳陵泉

【定位】

环跳：股骨大转子高点与骶管裂孔连线外 1/3 与内 2/3 交界处。

阳陵泉：见阳陵泉穴。

【临床应用】

（1）二穴皆用泻法或迎法，主治肝胆热盛而致的头昏目眩、偏头痛、胸肋疼痛等症。

（2）二穴皆用平补平泻法，主治风、寒、湿邪而致的腰痛不能转侧、下肢挛症、筋缩挛急。

（3）二穴皆用补法或随法，主治气血失养而致的下肢麻木、下肢瘫痪。

【注评】环跳穴是足少阳、足太阳经交会穴，足少阳胆经的目外眦部的支脉与缺盆部直行的脉在髋关节的会合点，亦是胆经循行下肢的起点，是本经的循行枢纽，能够承上启下、调节胆经的经气循环，具有疏通经络、宣散风寒湿邪、理气调血的作用。即可治疗头面部、胸肋部的病症，更善治下肢的各种疾患。再配以筋骨会穴阳陵泉，上述作用则更加显著。

肝胆怒盛，必伤肝阴。阴虚阳亢上扰头部则头昏目眩、偏头痛，若聚扰胸肋则胸肋疼痛。故二穴用泻法或迎法，清泻肝胆郁热。风寒湿邪侵经伤络，经气凝积不通，则见疼痛拘急等症。二穴用平补平泻法，助阳制阴，祛风散寒，疏通经络，通则痛止。气血失养者多因虚亏所致，二穴用补法或随法以振阳兴阴，达到气血双补之目的。

17. 肩髃、环跳

【定位】

肩髃：见肩髃穴。

环跳：见环跳穴。

【临床应用】

（1）二穴均施用平补平泻法，主治风寒湿邪所致各种痹症疼痛，肢节红肿灼痛，肌筋挛急收缩等实证。

（2）二穴均施用补法或随法，主治气血双亏所致的四肢麻木，肌筋松弛无力，半身不遂等虚证。

【注评】肩髃是手阳明大肠经和阳跷脉的交会穴，有疏通两经外邪、养益两经气血的作用，主治上肢病证。环跳是足少阳胆经和足太阳膀胱经的交会穴，不仅善治胆经病证，而且有理气治血的作用，主治上肢病症。二穴相配，上下呼应，其散风祛寒湿、疏筋通经络、养血通筋骨之效甚为显著。

18. 曲池、阳陵泉

【定位】

曲池：见曲池穴。

阳陵泉：见阳陵泉穴。

【临床应用】

（1）二穴施用平补平泻法，主治风、寒、湿邪所致的各种痹症疼痛，关节肿痛，肌筋挛急。

（2）二穴均用补法或随法，主治气血双亏所致的痹症，半身不遂、四肢无力等虚证。

【注评】

曲池居于肘内，善行不守，理气活血的作用较强，而且清轻走表（因与肺经相表里），有发散之力；阳陵泉位在膝下，是筋的会穴，善通经络，泻肝利胆，有宣通下降的功用。二穴相合，上下呼应，治疗风、寒、湿痹及疏通气血、濡肌养筋的作用较强。另则二穴用泻法，还可清泻肝肺之热，有助于柔肝润肺、化痰止咳的治疗。

本组穴与肩髃、环跳穴并用，可增其效，而且可做健身之穴，助其气血经络通顺。

19. 阳陵泉、足三里

【定位】

阳陵泉：见阳陵泉穴。

足三里：见足三里穴。

【临床应用】

（1）二穴均用泻法，主治肝胃不和而致的胸肋胀痛，恶心欲吐，不知饥饿，食后胃满胀闷，口苦苔厚。

（2）二穴均施用补法，主治风、寒、湿邪而致的下肢痹证，膝肿热痛及气血双亏而致的下肢痿证，下肢麻木。

【注评】肝的疏泄可助脾运化，胆藏精助胃受纳，肝气郁结、胆经郁热则伤脾胃，造成肝胃不和；脾虚不运，水湿停聚中焦，胃阴不足，虚热内蕴，湿热相兼，浊气不化，逆犯肝胆，也可造成肝胃不和。阳陵泉穴用泻法有清泻肝胆郁热之功，足三里虽能助脾运益气，但湿浊聚结，非运化可祛，故足三里不用补法，而用泻法以导胃中之浊，通胃之阳，使清阳升、浊阴降，二穴相配调理肝胃。

阳陵泉是筋的会穴，有搜风祛湿、理血养筋的作用；足三里有益脾健胃之功。二穴皆属阳经，用补法以振阳益气，养血舒筋，散风祛湿。

20. 合谷、足三里

【定位】

合谷：见合谷穴。

足三里：见足三里穴。

【临床应用】

（1）二穴均施用补法，主治脾阳虚陷而致的胃脘隐痛，腹胀肠鸣，小腹坠痛，纳食不畅。

（2）二穴均施用泻法，主治中焦湿热而致的胃满胀痛，嘈杂不舒，呕恶厌食，食入不化，口渴但不欲饮水，大便黏稠，肛门有灼热感。

【注评】 此二穴都属阳明经，一手一足，上下相应，肠胃并调。合谷是手阳明大肠经的原穴，能升能降，能宣能通；足三里是足阳明胃经的合穴，善治脾胃，助运化浊。二穴相配用补法，可助阳益脾，理气升清；用泻法可助运通阳，和胃降浊。

21. 中脘、足三里

【定位】

中脘：脐上4寸。

足三里：见足三里穴。

【临床应用】

（1）二穴均施用补法，主治脾虚胃弱而致胃脘隐痛，腹胀肠鸣，嗳气纳差，困倦乏力。

（2）中脘用泻法、足三里用补法，主治寒侵中焦而致胃痛拘急，腹肌痉挛，口吐痰涎，腹泻肠鸣。

（3）中脘用补法，足三里用泻法，主治暑湿浊秽困阻脾胃而致的胃腹满闷、恶心呕吐、腹泻便溏、口腻苔厚。

【注评】

李东垣曰："胃虚而致太阳无所禀者，于足阳明募穴中引导之。"此穴即是中脘。中脘位在脐上四寸，属于任脉，是胃的募穴，八会穴之一，腑会中脘，是足阳明胃经、手太阳小肠经、手少阳三焦经、任脉的交会穴，主治一切胃腹病证，胃痛、呕吐、吞酸、腹胀、泄泻。施用补法可助阳运化，补益胃气。再取足三里辅之，以增强健脾升阳之效。

寒邪侵胃，气血凝滞，经络不通，造成胃寒实证。中脘施用泻法以宣散气血，祛寒通经。足三里用补法以温阳健脾。二穴相配以达健脾和胃，祛寒止痛之功。

脾性喜燥恶湿，若暑湿浊秽团聚中焦，清阳不升，浊阴不降，脾虚不运，则燥性必然不足。所以中脘用补法以补气生燥，健脾运化，升提清阳。而足三里用泻法，以降泻胃之浊阴，助生燥气，一补一泻，水湿得运，浊气得化，阳升阴降，以达脾胃调和之目的。

22. 劳宫、足三里

【定位】

劳宫：第二、三掌骨之间，握拳，中指尖下是穴。

足三里：见足三里穴。

【临床应用】

二穴均施用泻法，主治气郁心脾而致的心烦燥热，胸闷气憋，两胁刺痛，口苦咽干，呕恶干哕，痰黄黏稠等证。

【注评】

手厥阴心包经上与心肺，中与脾胃，下与肝肾都有经脉相通。劳宫穴是手厥阴心包经的荥穴，其性情善降，功能清痰舒气、化滞降浊逆、开七情郁结，尤其擅长清除胸腹心经之热，有一定的安神镇静的作用。施用泻法清其上焦心经之热，配足三里施用泻法，导出胃腑之热，使心胃两清，理气解郁，清热化痰。

23. 手三里、足三里

【定位】

手三里：腕背横纹桡侧端，拇短伸肌腱与拇长伸肌腱之间的凹陷中（阳溪穴）与曲池穴连线上，曲池穴下 2 寸处。

足三里：见足三里穴。

【临床应用】

（1）二穴均施用补法，主治肠胃蠕动缓慢而致腹满胃胀、小腹胀痛、纳食无味。

（2）二穴均施用泻法，主治肠胃蠕动亢进而致胃腹空痛、多食善饥、心烦易躁，肠鸣较甚。

【注评】肠、胃皆为腑，功能传化物而不藏，是食物新陈代谢的场所，经常处于实或虚的状态。《素问·五脏别论》："水谷入口，则胃实而肠虚，食下，则肠实而胃虚。"肠胃的虚实交替，完成食物的消化、吸收及排除。

若脾虚胃弱、中气不足，则肠胃蠕动减慢，出现胃实肠实的病态。手三里穴属手阳明大肠经，足三里穴属足阳明胃经，手足阳明经的循行互通，两腑功能相互关联，因此二穴均施用补法以助阳益气、健脾和胃，增强蠕动，疏通肠道，恢复功能。

若因各种原因，如过服辛热药品等而致胃阴受损，脾气过燥，功能亢进则肠胃蠕动就可加快，出现胃虚肠也虚的病态。二穴均施用泻法，以泻过燥之脾阳，益脾养阴，调节阴阳的平衡。

24. 足三里、内庭

【定位】

足三里：见足三里穴。

内庭：足背第二、三趾间缝纹端。

【临床应用】

（1）足三里施用补法，内庭施用泻法，主治肠胃蠕动缓慢而致的腹满胃胀，小腹胀痛，纳食无味。

（2）足三里施用泻法，内庭施用补法，主治肠胃蠕动亢进而致的胃腹空痛，多食善饥，肠鸣，心烦易躁等。

【注评】

内庭穴位在足大趾、次趾外间陷中，是足阳明胃经的荥穴，有调节本经络气循行的盛衰，保持经络内在的阴阳相对平衡的作用。善治胃腑病变，与足三里相配，起到健脾和胃、疏通肠道的功效。凡因脾虚胃弱而致胃肠蠕动缓慢者，内庭穴施用泻法，开闸输放经气以作用脾胃；足三里施用补法，以健脾益胃。凡因脾燥阴损而致胃肠蠕动亢进者，内庭穴施用补法，关闸控制经气输送；足三里用泻法，泻过燥之脾阳，以达益脾健胃养阴之功。

25. 丰隆、阳陵泉

【定位】

丰隆：外踝高点上8寸，足三里穴下5寸（条口穴）外1寸。

阳陵泉：见阳陵泉穴。

【临床应用】

（1）二穴均施用补法，主治脾虚胃弱、水湿不运而致的喉间多痰、肠燥便秘。

（2）二穴均施用泻法，主治肝胆热盛、痰迷心窍而致的癫狂等神志疾病。

【注评】

丰隆为足阳明经络穴，在外踝上八寸，是足阳明胃经联络足太阴脾经的交会点，可以作用于脾胃二经，调节脾病虚实。脾虚胃弱，水湿不化，停聚在胸部则为痰。丰隆穴可健脾祛湿，有化痰之功，是治痰主穴。

便秘是脾虚胃弱、肠燥津伤的主要病变表现之一，针丰隆穴以健脾育阴，有通便之力，又是通便主穴。阳陵泉是足少阳胆经的合穴，有舒肝益胃的作用，二穴相配，施用补法，以调补脾胃虚实，祛湿化痰。

若肝胆郁热，热与痰结，痰随热邪上逆攻心，闭其心窍，引动心火，伤其心阴，扰其心神，则见神志失常的癫狂症。二穴施用泻法可清除肝胆热邪，化痰开窍。

26. 阴陵泉、阳陵泉

【定位】

阴陵泉：胫骨内侧踝下缘凹陷中。

阳陵泉：见阳陵泉穴。

【临床应用】

阳陵泉施用泻法、阴陵泉施用补法，主治肝郁脾伤而致的胸肋胀痛或刺痛，食后胃满腹胀、精神倦怠、短气心烦、羸瘦无力。

【注评】

阳陵泉是足少阳胆经的合穴，与肝相表里。肝体阴而用阳，其性主动主升，喜条达疏泄，恶抑郁。情绪刺激，疏泄失常，肝气郁结，化热伤阴，肝阴不足则肝阴易亢，故肝之病多因气，治肝须理气。阴陵泉是足太阴脾经的合穴。脾病多表现为阳虚失运，水谷不清，中阳下陷，气血两虚，故脾脏体阴而用阳，治脾须补气，肝病伤脾，脾病损肝，相互影响。泻阳陵泉以平肝理气，补阴陵泉以养阴健脾，肝脾调和，疏泄正常，运化健旺，病可除。

27. 曲池、三阴交

【定位】

曲池：见曲池穴。

三阴交：见三阴交穴。

【临床应用】

曲池穴用泻法，三阴交穴用补法，主治血热而致的月经不调，带下黄黏，关节肿痛，腰痛痹证。

【注评】

血热内容有二，一是指邪热侵入血分的病机，二是指素体内热或阴虚阳盛，或喜食辛辣食物，或过服暖宫药物而致的热与血结的病机。本条文即指后者。

曲池是手阳明大肠经的合穴，其性走而不守，擅长通导。补之可助阳通经，泻之有清热搜风之力。三阴交属足太阴脾经，为三条阴经的合穴，是调节肝、脾、肾的枢纽，用补法能滋阴和血。二穴相配，对于血热而致的月经不调、关节肿痛等症有清热和血、搜风祛湿之功。

另则，治疗荨麻疹也有一定的效果。

28. 足三里、三阴交

【定位】

足三里：见足三里穴。

三阴交：见三阴交穴。

【临床应用】

（1）二穴均施用补法，主治脾虚胃弱而致胃满腹胀，食入不化，少腹坠痛，腹泻倦怠，羸瘦无力。

（2）足三里穴用泻法、三阴交穴用补法，主治脾燥胃热而致的唇干口臭、胃中嘈杂、呕恶烧心。

【注评】

足三里是胃经穴，三阴交是脾经穴，二穴相合，阴阳相配，表里互济，调理脾胃。

脾虚胃弱者，足三里穴用补法能升阳益胃，三阴交穴用补法可滋阴健脾。此为治脾虚胃弱之大法。

脾燥胃热者，足三里穴用泻法以平潜脾脏的阳亢，清除胃中浊热。三阴交穴仍用补法，以养阴健脾，一泻一补，脾胃功能自复。

29. 合谷、三阴交

【定位】

合谷：见合谷穴。

三阴交：见三阴交穴。

【临床应用】

（1）合谷穴用泻法，三阴交穴用补法。主治阴血亏损而致的胎动不安、淋漓不止。

（2）合谷穴用补法，三阴交穴用泻法。主治气虚血瘀而致经迟经闭，腹中血瘀积聚有块，胞衣不下。

【注评】

妇人胎孕，全赖母体精血濡养，用阳而伤阴，使阳气偏亢，阴血偏亏。健康之女得水谷精微以补之，脏腑功能调和，经络气血通畅，胎孕足月而下。若素日因各种因素所致阴血亏损，虽得水谷精微，但补不胜损，胎孕失其精血正常濡养，故不能全其形体而早下。三阴交穴为三条阴经之会，能温补滋润，故用补法以补阴养血。合谷穴为手阳明经的原穴，善于宣上导下，调和内外，故用泻法以调气潜阳。二穴相配，使阳气不亢，阴血不衰，相对平调而胎孕可保。

气为血帅、血为气母，血行全靠气的推动。若气虚阳损，动力不足，则血行不畅易于瘀阻。尤其妇人以血为本，用阳而伤阴。所以合谷穴用补法以兴阳益气，三阴交穴用泻法以衰阴而通瘀，一补一泻，气血平和。由于二穴相配善于通瘀，其力以下，有堕胎之力，所以孕妇禁用，再者阴血当补不当泻，治疗应辨证施用。

30. 内关、三阴交

【定位】

内关：见内关穴。

三阴交：见三阴交穴。

【临床应用】

（1）内关穴施用泻法，三阴交穴施用补法。主治心肾不交，心火独亢而致的头晕目眩，燥热心烦，寐差健忘，腰疼腿软，梦遗失精。

（2）内关穴施用补法，三阴交施用泻法。主治心肾不交，阴气不足而致的心慌心悸，阵发性心动过速，气短喘息，形寒肢冷。

【注评】

心居上焦，主血脉，藏心神，其性善动属阳；肾居下焦，通水道，藏肾精，其性宜静属阴。心阳下降，温暖肾阴，肾阴上济，滋养心阳，上下相交，动静结合，阴阳平调，此为"心肾相交"。

肾阴不足，不能上济滋养心阳，阳无所附而独亢。心神被扰或阳气不足，气不化水，水气内停，逆而上犯，扰散心神，耗损心阳。二者皆为心肾不交。但是前者重在心火独亢，后者乃是阳气虚衰，病机并不相同，因此治法则不同。心火独亢者，泻内关以清心胸之热，理血安神；补三阴交益助肝肾之阴，使水火互济，心肾相交。阳气虚衰者，补内关以益三焦之气，助心肾之阳，安镇心神，促水下行；泻三阴交以通调水道，促水邪外出。

31. 大椎、内关

【定位】

大椎：见大椎穴。

内关：见内关穴。

【临床应用】

二穴均施用补法，主治三焦气化失调而致的心悸烦乱，虚喘多痰，尿少水肿。

【注评】

人一身之水液代谢，依靠上焦肺的通调水道，中焦脾的运化水湿，下焦肾气的开阖，此为"三焦气化"，其动力来源于全身之阳气。若阳虚气衰，三焦气化失职，水道不通，水湿不运，水邪不除，聚而成痰，停于上焦犯肺，则气机逆乱而喘；攻心则心神被扰，心悸烦乱；困于中焦脾胃则满闷呕恶；积于下焦则尿少癃闭；充盈肌腠之间则水肿。若利水消肿，安神平喘须补气助阳，促三焦气化。大椎为手足三阳经与督脉的合穴，主一身之纯阳，内关为手厥阴心包经之穴，联络三焦，故二穴均用补法，以振全身之阳，促三焦气化。气行则水行，水道通，水邪去，病自除。

32. 内关、神门

【定位】

内关：见内关穴。

神门：腕横纹尺侧端，尺侧腕屈肌腱的桡侧凹陷中。

【临床应用】

二穴均施用平补平泻法，主治五脏气乱扰于心而致的心悸心慌，失眠梦多，健忘忆差，神情痴呆，躁狂烦乱。

【注评】

心主神明。心气心阳旺盛，心血心阴充足，心神安宁，营卫平调，则人的精力充沛，意识聪敏，思维清楚。若心气、心阳虚衰或心血、心阴亏损则营卫失调，营气不能养内，卫气不能濡外，清阳下陷，浊气上逆，心神被扰，则表现出"五脏气乱"的神志病症。《灵枢·五乱》述："气在于心者，取之手少阴心主之输。"即指神门穴，其是手少阴经，所注为"输"。神门为心经的原穴，有清窍醒志、补心安神之效，配内关穴以加强补心之力，且能通调三焦，促全身气化。手法宜用平补平泻，引导营卫往来贯注，清阳得升，浊阴得降，气血调和，心神内守，阴阳平衡。这种调理之法对治疗神志疾患，如神经衰弱症、神经官能症、精神分裂症等都有较好的疗效。

33. 合谷、太冲

【定位】

合谷：见合谷穴。

太冲：足背，第一、二跖骨结合部之前凹陷中。

【临床应用】

二穴均施用泻法，主治气滞血瘀而致的胃腹胀满不思食，胸胁郁闷时隐痛，神志抑郁喜舒气，寐差倦怠身无力。

【注评】

肝藏血，主疏泄条达。若疏泄失职不能条达，则气易郁滞，血行全靠气行，气滞则血行不畅而易瘀。气滞血瘀，经络不通，脾胃功能受损，所以表现上述症状。合谷属于阳明大肠经，太冲属足厥阴肝经，所注为"输"，为肝的原穴。二穴都是经脉中的原穴。合谷属阳主气，走而不守，善于通调上下内外。太冲属阴主血，补之可滋阴养血，泻之可清除肝热，疏理肝气。故二穴均施用泻法，以行气通滞，活血散瘀。气通畅，瘀血散，则脾胃功能自复。

34. 曲池、委中

【定位】

曲池：见曲池穴。

委中：见委中穴。

【临床应用】

二穴均施用补法，主治风、寒、湿邪所致的各种痹症。

【注评】

痹证是风、寒、湿之邪侵袭经络，气血郁滞不通而致的以疼痛为主的病证。风邪胜者为行痹，风邪善行，其痛无定处；寒邪胜者为痛痹，寒性凝结，痛点不移；湿邪胜者为着痹，湿性黏蓄，痛而沉困。

针灸治病常以经络循行，所属脏腑的功能为依据，选用经气汇聚，有特殊治疗作用的穴位，通过手法的施用，以达祛邪目的。曲池是手阳明大肠经的合穴，委中是足太阳膀胱经的合穴，二穴皆主气属阳。曲池善走，委中善行，均有上通下达、调和内外、搜风散寒、理气活血的作用。

治疗痹症，常用平补平泻的手法以疏导经络，散风祛寒。唯此二穴，宜施用补法（也可施用平补平泻法），行增强助阳扶正之气，驱邪外出之功。二穴相配，上下呼应，搜风散寒祛湿，通经活络止痛。

35. 曲泽、委中

【定位】

曲泽：肘横纹中，肱二头肌腱尺侧。

委中：见委中穴。

【临床应用】

二穴均施用泻法或迎法，主治暑热秽浊积聚三焦而致的胸闷心烦，胃满呕恶，头晕乏力，腹泻，甚至神昏不识人。

【注评】

暑为热邪的一种，有明显的季节性，发于夏季，并兼湿邪，由外受而致。再者夏季炎热，人亦贪食生冷，易伤脾胃之阳，脾虚失运，湿邪不化，与暑热相兼化成秽浊之毒。侵上焦伤心，则胸闷心烦，重症神昏；侵中焦脾胃，清阳下陷，浊阴上逆则胃满呕恶；侵下焦肠道，传导失职，清浊不分则腹痛腹泻。治疗此症必清暑湿之邪、解浊秽之毒、理三焦气化，才能清阳得升、浊阴下降、阴阳相接、脏腑调和。曲泽属手厥阴心包经，所入为"合"，有清其心热、开其神窍、安其心神之功，同时与手少阳三焦经互为表里，有清其三焦之诸邪、助促气化之效；委中是足太阳膀胱经的原穴，善于传导，上通下达，属阳之气，与曲泽相配，加强祛邪之力，解暑祛湿秽之毒，清热理三焦之气化。二穴点刺放血，可使瘀血浊秽直泻出体外，浊血即去，新血即生，其效加倍。

36. 中脘、胃俞

【定位】

中脘：见中脘穴。

胃俞：第十二胸椎棘突下，旁开1.5寸。

【临床应用】

主治脾胃疾患，施用泻法治其寒热之实证；施用补法治其虚证；施用平补平泻法治其气滞之虚实交错证。

【注评】

中脘穴属任脉，是胃腑的募穴。胃俞穴属足太阳膀胱经，是胃腑的背俞穴，二穴相配，称为"俞募配穴"，有健脾助运、和胃化食、补益气血的作用。主治一切寒热虚实之脾胃病。

所谓虚实，是依据病邪与正气的对比，及脏腑功能的盛与衰相对而言的，尤其脾胃疾患，没有绝对的虚实之证，临床需以辨证论治。

37. 中脘、气海

【定位】

中脘：见中脘穴。

气海：脐下1.5寸。

【临床应用】

二穴均施用补法（或加用灸法）主治脾胃虚寒而致的饮食不进，食入不化，膨闷胀满，甚至食后呕吐。

【注评】

中脘穴为六腑之会，善治脾胃之疾。气海主属任脉，在脐下1.5寸处，用补法一助肾的纳气，二助肺的降气，三助胃的益气，是人身强壮穴之一，有"气血之会""呼吸之根""藏精之所""生气之海"等誉称。二穴相配，可以和胃气、化寒滞、消膨胀、止呕吐，使清阳得升、浊阴得降，对于脾胃虚寒者，针后加灸法，可加强补益之力。

38. 气海、天枢

【定位】

气海：见气海穴。

天枢：脐旁 2 寸。

【临床应用】

二穴均施用补法，主治气虚而致的食后不化，肠鸣腹泻，少腹胀满，小便不利，虚性喘息。

【注评】

气不仅是营养人体的重要物质（如营气、卫气等），也是人体功能活动的动力（如元气、中气、肺气等）。气充足旺盛，则五脏六腑安康，保持正常的生命活动。若气虚，功能不足则五脏六腑易发生病理改变。气海穴有补气之功，施用补法可益脏补气，温补下元，助肾气，振肾阳，有如釜底添薪，能蒸发一身的精微水液，化气上腾而布于周身，濡养肌体脏腑，筋骨皮肉。天枢穴是大肠的募穴，能够分理水谷，清导肠内一切浊滞以利运行，而不伤大肠之气阴。二穴相配，对于气虚而致的食后不化、肠鸣腹泻、小腹胀满则有健脾益肾、和胃消胀的良好效果。对于气虚喘息、小便不利也有较好的疗效。

39. 气海、关元

【定位】

气海：见气海穴。

关元：脐下 3 寸。

【临床应用】

二穴均施用补法，主治命门火衰而致的梦遗滑精、早泄阳痿、女子痛经、宫寒不孕、小便不利、尿潴留、遗尿、尿失禁、腹胀腹泻、五更泄等。

【注评】

人以肾气为先天之本，人体内的营养精微和各个器官功能，其中包括三焦气化都需要一定的温度和动力，而温度和动力的来源就在于肾气，称为"命门之火"。若元阴元阳亏虚，则易发生命门火衰的病变。其治疗的根本原则是补肾气、助肾阳、益肾阴，保持正常的温度和动力来源。气海穴有温补下焦，益助肾阳的功能。关元穴不仅是任脉与足少阴肾经、足太阴脾经、足厥阴肝经的交会穴，还是小肠的募穴，其性主阴藏精血，补之可助三条阴经的精血。二穴相配能补气壮阳，益阴添精。是人体的强壮补益穴，可用艾灸法。

40. 风市、阴市

【定位】

风市：大腿外侧正中，腘横纹水平线上7寸。

阴市：在髂前上棘与髌骨外缘连线上，髌骨外上缘上3寸。

【临床应用】

（1）二穴均施用补法，主治气血双亏而致的肌麻无力，半身不遂等虚证。

（2）二穴均施用泻法，主治风邪伤络而致的筋骨屈伸不利，下肢痹证等实证。

【注评】

风市穴属足少阳胆经、阴市穴属足阳明胃经，二穴相配，施用补法，可助阳气、调肝胆、理脾胃、补气养血、疏通经络。施用泻法能舒筋散风、活络行血、祛邪止痛。

41. 水沟、风府

【定位】

水沟：又名人中，在人中沟的上1/3与中1/3交界处。

风府：后发际正中直上1寸。

【临床应用】

水沟穴施用补法，风府穴施用泻法，主治外感风邪而致的舌强难言，口吐涎不止，口噤不开。

【注评】

人体经络循行，肾经挟舌本，脾经脉络散舌下，心之别络亦系舌本，故风邪侵犯此三条经脉，气血不调、气滞血瘀则使舌体失其灵活。又因诸阳经的循行都有脉络入颔颊挟于口，若诸阳经为风寒所侵，经脉拘急不通，气血凝滞不畅，则见口噤不开。水沟及风府都属督脉，有助行气之效。风府又是督脉、阳维脉的交会穴，能散一身之风邪；水沟是督脉与手、足阳明经的交会穴，有助阳之力。补水沟以开关解噤、通阳安神，泻风府以搜舌本之风、舒诸阳之经。凡一切卒中急证，牙关不开，人事不省，施用上法则关窍即开、神志苏醒。其他如口眼㖞斜、偏枯不遂等证，虽有中经中络之别，然异流同源，皆可应用。

42. 少商、商阳、合谷

【定位】

少商：拇指桡侧指甲角旁约 0.1 寸。

商阳：食指桡侧指甲角旁约 0.1 寸。

合谷：见合谷穴。

【临床应用】

合谷穴用泻法、少商、商阳穴点刺出血，主治外感风热而致的咽红肿痛，发热咳喘。

【注评】

三穴相配，有清泻肺热、利咽止痛的作用，尤其对小儿其效更显著。风热犯肺，客聚经络，与血相结，肺失肃降，风热随气上逆，则见发热咳喘，咽红肿痛等证。少商是手太阴肺经的井穴，商阳是手阳明大肠经的井穴，点刺放血可清泻肺热，以利咽喉，再泻合谷以开泄肌腠，驱邪外出，咽痛则愈。

43. 通里、少冲、少泽

【定位】

通里：腕横纹上 1 寸，尺侧腕屈肌腱的桡侧。

少冲：小指桡侧指甲角旁约 0.1 寸。

少泽：小指尺侧指甲角旁约 0.1 寸。

【临床应用】

通里穴施用泻法，少冲、少泽穴点刺出血，主治心经郁热而致的咽红肿痛，舌强不语，心烦躁乱。

【注评】

舌为心之苗，心开窍于舌。心经郁热，不仅伤其心阴、扰其心神，若上逆攻其舌，伤于喉间则易见咽红肿痛等证。通里穴系手少阴心经的络穴，补则有强心益气之功，泻则有清泻心热、育阴安神之效，善于通达上下，可通经脉，走而不守，故命名为通里。少泽是手太阳小肠经的井穴，少冲是手少阴心经的井穴，点刺出血能清泻心经郁热，疏通经气，助通里以活血利咽，消肿止痛。

44. 三冲

【定位】

少冲：见少冲穴。

中冲：中指尖端的中央。

关冲：第四指尺侧指甲角旁约 0.1 寸。

【临床应用】

均施用点刺出血，主治三焦郁热而致的咽红肿痛，舌强心烦。

【注评】

上焦的心经别络系于舌本，中焦的脾经脉络散于舌下，下焦的肾经脉络挟于舌本，故三焦郁热，循经上逆聚于咽舌，可见咽红肿痛之疾。治疗时单清一脏一腑之郁热，则效力较低，必清除三焦郁热，才为治本之法。三冲穴有三个穴位组成。一是关冲，是手少阳三焦经的井穴；二是少冲，是手少阴心经的井穴；三是中冲，是手厥阴心包经的井穴。三穴相配，点刺放血以清除三焦之郁热，且又重在清泻上焦，以达到咽消肿止痛的目的。

45. 列缺、通里

【定位】

列缺：桡骨茎突上方，腕横纹上 1.5 寸。

通里：见通里穴。

【临床应用】

通里穴用泻法，列缺穴用补法，主治头痛、身痛、发热恶寒、无汗口渴、心烦易躁等表寒里热证。

【注评】

内有郁热潜伏、耗阴伤神则见心烦口渴等里热证。但又复感风寒，寒邪属表，热邪被郁于里，形成表寒里热证，故选列缺穴。列缺为手太阴经络穴，八脉交会穴之一，通于任脉。列缺穴施用补法以扶助肺气抗邪，又可助阳益表，使风寒之邪由表而走。通里穴施用泻法以清热育阴、宁心安神，配列缺，即解表散寒又清里热，以达表里双解之目的。

46. 鱼际、太溪

【定位】

鱼际：第一掌骨中点，赤白肉际处。

太溪：内踝高点与跟腱之间凹陷中。

【临床应用】

鱼际穴施用泻法，太溪施用补法，主治肺肾阴虚而致的咳嗽不止，痰中带血，日轻夜重，午后潮热，心烦盗汗，腰痛遗精。

【注评】

金代李东垣述："胃气下溜，五脏气皆乱……气在于肺者，取之手太阴荥，足少阴输。"手太阴荥即鱼际穴，足少阴输即太溪穴。他用此二穴治疗肺气逆乱、喘促不安，并清导脾肾湿热，以防攻伐肾气。

再者肾主一身之水，补益肾阴对肺阴则有益助作用；清除肺经虚火，可润肺救燥，同时也可补益肾阴。鱼际是手太阴肺经的荥穴，是经气循经之处，用泻法可清泻肺中之热；太溪是足少阴肾经的输穴，肾经原穴，用补法可益肾阴，助肾气。二穴相配，一泻一补，对肺肾阴虚证有益阴清热，润肺救燥之疗效。

47. 天柱、大杼

【定位】

天柱：后发际正中直上 0.5 寸，旁开 1.3 寸。

大杼：第一胸椎棘突下，旁开 1.5 寸。

【临床应用】

（1）二穴均施用平补平泻法，主治气机逆乱而致的头晕目眩、耳鸣健忘。

（2）二穴均施用补法，主治外感风寒而致的头项强痛，脊背酸楚。

【注评】

金代李东垣述："气乱于头，取之天柱、大杼……不补不泻，以导气而已。"天柱、大杼二穴属足太阳膀胱经，膀胱经统周身之阳，主气化，五脏六腑的俞穴都属其经，大杼为八会穴之一，骨会大杼，手足太阳经交会穴。二穴用平补平泻的手法可调和气血、疏通气道，使清阳得升，浊阴下降，气乱而平。

风寒之邪客聚头项，气血凝滞，经脉不通，二穴施用补法兴助本经阳气，祛风散寒，沟通经脉，气血畅行，则头项不痛。

48. 俞府、云门

【定位】

俞府：锁骨下缘，前正中线旁开 2 寸。

云门：胸前壁外上方，距前正中线旁开 6 寸，当锁骨外端下缘凹陷中取穴。

【临床应用】

俞府穴施用补法，云门穴施用泻法，主治肺实肾虚而致的气短胸闷、喘息无力、咳嗽有痰、畏寒体乏。

【注评】

肺主气、肾纳气，肺司呼吸要靠肾的纳气。由于肾经循行与冲脉在气冲部相交，上贯肝膈入肺中。若下元空虚，收纳失司，浊阴之气随冲脉上逆入胸阻遏肺机，也促肃降失职。治疗本症只知治肺，给予宣散清利，病轻者可取效一时，病重者就不能收效，因肺部尚未得以清解，而浊气又已复上逆。故取足少阴肾经的俞府穴，施用补法降冲逆之气、补肾气之源，再取手太阴肺经的云门穴，用泻法以开胸顺气，导痰理肺，二穴相配，标本兼治，补肾理肺，可止喘息。

49. 照海、水泉

【定位】

照海：内踝下缘凹陷中。

水泉：内踝高点与跟腱之间凹陷中（太溪穴）直下 1 寸。

【临床应用】

二穴均施用补法，主治肾虚而致的足后跟痛。

【注评】

足后跟痛不能着履，初履地时痛不能忍，渐走渐轻，休息后再行又痛不能履地，现代医学谓之足后跟神经炎或肌腱炎、骨刺、增生等。足跟痛虽有多种因素而致，但肾虚是其主要因素，有"肾之合骨"的概念。因肾藏精，而骨髓生于精，精充则骨实。肾又为水脏，水性易流动，所谓"流水不腐"。若肾虚阴水不足，则经气循行不利而郁积滞聚，不能濡养筋骨，运化气血，气血不通，不通则痛。二穴均属足少阴肾经，均位于足踝部，水泉为足少阴经郄穴，而照海为八脉交会穴之一，通于阴跷脉，将针向下进刺施用补法，使肾水注于照海，出于水泉，以接其经，达于所合，渠通水畅，气血循流，无郁积滞，筋骨得其精气所养，通则不痛。

若足后跟痛而又有肿胀发热，此为湿热流注经脉，聚于足跟部所致，治疗可先用泻法以清热利湿，后再用补法以益肾行水，有明显之效。

50. 膈俞、肝俞、脾俞

【定位】

膈俞：第七胸椎棘突下，旁开 1.5 寸。

肝俞：第九胸椎棘突下，旁开 1.5 寸。

脾俞：第十一胸椎棘突下，旁开 1.5 寸。

【临床应用】

三穴均施用补法，主治气血两虚而致的饮食无味，食入不化，腹胀腹泻，四肢无力，异常倦怠。

【注评】

膈俞是八会穴之一、血会穴，肝俞是肝的背俞穴，脾俞是脾的背俞穴，皆属足太阳膀胱经，是脏腑经气汇聚之处。因血会于膈，刺之能活血，血通则气畅，气为血帅，气畅则血行，气血调和，自无病生；肝体阴而用阳，其性主动主升，喜疏泄条达，肝阴不足，肝阳则亢，亢则其气升逆，阴阳失调而疾生，刺肝俞以疏肝潜阳，益阴养血，调和肝胃；脾主运化，全赖阳气为之运转。若脾阳虚，运化失职则水谷精微来源受损，不能正常内养五脏，外濡筋肉，病则必生，刺脾俞以振脾阳、促气化。三穴相配，均施用补法有补气养血，健脾平肝之效。善治脾虚胃弱、气血两虚所致疾患，也是益脏健身之疗法。

51. 肋镶、九曲中府、疟市

【定位】

肋镶：在乳头外侧平行 4 寸处。

九曲中府：在乳头直下方第九肋间处。

疰市：上两穴连线正中点。

【临床应用】

三穴均施用泻法，主治肝郁气滞而致的胸闷、肋胁痛。

【注评】

此三穴是经外奇穴。胁罅穴、九曲中府穴、疰市穴三穴均施泻法，有疏通经络，解郁养肝，理气活血的作用。对肋间神经痛有显著的镇痛效果，对湿、干性肋膜炎，有助于炎症的吸收。

52. 八髎、委中

【定位】

上髎：第一骶后孔中，约当髂后上棘与督脉的中点。

次髎：第二骶后孔中，约当髂后上棘下与督脉的中点

中髎：第三骶后孔中，约当中膂俞与督脉之间。

下髎：第四骶后孔中，约当白环俞与督脉之间。

委中：见委中穴。

【临床应用】

八髎穴施用平补平泻法，委中穴施用泻法，主治肝郁湿热而致的慢性盆腔炎。

【注评】

中医虽没有"盆腔炎"这一病名，但对其病因病证都有评述，认为病在肝脾。因肝脉循统阴器、脾主运化水湿，同时膀胱气化失司，肾阴亏损而湿热蕴积于下焦也可导致本病。八髎穴、委中穴均属足太阳膀胱经，有益气化水之效。八髎穴用平补平泻法以疏通经脉水道，委中穴用泻法，使湿热之邪下泄，以驱体外。

53. 魂门、魄户

【定位】

魂门：第九胸椎棘突下，旁开3寸。

魄户：第三胸椎棘突下，旁开3寸。

【临床应用】

二穴均施用平补平泻法，主治失眠多梦，心悸怔忡，健忘意乱等证。

【注评】

　　人的思维意识正常表现，分属于五脏功能之中。心主血藏神，肺主气藏魄，气为血帅，血为气母，血充足则气旺盛，气畅行则血不阻，气血调和，心神安宁则寐实而梦息。肝主疏泄藏魂，疏泄正常，肝血充足则魂自附。若肝气旺，疏泄失调，化火上攻于心，心神被扰或因肺气虚，魄力不足，以及肝血亏虚，魂失所养等因素而致气血不调，五脏失和，心神不守，魂魄不定则见失眠多梦、心悸怔忡等证。魂门、魄户二穴均属膀胱经，用平补平泻法疏通经脉、调和五脏、养益营卫，使魂、魄、神各司其所，人的思维意识则聪敏健康。

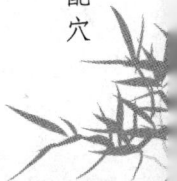

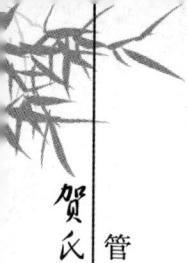

第六章　常见病症管针术诊疗经验

第一节　慢性胃炎

慢性胃炎系指由于胃黏膜的病理改变而致以胃脘腹部疼痛为主要症状的慢性全身性疾病，其发病率在消化系疾病中占有很高的比例，病理分型有浅表性、肥厚性、萎缩性三种，属中医的"胃脘痛""胃痞""嘈杂"等范畴。病因有饮食不节而致者，有素日脾虚胃弱者，有肝郁气滞而伤脾胃者。虽病因各异，然气滞血瘀却为各因中的相同病机，只不过形成的过程不同，胃痛的表现不一罢了。所以治法虽不相同，但均需佐以行气活血之法。此病一般病程较长，病情易反复发作。

一、生理病理

胃的主要功能是受纳和腐熟水谷，其生理特点以下降为顺。胃和脾相互为表里，脾主运化水谷，其生理特点以升清为宜。胃中消化好的水谷精微，依靠脾的功能输送全身，脾与胃共同主管人体消化功能。同时也受到肝的疏泄条达的制约。若因暴饮暴食，冷热杂食而伤胃气，以致食滞不化，停阻中焦，或因素日脾虚胃弱，运化失常，浊阴上逆困阻中焦，以及七情刺激，肝气失于条达，犯逆脾胃等诸种因素，均可致本病发生。

二、分型论治

1. 胃伤食滞型

症状特点：腹部胀满，胃痛拒按，伴有嗳腐酸臭，恶心欲吐，心烦便秘，舌苔厚腻，脉数有力。

治疗：

①取穴：上脘、中脘、下脘、通谷、天枢、足三里。

②手法：三脘穴用平补平泻法；通谷、天枢用泻法；足三里穴用泻法。

③分析：本型多有饮食诱因，或暴饮暴食，或进食了不易消化食物，或过食生冷而使胃气受损，食滞不化，困阻中焦，清阳不能升，浊阴不能降，营卫失调所致的实证。治疗取穴首选三脘。因中脘穴是六腑之会，胃的募穴，上脘、下脘是任脉与足阳明胃经、手太阳小肠经、手少阳三焦经等诸经的交会之处，三脘穴相配可治一切胃疾。如《针灸甲乙经》述："饮食不下，隔塞不通，邪在胃经，在上脘则抑而下之，在下脘则散而去之。"因本型是胃气受伤，食滞不化，补之则助邪，泻之则伤正，所以手法采用平补平泻法，调补营卫、疏导浊气，通畅经络，助胃化食。

通谷穴虽属足少阴肾经，但位置在胃脘之上，而肾的元阳有益助五脏功能之力，用补法可助肾的元阳，调和肾与脾胃间的联系，用泻法可祛脾胃之邪，有消食助运之功，故取通谷穴用泻法以加强三脘的作用。

天枢是大肠的募穴，属足阳明胃经，有分理水谷，消导一切浊滞的功用，采用泻法以通肠送垢，调肠胃之气，使气得上下，清阳得升，浊阴下降，胃强食化，血脉和利则胃痛自缓。

足三里是足阳明胃经的合穴，用泻法引胃气下行，降浊导滞，以达祛邪扶正的目的。

2. 胃弱脾虚型

症状特点：胃痛隐隐，腹胀肠鸣，喜暖喜按，得温则痛缓，伴有呃逆嗳气，畏寒体倦，大便溏薄，日泻数次，舌苔白腻，脉细弦或弦细。

治疗：

①取穴：中脘、天枢、神阙、胃俞、足三里、三阴交。

②手法：中脘、天枢、胃俞、足三里、三阴交均施补法。神阙穴用针灸法，灸5~10分钟，病者感满腹部暖而舒，胃肠蠕运加强，治疗后有饥饿感为宜。

③分析：本型为因长期脾虚不得运化，胃弱腐熟失职，中气不足，升降

失调所致的虚证，治疗宜健脾益胃、温中助运为主。只有振兴脾阳，才能发挥"后天之本"的作用，并使营卫和调，升降正常，经络畅通，改善脾虚胃弱的状态。故选用了几组直接补益脾胃的穴位，如中脘配胃俞，中脘配天枢，中脘配足三里，足三里配三阴交等，临床可针灸并用，其补益之力更大。

脾的运化还需命门肾火的温煦，若肾虚命门火衰，也可导致本型病证。所以凡是脾肾两虚者，可加刺关元、命门等穴，施用补法。针后可灸 5～10 分钟，以达脾肾双补之效。

3. 肝胃不和型

症状特点：胃痛连及胸胁，或感胀痛，或感刺痛，或感闷痛，吸气时疼痛明显，每逢情绪激动时疼痛加剧，伴有嗳气吞酸，口苦，食欲甚差，舌苔薄白或苔黄，脉弦。

治疗：

①取穴：中脘、膻中、章门、期门、阳陵泉、足三里。

②手法：中脘、章门、足三里施用平补平泻法，膻中、阳陵泉、期门施用泻法。

③分析：本型多由七情刺激、肝气郁结不舒所致。脾胃不虚者，多见胀痛或刺痛的实证。素日脾虚者，多见闷痛的虚证。而本型常虚实交错出现，不易明显划分。因是肝气郁结、横逆脾胃，而使气机受阻、升降失调、气血紊乱、运化失司，因此治疗时应疏肝理气，健脾和胃为主。只有疏理气机，通畅无阻才能健脾和胃，自司其职，在选穴上则以募穴为主。如胃的募穴中脘、脾的募穴章门、肝的募穴期门。募穴是脏腑在胸腹部经气汇聚的地方，针刺募穴重在调理经气，如期门穴配阳陵泉，用泻法，以疏达肝气，调理气机；中脘、章门配足三里，用平补平泻法，调理脾胃、升清降浊。两者相合即能疏肝健脾。再取气的会穴膻中，用泻法，通导一切阻滞之气，使气得上下，以助诸穴之力，达疏肝健脾、理气和胃之功。

三、讨论

现代医学认为，慢性胃炎主要是因胃黏膜的病理改变而致的。胃黏膜是组成胃壁的最里面一层，面积比构成胃壁的其他各层要大得多。在胃排空时，黏膜呈现许多皱襞，而在胃膨胀时，皱襞消失，在正常下，胃黏膜皱襞有一定样型，全表面布满为数极多的胃小凹，凹底腺体满布。这些腺体由主细胞和壁细胞构成。主细胞多而小，分泌胃蛋白酶；壁细胞少而大，分泌盐酸。胃壁有病变时，黏膜皱襞的正常样型及腺液（胃液）的分泌则发生改变，临床常见有浅表性、肥厚性、萎缩性三型。

浅表性胃炎的病理改变主要是黏膜充血水肿，或伴有渗出物、糜烂、出血等，腺体一般正常。肥厚性胃炎的病理改变是因黏膜层间质内大量细胞浸润，上皮细胞过度增殖或腺体大量增生而致黏膜皱襞粗大肥厚。萎缩性胃炎的病理改变是黏膜皱襞平滑，黏膜层变薄，细胞浸润可涉及黏膜下层，腺体大部消失。

这些论述在中医学的文献中是无法找到的，一则因历史及科学条件所限，再者理论系统也不一致，若把现代医学对慢性胃炎的认识和中医学的脏腑经络学说结合为一体，实是牵强附会。但我们认为在某一个问题的论述方面，也有比较接近的地方。如中医学中肝的疏泄条达与脾胃的相互制约关系，及七情因素的影响，就与现代医学的大脑皮层对胃神经的调节及对胃体运动、胃液分泌的影响就有相似之处。我们认为运用中医学的脏腑经络学说，如脾主运化、主肌肉；脾胃相表里；肝主疏泄条达；肝脾相互制约，经络循行的相互络属等理论，对指导治疗慢性胃炎是有一定帮助的。为此我们根据针灸治疗的特点，将慢性胃炎暂分为胃伤食滞、脾虚胃弱、肝胃不和三型。通过临床验证，可以较好地消除症状，如胃痛、胃胀、嗳气、吐酸、食欲差、消化不良等症，通过分型辨证针刺治疗，都能在较短的时间内缓解或消除，同时对胃黏膜的恢复也有较好的效果。

消化系与针刺之间的相互关系，还需进一步探讨。以上仅是经验之谈，仅供参考。

四、病案

1. 林某，女，48 岁，1983 年 3 月 20 日初诊。

主诉：时有胃脘隐痛，近日因饮食不节，胃脘胀痛不舒，嗳气吞酸，食欲不振，口苦，夜寐不安，性情急躁，大便正常。做胃镜检查确诊为慢性胃炎。

望诊：面色萎黄，舌淡苔薄黄。

切诊：上腹部拒按，脉弦。

治则：疏肝理气，健脾和胃。

处方：取穴中脘、足三里、章门（平补平泻），阳陵泉、期门、太冲（泻）。

治疗经过：针一次即感胃胀痛减轻，后继针一个疗程胃脘痛及吞酸消失，寐好，食欲好转，又针一个疗程，基本痊愈。嘱饮食规律，忌生冷及生气，定时复查。

2. 邱某，男，50岁，1985年2月3日初诊。

主诉：胃痛隐隐，夜间加重，泛吐清水，吞咽时食道部嘈杂不舒，时有腹胀，口苦口臭，纳差神疲。

望诊：面色萎黄，舌边有齿痕，苔薄白。

切诊：脉沉弦弱。

治则：温中健脾，理气和胃。

处方：取穴上脘、中脘、下脘、天枢、气海、梁门、关门（平补平泻），足三里（补），阳陵泉（泻），脾俞、胃俞（平补平泻）。

治疗经过：10次为一疗程，每日针一次。第一疗程结束时，上述症状明显减轻，纳食好转。针第二疗程，隔日一次后基本痊愈。嘱病人不可贪凉，饮食规律，少食多餐。

第二节　胃下垂

胃下垂是指胃的位置异常，胃下极明显降低。中医谓之"胃下"。如《灵枢·本脏》篇述："肉䐃不称身者，胃下，胃下者，下管约不利。"其中的"肉䐃不称其身"就是说腹肌和胃周围的韧带松软无力，不称其职而导致了胃下，胃下即指胃下垂。它是常见病。在曾发表论文《治疗胃下垂153

例总结》里，其中 21~50 岁的青壮年发病率较高，共 141 例，占总数的 90%。胃下垂 8cm 以上者共 106 例，占总数的 70%，有些病例下垂 16~24cm，入盆腔。男女患者比例基本相等。

一、生理病理

胃的正常位置在左季胁部和心窝部，小部分在腹上部正中线右侧，凭借着韧带固定。在胃的前部有 4 条位置较浅的韧带，其中由胃小弯向上至肝的韧带叫胃肝韧带，由胃体中部至膈的韧带叫胃膈韧带，由胃体左侧至脾的韧带叫胃脾韧带，由胃至结肠的叫胃结肠韧带。在胃后有两条位置较深，连结胰与小肠的韧带叫胃胰韧带。这 6 条韧带由各方面将胃包围起来，在胃周围形成一个完全的韧带环，与腹部肌肉相应，使胃体稳定在正常的位置上。

如果因为饮食的不节制，造成胃功能的紊乱，或因有慢性胃炎病症，或腹部肌肉过度劳损，以及过多生育的产妇等种种原因，使这些韧带松弛无力（主要由于胃肝韧带和胃膈韧带的松弛无力），以及腹部肌肉张力松弛，而不能固定胃体，则发生胃下垂。

二、症状特点

小部分轻度胃下垂患者，临床症状不很明显，但大部分患者消化系统症状较为典型。

本病可以与溃疡病、慢性胃炎等合并发生，但在临床以单纯胃下垂为最多，部分兼有慢性胃炎，少数病例兼有溃疡病，它的症状特点：

1. 胃脘隐痛、腹胀不舒、食欲不振、食量很少，经常食后症状加重。

2. 胃脘隐痛时伴有明显的嗳气，气体以嗝出为快。其疼痛用碱性药不能缓解，部分病例胃液分析胃液低于正常，甚至为零。

3. 体位的改变可以影响疼痛的减轻或加重。如仰卧、垫高臀部可使疼痛明显减轻，站立或运动可使疼痛加重。重度胃下垂患者还可感到小腹坠痛，部分患者还有尿频感。

4. 体重明显下降。

三、诊断依据

1. 望诊　病者立位或仰卧位时可看出下腹部隆起，中上腹部凹陷。立位较仰卧明显。

2. 触诊　病者立位，可在胸骨剑突之下进行触诊，其压痛明显，再嘱病者仰卧位，用手托胃体底部向上移动，再触诊其位，则压痛减轻或消失。

3. 胃肠 X 线钡餐透视检查　胃下极低于髂嵴连线 5cm 以上者便可明确诊断，根据下垂的不同程度可分成三度。①轻度：胃下极在髂嵴连线下 5~8cm 之间者。②中度：胃下极在髂嵴连线下 8.5~12cm 之间者。③重度：胃下极在髂嵴连线下 12.5cm 以上者。

四、治疗

1. 取穴　上脘、中脘、下脘、不容（左侧）、承满（左侧）、胃俞（双侧）、足三里（双侧）。不能针刺不容穴者，可针梁门穴。

2. 手法

（1）三脘、不容、承满穴用补法（三进刺）：针刺皮肤后，用调气术，即施一进刺，将针刺入 5 分深，施弱雀啄术，候气后，用左三右二的捻转术为主要手伎，时时加入弱雀啄术，在术者感针尖下沉紧，患者感到局部的疼胀，并向中上腹扩散时施二进刺，将针继续深刺到 1 寸，重复上述手法。上述针感更加显著后施三进刺，可将针再深刺到 1.5 寸，仍重复上述手法，此时病者有胃体疼胀紧缩，蠕动加快，甚至有向上揪痛的感觉，再以回旋术向右捻数次（每次角度不超过 360°）增强针感，趁针尖深紧时，缓慢出针。

（2）胃俞穴用补法：针刺皮肤后，用调气术，即将针刺入 5 分深，用弱雀啄术，候气后，用左三右二捻转术为主要手伎，时时加入弱雀啄术，待病者感局部疼胀而舒适，并向周围扩散时，把针体略向上提，将针尖斜向下方深刺 1.5~2 寸，相当于胃俞与三焦俞穴的中间，再用弱雀啄术，候气后，用左三右二捻转术，力量较强，捻转角度稍大，病者感到胃部蠕动加快，甚至感到揪痛，局部疼胀扩散到腰背部，趁针尖沉紧，针感扩散时，轻缓出针。

（3）足三里穴用补法：针刺入皮肤后，用调气术，针尖微向上方刺入 1

寸深，用雀啄术候气后，先用左三右二捻转术，力量较强，角度稍大，刺激数下后再以回旋术向左捻数下，趁针感强烈扩散时轻缓出针。

3. 治疗疗程

第一疗程 10 次，每日针一次；第二疗程 10 次，隔日针一次。两个疗程结束后，X 线钡餐检查判断疗效。一般可停止治疗。少数病例需巩固者可酌情再针第三疗程，仍隔日针一次，共 10 次。

4. 疗效标准

（1）治愈：临床症状消失，X 线钡餐显示胃下极回复到正常位置。

（2）显效：症状基本消失，胃下极较治疗前有显著上升（5cm 以上），但位置仍低于正常者。

（3）有效：症状明显减轻，但胃下极上升不明显（不足 5cm 者）。

（4）无效：治疗前后症状改善不明显，或虽有改善但不能巩固，胃下极无上升者。

五、讨论

从现代医学来看，胃的位置凭借韧带和腹肌而固定。引起胃下垂的主要原因是韧带和腹肌张力松弛。虽然中医学的文献之中没有胃下垂这个病名，也没有 X 线钡餐检查这个手段，但在长期的医疗实践中，通过对本病的症状观察，治疗摸索以及对病因的探讨，逐步总结了一些感性认识，如《灵枢·本脏》记述："脾应肉，肉䐃坚大者，胃厚；肉䐃么者，胃薄。肉䐃小而么者，胃不坚；肉䐃不称身者，胃下，胃下者，下管约不利。肉䐃不坚者，胃缓；肉䐃无小裹累者，胃急。肉䐃多小裹累者，裹胃结，胃结者，上管约不利也。"肉䐃不称其身就是指现腹部肌肉失去了正常功能，松软无力而不称其职，导致了胃下。胃下即是指胃下垂，胃缓是指胃弛缓症（无力型胃均属胃下垂，多见于先天性）。

肉䐃不称其身只是笼统地讲腹部肌肉失其功能不称其职，并没有进一步细致阐述，而现代医学就弥补了中医学论述的不足。但是现代医学在治疗上却无进展，有的医者甚至称胃下垂不是病。中医学治疗本病积累了一定的经验。如：从病因上认为饮食不节，易损伤脾胃，而情绪刺激也可直接或间接

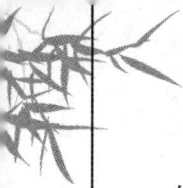

的影响脾胃的功能等。从病理机制上认为中气下陷是导致胃体下垂的主要因素，而中气就是脾胃功能的合称。脾主运化升清，胃主受纳降浊，如果胃气弱胃浊不降而上逆，脾阳虚其清不升而下陷，这种病理状态就叫中气下陷。从治疗上来看，总结了如补中益气汤、益胃升阳汤等健脾和胃，升提中气的经验方剂，对治疗胃下垂是有一定的疗效。

我们认为胃的组成结构及凭借固定位置的韧带和腹肌，从大的范畴来讲都属于肌肉。中医学认为，人身之肌肉都由脾所主。如《素问·太阳阳明论篇》记载："四肢皆禀气于胃，而不得至经，必因于脾，乃得禀也。今脾病，不能为胃行其津液，四肢不得禀水谷气，气日以衰，脉道不利，筋骨肌肉，皆无气以生，故不用焉。"这里着重提出了脾胃功能与肌肉之间生理及病理的关系，说明了脾健胃强，才能水谷精微充足，津血旺盛，内养脏腑，外濡肌肉，反之脾虚胃弱，精微津血不足，则脏腑肌肉失其濡养而发生病理改变。胃下垂之因即是由于饮食不节或肝郁伤脾或下元亏虚而造成脾虚胃弱、中气下陷，则治疗应调达冲任之气，补益脾胃，增强冲任气血，调理升降之功能。因此治疗胃下垂，改善各条韧带及腹肌张力的松弛无力，应该从治疗脾胃入手。首先考虑直接补益脾胃的穴位。我们在脏腑经络学说的基础上，根据辨证取穴的原则，运用针灸学的俞募配穴法，以胃的募穴中脘，背俞穴胃俞二穴为主，配用了经脉的上脘和下脘穴，足阳明胃经的不容、承满、足三里等穴，以雀啄术、回旋术、捻转术三种手法同时并举，交替运用。其作用不仅在于补益脾胃、升提中气，而且也调整与脾胃有关联的诸条经脉，鼓舞正气，调动体内的积极因素，调节血液、神经、淋巴、体液、肾上腺等各系统的关系，使之更加协调，有机配合，纠正偏盛与偏衰的病理现象，改善和加强营养状态，促进韧带和腹肌张力的恢复。

在我们统计的"治疗胃下垂153例总结"中，轻度者47例，中度者53例，重度者53例，经过两个疗程的治疗，治疗83例，显效38例，有效26例，无效6例，总有效率达96%，治疗率占总数的54%。同时我们还体会到：①精神因素对胃下垂也有着密切的影响，解除思想上的负担，并在治疗中参以疏肝和胃、疏理气机的药品是有很重要意义的。②在饮食方面要禁止暴饮暴食，提倡少食多餐。同时逐渐加强腹肌的锻炼，对胃下垂的治疗和巩固，均有很大的帮助作用。

六、病案

1. 武某，女，30 岁，病历号：456624，初诊日期：1964 年 9 月 29 日。

问诊：患胃病 12 年，经常脘腹胀满，食后更甚，重则不能直腰行走，食欲不振，胸胁作痛，体倦神疲，夜寐多梦，大便日解 2~4 次，今年 5 月经某医院钡餐造影诊断为"胃下垂"，经中西医治疗罔效。

望诊：面色少泽，苔薄白质淡。

闻诊：言语声低，呼吸急促。

切诊：脉沉细无力。

检查：脐部及四周膨起，胃脘部凹陷，钡餐造影胃下缘在髂骨嵴连线以下 7cm。

西医诊断：胃下垂。

辨证：中气下陷，升清降浊失司，以致土虚木旺胃失调。

立法：促脾和胃，升提中气。

取穴：三脘、不容、承满、天枢、气海、手三里、足三里、三阴交、内关、膈俞、脾俞、胃俞、肝俞。

治疗经过：针治 6 次后，胃下缘已移至髂嵴连线下 3cm，脘腹胀坠已减，食欲转佳，日纳量 7~8 两，脘疼大减，便已调，打呃，嗳气偶有，第 18 次针治后，全部症状已消失。钡餐造影复查，其胃下垂在髂嵴连线下 1.5cm，余无异常，临床症状消失，胃位置复原已达临床痊愈。

2. 赵某，女，29 岁，病历号：443390，初诊日期：1964 年 8 月 12 日。

问诊：以 1950 年开始患胃病，消化不良，经常恶心呕吐，继则胃痛加剧腹胀，于 1954 年作钡餐造影诊断为"胃下垂"及"十二指肠溃疡"。

现症：胃脘胀满，食欲不振，食后发坠，呃逆嗳气，胸闷作痛，头晕失眠，腹部胀气，精神欠佳，四肢无力，午后瞬间加剧，大便时干时溏，小便如常。

望诊：面色微黄，精神萎靡，舌苔薄白，质淡体瘦。

闻诊：气息弱音低。

切诊：右关弱。

检查：腹壁松弛，腹脐凹陷，下腹部膨出，钡餐造影胃下缘于髂嵴连线下 12cm。

辨证：久患胃病，脾阳下陷，中气不足。

立法：促脾和胃，补中益气，促以升提。

取穴：三脘、不容、承满、天枢、气海、手三里、三阴交、脾胃俞。

治疗经过：针治 3 次则胃下垂在髂嵴连线下 3cm，脘胀痛止，无下坠，食欲好，大便如常，于 1964 年 10 月 23 日作钡餐造影复查，其胃的位置正常。临床症状消失，达到临床痊愈。

3. 王某，男，49 岁，病例号：472679，初诊日期：1964 年 11 月 11 日。

问诊：胃病 10 余年，常觉胃脘痛，腹胀坠，时轻时重，近两年逐渐加重，1964 年 10 月经某医院钡餐造影检查，确诊为"胃下垂"9cm，且伴有"胃溃疡"。曾服中西药物，缠绵不愈。初来就诊时，主要表现饭后脘腹胀坠，偶有胃痛，发凉，得热则缓，知饥纳少，肢乏体倦，时头晕，小溲如常，大便微干，寐尚可。

望诊：形体消瘦，胸骨缘狭窄，少腹膨隆，上部凹陷，面色微黄欠润，舌质淡红，苔白且厚。

闻诊：语言清晰。

切诊：二脉弦滑。

诊断：胃下垂。

辨证：脾胃阳虚，运纳失司，中气下陷使然。

立法：温补中土，益气升提。

处方：三脘、不容、承满、胃俞、足三里（均补），气海（灸，艾卷一段，10 分钟）。

治疗经过：针 10 次后，脘腹胀坠明显减轻，胃痛亦止，食量稍增。针治第 16 次时，主要症状基本消除，食量亦增。于 1964 年 12 月 9 日经原确诊检查医院再次进行 X 线胃钡餐造影复查，证实胃下垂已完全恢复，胃下极位置已上升至髂嵴连线下 1cm。疗效判定：痊愈。病人半年后复查，胃下极位置仍在髂嵴连线下 1cm，没有自我不适的症状。

附：

针灸治疗胃下垂 241 例临床观察

通过 1975~1985 年针灸治疗胃下垂 241 例临床观察，症状较治疗前皆有十分明显的改善。按设计的治疗标准判定：治愈 78 例，显效 91 例，好转 60 例，无效 12 例，总有效率 95%。

本病常因脾胃弱所致，但中医强调整体观念，一脏有病必影响他脏。临床根据病因及病症可辨证为脾胃虚弱、心脾两虚、肝胃不和、脾肾两虚、气血郁滞等诸型，因此中医辨证论治在针灸临床上的运用是极为重要的。

主穴是中脘、足三里、三阴交、胃俞；配穴有上脘、下脘、左侧的不容、承满。中脘乃胃之募穴，是任脉、足阳明、手太阳、手少阳的交会穴，与胃俞相配称之"俞募配穴"。施用补法可助脾健运，补益脾气。足三里是胃经的合穴，配足三阴经的交会穴三阴交，以达阴阳相通、表里互济，而建调理脾胃之功。

手法操作：上腹 5 个穴，采用由浅至深的三刺法。一刺法是针刺 5 分，施雀啄术促经气流动，再用左三右二捻转术以候其气，当医者觉针尖下沉紧，有如鱼吞钩之感，病者觉局部酸胀，并向上、下腹扩张时即行二刺法。将针继刺到 8 分（脾大者忌深刺不容、承满），手法同前，病者觉针感更加显著再行三刺法，将针继刺到 1.2 寸，手法仍同前，病者觉胃体酸胀紧缩，再以回旋术向左捻 2~3 次以增强针感，并趁针尖紧涩时，中等速度出针。

足三里刺 1 寸，三阴交刺 5 分，皆用雀啄术候气，再用左三右二捻转术使针感沿经脉循行向上扩散（能到腹部最好），然后快速出针。

胃俞刺 5 分，用雀啄术候气，再用左三右二捻转术，病者感到局部酸胀并沿经脉向下扩散时，则将针提至皮下，然后针尖斜向下方横刺 5 分（等于胃俞与三焦俞中间），再将针直刺 8 分，用左三右二捻转术，病者感到胃部蠕动加快或有向上纠痛针感时，中等速度出针。

第一疗程每日一次，第二疗程隔日一次，10 次一疗程，中间不休息，治疗结束后复查。

（此篇论文 1987 年 11 月发表于第一届世界针灸学术大会）

第三节　胃黏膜脱垂

胃黏膜脱垂是因胃窦部黏膜松弛，时而脱入幽门管所致。发病率迄今没有确切统计，多见于 21~50 岁的男性患者。

一、生理病理

胃黏膜是胃壁的最里面一层，与肌层紧紧贴连，在黏膜层与肌层之间有疏松的结缔组织，称为黏膜下层。由于此层存在，所以黏膜层能在肌层上滑动，完成受食后的膨胀，化食后的排空等消化任务。黏膜下层内含有供应黏膜的血管和淋巴管及黏膜下神经丛，黏膜的炎症、水肿、充血也可在黏膜下层内扩散，引起胃窦部黏膜皱襞的肥大冗长，而导致胃窦部黏膜松弛易动，在强有力的胃蠕动推动下，滑入幽门管，造成胃黏膜脱垂症。

二、症状特点

本病与胃及十二指肠球部溃疡、胃窦炎等病的症状相似或合并发生，但在临床表现上也具有一定的特点，与溃疡病、慢性胃炎病是不难鉴别的。

1. 胃脘隐痛不具有周期性或节律性，并时有不规则的间歇加剧，进食后疼痛不减轻，有时反而加重。

2. 胃脘疼痛时伴有明显的反酸，服碱性药品，反酸及疼痛均不能缓解，疼痛时伴有呕吐恶心。

3. 体位的改变可以影响疼痛，如左侧卧位胃脘疼痛可减轻，右侧卧位胃脘疼痛则加重。

4. 由于黏膜脱落，则易见突发性的上消化道出血症状。

三、诊断依据

脱垂黏膜的多少和程度轻重是依靠 X 线上消化道钡餐检查而确诊的。临床一般分为三度。①一度：少量脱落，仅见幽门管有条正常或较粗的黏膜皱襞，远端稍越过幽门环进入球底当中，在胃的强蠕动下则更为明显。②二度：部分脱落可见香蕈状阴影，香蕈的"头"在球底一侧，"身"在幽门管内，就如带蒂息肉脱入球内。③三度：全部脱落，可见十二指肠球部呈多个半弧形充盈缺损，缺损在涂以钡餐后显示为黏膜皱襞，并与胃幽门在黏膜皱襞相连，幽门管增宽，充以黏膜皱襞，在胃窦舒张和收缩期都存在，只是缺损大小稍有变化。

四、治疗

1. 取穴 上脘、中脘、下脘、太乙（右）、通谷（左）、幽门（左）、足三里、三阴交。

2. 手法 上述穴除足三里、三阴交之外，其余诸穴均浅刺真皮。其中三脘穴用平补平泻法：针刺皮肤二分深，用"调气术"后，即施用"针体固定雀啄术"，频率较快，手法柔和，候气后术者感觉针体稍有紧涩，病者也稍有不明显的很舒适的沉胀感，即用"平衡捻转术"，中等频率，力量均匀而柔和，待感针体由紧涩转为松弛，病者原来稍有的沉胀感觉也消失时，可酌情再重复上述手法，然后趁针体松弛时出针。

太乙、通谷、幽门三穴用泻法：针刺皮肤二分深，暂捻以调气，即用"针体固定雀啄术"，频率中等，手法力量稍强，候气后术者感觉针体稍有紧涩，病者也稍有舒适而不明显的麻木沉胀的感觉，即用"左三右二捻转术"。角度要小，手法柔和，配合较慢频率的"针体固定雀啄术"，待针体由紧涩转为松弛，病者麻木沉胀感觉消失时，趁针体松弛之时出针。

足三里穴施用平补平泻法，三阴交穴施用补法。

3. 疗程 每日针一次，10 次为一疗程，共计 2~3 个疗程，疗程之间休息 3 日。

4. 疗效

（1）痊愈：症状完全消失，X 线上消化道钡餐检查脱垂黏膜已复位。

（2）有效：症状明显减轻，脱垂黏膜大部复位。

（3）无效：症状改善不明显，脱垂黏膜无改变。

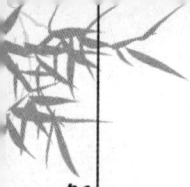

五、讨论

中医学的文献中没有"胃黏膜脱垂"这个病名，对此病的病理机制及治疗也无记载。一般从症状辨证，应属"胃脘病""反酸"等范畴。我们以中医学的脏腑经络学说为基础，结合现代医学，在治疗本病时，有以下几点认识。

胃黏膜脱垂的原因主要是黏膜下层的松弛易动，在胃过强有力蠕动的推动下，滑入幽门管所形成。而引起黏膜下层的松弛易动，又是因为黏膜的病理改变（如水肿、炎症、充血），在黏膜下层的逐渐扩散而形成的。中医学虽没有将胃的生理病理讲述完备，但是对胃体的蠕动，胃液的分泌，食物的消化和吸收，以及胃黏膜的病理改变（如水肿、炎症、充血等），都归属到胃主受纳、脾主运化这一功能范畴之内，如《素问·五脏别论》述："水谷入口，则胃实而肠虚；食下，则肠实而胃虚。"胃实即指胃的进食膨胀，胃虚则指胃的消化排空，胃实到胃虚，就是指胃体的蠕动。再如食物的消化吸收，营养人体方面，《素问·经脉别论》述："饮入于胃，游溢精气，上输于脾，脾气散精，上归于肺，通调水道，下输膀胱，水精四布，五经并行，合于四时，五脏阴阳揆度以为常也""阴之所生，本在五味""脾胃者仓廪之官，五味出焉"等，因此在改善胃黏膜及黏膜下层的病理表现，调节胃液的分泌，控制胃体的蠕动，加强消化吸收的功能，治疗黏膜脱垂，首先考虑从脾主运化、胃主受纳这一环节入手。

脾完成正常的运化转输功能，除主要依靠脾胃阳气之外，与其他脏器亦有密切的关系，其中以肝的条达疏泄功能更为突出。疏泄条达是指七情与人体内气机的生理病理关系。情绪正常，气机通畅，肝气疏泄条达，肝胃处于平衡协调的状态。若七情异常刺激，肝气失于疏泄条达，郁结气滞，则易转为实证（化火阳亢）和虚证（伤阳损血），首先影响到脾的运化功能，造成脾胃不调，肝胃不和。现代医学认为这是由于精神因素造成大脑皮层功能障碍，使迷走神经兴奋，交感神经抑制而处于不平衡的病理状态，我们认为中医学所论述肝的疏泄条达实际上是现代医学大脑皮层部分功能在人体的表现，其治疗意义就是指明我们治疗脾胃病不应忽视精神因素，我们在临床治疗本病时，加用疏肝泄热、和胃益阴之法对止痛、解痉、制酸等均收到了程度不同的效果。

与脾的运化转输功能有着密切联系的另一个因素是肾的命门作用。中医学概念中的"命门"，是指肾生理功能的动力，依靠命门动员肾精营养人体，作用于生殖、内分泌、泌尿、呼吸、运动、循环、消化等各系统，维持生命活动，所以把命门称为真火，叫命门火，又称元气、元阳。命门火充足，有助于正常脾运，命门火不足则脾运必衰，因此在治疗本病时，凡脾运较差，并具有阳虚表现者，我们辅以补肾助阳治疗，对于调节胃体蠕动，改善对食物的消化吸收，也有较好的疗效。

认识到脾的运化、肝的疏泄、命门之火等是本病发生的主要因素，采取健脾疏肝、和胃益阴、镇痛止酸的治疗原则，在辨证取穴基础上，选用穴位。

选穴方解如下：

（1）三脘：参看慢性胃炎一节。

（2）太乙：此穴在下脘穴旁开二寸处取之，位置正在幽门窦部处，属足阳明胃经，主治脾胃病疾患。临床观察本穴对幽窦部有明显的镇痛解痉的作用，所以选为主穴。

（3）通谷、幽门：是足少阴肾经穴，亦是与冲脉相交的会穴。通谷位于上脘旁5分处，幽门位于通谷穴上1寸处。二穴均属足少阴肾经，为主治消化系病症的主穴，可以助肾经命门之火、助脾运化，又能辅助三脘调理脾胃。另则二穴位置恰在幽门窦部疼痛所放射的部位，针之可解痉镇痛，所以此二穴也属主穴。

（4）足三里、三阴交：配穴参看第五章。

为何选用浅刺针皮的手法？对这一点认识还不深刻，仅从感性认识中体验到。从内脏器官到皮毛肌肉，从大小血管到肾上腺髓质等都分布着丰富的交感神经，而交感神经是非常易于传导扩散的，过度刺激则会有反作用，这就是治疗胃炎、胃下垂等病的针刺手法不当时，不但无效反而疼痛加重的原因。通过实践摸索，我们认为浅刺真皮、手法柔和的良性刺激，通过运动神经传导到大脑皮层，调节皮层机能；皮层又反作用于交感与副交感神经对胃功能活动的控制，使交感相对兴奋，副交感相对减弱，以达平衡。再者交感神经与运动神经的纤维，往往混在一起，刺激运动神经往往又会影响交感神经，而直接作用于胃，改善胃黏膜营养，抑制胃迷走神经，达到镇痛止酸的目的。这个认识在中医学的文献中也是有一定依据的，如《素问·皮部论篇》述："凡十二经脉者，皮之部也，是故百病之始生也，必先于皮毛。邪中之则腠理开，开则入客于络脉，留而不去，传入于腑，禀于肠胃。"这就是说经络传送是从皮毛开始，层层入里传递到脏腑的。浅刺真皮，掌握适当刺激，可由经络传导至胃部，同时可通经络、补经气、调气血、理营卫，保持体内脏腑功能调和、阴阳相对平衡，促进脾的运化功能。这个方法通过临床验证，收到了较好的治疗效果，其机里尚需进一步研究、探讨。

六、病案

王某，男，44 岁，湖北武汉军人。

主诉：素日患有慢性胃炎近二十年。对症治疗，症状能缓解，但饮食稍有不节或劳累都会使症状发作，近半年余，时常出现胃脘胀痛，反酸加重，服氢氧化铝凝胶等制酸剂，效果不显。曾突发性上消化道出血，经武汉部队医院检查，幽门处有部分黏膜脱垂。诊断为萎缩性胃炎，胃黏膜脱垂。

症状：食欲差，食后腹胀且痛，全身乏力，困倦易疲劳。

望诊：面色萎黄，形瘦，舌苔薄。

切诊：脉沉弦。

辨证：脾虚微弱，肝郁气滞。

立法：健脾养胃，理气活血。

取穴：三脘、太乙、通谷、幽门、不容、承满、天枢、气海、手足三里、胃俞。

手法：浅刺经络，手法平补平泻。

治疗：拟定两个疗程。第一疗程，每天一次，共 10 次。第二疗程，隔日一次，共 10 次。两个疗程结束，症状已基本消失，胃镜复查已基本正常。

第四节　胃扭转

胃扭转是指胃的位置变异，超过生理限度的轴性扭转，以胃脘疼痛、食后呕吐为主要症状的疾病。临床以慢性胃扭转为主，病程较长，相对的症状较轻，临床较为少见，国内文献资料报道较少。急性胃扭转属于急腹症，症状严重，发展较快，可见全身衰竭情况。

一、生理病理

胃的位置凭借韧带而固定。胃的韧带有胃肝韧带、胃脾韧带、胃膈韧带、胃结肠韧带和两条胃胰韧带。这些韧带联合腹肌，将胃从各方面包围起来，形成一个完整的环，使胃保持在一定的位置上。如果胃肝韧带、胃脾韧带、胃膈韧带的张力松弛无力或因这些韧带过于伸长而松弛，不仅可造成胃张力减弱，表现胃下垂，而且在强烈的胃蠕动或腹腔内压力的骤然增高的诱因下，易出现胃扭转。此外如胃溃疡、胃周围炎性粘连、膈疝以及肿瘤等胃或膈肌病变，对胃的韧带起到牵引作用，也可促使胃扭转。

二、症状特点

本病的消化系症状与胃溃疡、胃下垂、胃炎等表现的鉴别是较明显的。在临床表现有以下几个特点：①上腹部有节律的局限性疼痛，进食前痛轻，进食1小时后疼痛加重，2~3小时后疼痛缓解由重到轻。②本病伴有剧烈的间歇性呕吐，时常出现食后即呕吐出，嗳气反酸等现象。③因疼痛和呕吐，促使扭转部血管与黏膜损伤，可并发上消化道急性出血。④胃管不能进入胃内。

三、诊断依据

X线肠胃钡餐透视是检查的主要手段，临床常见的纵向型扭转，胃沿其纵轴扭转，使胃大弯向前上方或后上方翻转，在X线上胃失去正常X线解剖形态，大弯侧形成胃的顶缘，紧贴膈肌，胃窦部亦陡之调转，十二指肠球部由于反位而斜向右下方，幽门高于十二指肠，使胃形成蜷虾状。

四、治疗

1. 取穴 上脘、中脘、下脘、膻中、鸠尾、不容（双）、承满（双）、天枢（双）、胃俞（双）、足三里（双）、三阴交（双）。

2. 手法 三脘穴用平补平泻法：针刺皮肤后，暂捻以离气，将针刺入 1 寸深，用弱雀啄术，候气后以对应捻转术为主，时时掺加雀啄术，手法的力量均匀柔和，频率较慢，但角度可相应的扩大。待术者感针体稍有紧涩，病者疼胀感逐渐缓慢的扩散时，可将针缓刺到 1.5 寸，仍重复上述手法。在术者感针尖即不松弛，又不紧涩时出针。

膻中、鸠尾、左侧的不容、承满、天枢 5 穴施用泻法。

右侧的不容、承满、天枢和双侧的胃俞、三阴交施用补法。

足三里穴用平补平泻法。

3. 疗程 每日针一次，10 次为一疗程，针 5 次后可复查治疗效果，疗程结束后复查判定疗效。若已完全复位则停止治疗，若复位不完全可再针一疗程后复查。

4. 疗效标准。

（1）痊愈：症状完全消失，X 线上消化道钡餐检查扭转已复位。

（2）有效：症状明显减轻，扭转基本复位。

（3）无效：症状改善不明显，扭转无改变。

五、讨论

在中医学的文献中，对胃扭转的病名、辨证、治疗等都查无记载，根据中医学的脏腑经络学说，我们对本病有以下几点认识：

导致本病的主要原因是因胃的韧带伸长松弛，以及胃或膈肌病变对韧带的过度牵拉，这与胃下垂的病因有相似之处，都是因脾虚胃弱，肌肉失其濡养而使胃部韧带的张力松弛无力，或因这些韧带过度伸长而松弛，不能固摄胃体所致。所不同的前者是胃体扭转，后者是胃体下垂。我们认为治疗胃下垂穴位，既然有补益脾胃，改善韧带张力，使下垂体上升的作用，那么也会有使扭转的胃体恢复的能力。所以治疗胃扭转吸取了治疗胃下垂的穴位和手法。

胃下垂与胃扭转在病因病理上，虽然都有因胃韧带松弛所致的相同点，但中医认为，胃体下垂并未使经络气道受到完全阻碍，稍拟通理即可。因此重点在补益方面上。而胃扭转使经络气道闭阻，造成了严重阻滞、气机不通的本虚标实证。因此治疗以通理气机为主，补益为辅，加强疏通的力量。这是两者在治疗上的不同。

根据上述，我们选用了前面介绍的穴位，并采用了有补有泻的手法。

1. 三脘皆是任脉之穴，是任脉与其他诸经循行在腹部相互沟通联系的枢纽。如中脘为六腑之会、胃的募穴，是任脉与手太阳小肠经、手少阳三焦经、足阳明胃经的交会穴，主治一切胃腑病疾。用补法有助阳运化、益气健脾之功；用泻法有宣散气血、疏通经络之力。上脘位在中脘穴上 1 寸，是经脉与足阳明胃经、手太阳小肠经的交会穴。下脘位在中脘穴下 2 寸，是任脉、足太阴脾经的交会穴。上脘、下脘可加强中脘穴的力量。《甲乙经》述："饮食不下，膈塞不通，邪在胃经，在上脘则抑而下之，在下脘则散而去之，心腹胸胁脐满胀，中脘主之。"三脘相配，用平补平泻法既可补益脾胃，又可疏通气道，调理气机，升清降浊，有助胃体复位。

2. 膻中穴在两乳之间，是心包经的募穴，也是气的会穴。凡胸腹气机阻滞之疾，针此穴则有疏通气机，活络止痛的作用。而疏通气机是治疗胃扭转的关键之一。所以膻中穴用泻法以通其气。鸠尾穴在脐上 7 寸，任脉的别络穴，上连贲门食道，正是胃轴扭转部，用泻法以助膻中通调气机上下，同时也调理韧带，缓其扭转而造成紧张程度。

3. 由于胃体扭转牵引了胃脾韧带、胃膈韧带，这些韧带的张力处于紧张的饱和状态，而右侧的胃肝韧带却松弛，造成了"左紧右松"，为了使左侧紧张的韧带得以松弛，并改变右侧韧带的松弛，提高张力，消除"左紧右松"的病态，我们采用了左侧的不容、承满、天枢等穴位用泻法，右侧的不容、承满、天枢等穴用补法。通过不同的手法刺激来调理气机，补益气血，促使扭转的胃体回复正常位置。

4. 胃俞穴采用了治疗胃下垂的针刺手法，通过临床观察有较好的疗效。据病者讲述针刺胃俞穴后，即感胃体蠕动加强，疼痛缓解，而胃满胀闷的症状顿然消失或减轻，感到舒适。我们认为胃俞穴是胃的俞穴，是脏腑经气汇聚的地方，胃的疾患往往在胃俞穴出现压痛感，针胃俞则有调经益胃，补益气血的作用。尤其通过深刺 1.5~2 寸，正在胃壁神经丛处，此处血管分布丰富，可以调节血管和神经系统的功能，对胃体的下垂或扭转均有助于恢复。所以我们将胃俞穴作为极重要的穴位与中脘穴相配（此方法称为俞募配穴），组成治疗本病的基础配穴。

5. 足三里用平补平泻法，三阴交用补法都是发挥补益脾胃，有助升清降浊，加强调理气血等方面的作用。《灵枢·邪气脏腑病形》述："胃病者，腹膜胀，胃脘当心而痛，上支两胁，膈咽不通，食饮不下，取之三里也。"施用平补平泻法，配其三阴交穴以补益脾胃，升清降浊，调理气机。

总之，胃扭转在临床较为少见，积累的经验不多，仅通过治疗实践，有一些粗浅的不成熟的体会，总结起来以供参考。

六、病案

1. 穆某，男，42 岁，农业工人，病历号：306316。初诊 1964 年 9 月 18 日。

问诊：两年前曾因劳动时间过长，自己感到异常饥饿，进食时过多过急，饭后又做重体力劳动，感到胃脘疼痛，症情逐渐加重，经中西医治疗未效，曾做针灸及服用十香丸、舒肝丸等药，效果不明显，于 9 月 4 日曾在某医院经钡餐造影，诊断为"胃扭转"。

现症：胃脘疼痛、发憋，进食后自感胃部不通畅，恶心呕吐时作，脘中灼热，不欲食，一天只进食二两，小便短赤，大便干，睡眠欠安。

望诊：体质强壮，颜面发赤，面带痛苦病容，舌苔白腻淡。

闻诊：呼吸声粗，音洪亮。

切诊：脉象沉细，腹部触诊发现，上腹部至脐右下方明显突起，按之疼痛，无反跳痛，胃脘部有压不适感。

辨证：饮食劳倦则伤脾，脾失运化，食滞中宫，胃气则伤。

立法：促脾和胃，疏通气机。

取穴：胃三脘、左梁门、左关门、太乙、天枢、气海、足三里、三阴交、胃俞、手三里、下廉。

针刺的手法以雀啄术、旋捻术、回旋术三者交替使用，以达到补泻的目的，这些穴位中以胃俞穴的针刺较为特殊，开始是雀啄术，待气至后施以补法，然后将针身稍向上提，继则斜向下方刺入，直刺内脏神经丛，以后再将针身直立，施以补法，最后旋捻出针。

治疗经过：每日针1次，第4次时症状基本消失，食量由每天2两增加到1斤半，经钡餐造影证明"胃扭转"已恢复，最后又连续治疗3次，作为巩固。

体会：根据文献记载本病是比较少见的疾病，本例经钡餐造影诊为"胃扭转"，经过中西医诊治阕效，属于慢性型，来我院就诊时仍有胃脘不适、发憋、食后胃部不畅、恶心、呕吐等症，可以说明胃扭转的自然恢复已不可能。

中医理论认为：饥饱劳役中伤脾胃，脾阳不振，胃气不足。暴饮暴食，浊滞中宫，气机不畅；更因剧烈活动后胃体受压而引起诸症，本例选用补中益气汤以升提之法，疏通气机而获效。

2. 赵某，男，36岁，货车司机，初诊日期：1977年9月17日。

问诊：胃痛，不能食已8日。8天前午餐时暴饮暴食，食后即参加重体力劳动，下午2时许，突感胃内咕噜一声，开始胃痛，几分钟后疼痛加剧，不能忍耐，送医院急诊，疑是"胃痉挛"给予对症治疗。8日来，胃痛时轻时重，不能饮食，胸闷胀，心烦易躁，气短，寐不安。X线钡餐造影检查诊断为胃扭转。

望诊：面色萎黄，形疲无神，上腹部片右侧有明显隆起，舌质红苔黄腻厚。

闻诊：语声低微。

切诊：腹部隆起处触之硬而痛，脉弦促。

辨证：饮食伤胃，劳力伤气，气滞胃腑，中阳受阻。

治则：破气理中，养胃益阳。

取穴：三脘（平补平泻），鸠尾、膻中（泻），不容、承满、梁门、太乙、天枢、外陵（左泻右补，每次两穴，轮换取之），足三里（平补平泻），胃俞（补）。

治疗经过：针一次后，病人即感腹胀疼痛减轻，当晚寐安。针第二次后能食，食后不痛。针7次后，症状全部消失。X线钡餐造影复查胃之形态已示正常。

讨论：本病在消化系统疾病之中虽较少见，但贺老已收治百余例。由于本病的形成一是暴饮暴食，二是食后劳力过甚而致的气滞胃腑，病机比较单纯。《素问·灵兰秘典论》曰："脾胃者，仓廪之官，五味出焉。"今胃扭转，饮食不下，则五味难出，致气不得上下，血脉不得和顺，五脏不得安定，精神不能内守。因此以胃之募穴中脘、胃之俞穴胃俞、气之会穴膻中为主，选用胃腑本经及任脉之穴，重点以通胃腑经脉之气。其手法之力要略强于其他胃腑疾病的治疗。

第五节　急性胰腺炎

急性胰腺炎是由于胰腺酶消化胰腺本身所引起的急性炎症，在消化系急腹症中发病率较高，临床以胰腺水肿型最为多见。以突然发作的上腹部持续性疼痛为主症，伴有严重的反射性呕吐，有时出现黄疸、休克、腹膜炎等表现。急性胰腺炎的反复发作或持续性炎性病变，可以使胰腺组织受到破坏，转变为慢性胰腺炎。

一、生理病理

在碱性溶液中，受到肠壁所分泌的肠激酶及胆总管流动的胆汁的作用，始转变为活动的酶，具有消化作用。如若因胆总管胆道口壶腹部阻塞时，胆道内压力增加，使胆汁逆流入胰管，使不活动的胰蛋白酶原激活而成胰蛋白酶，并透入胰腺组织，引起自身消化。同时侵蚀胰腺的邻近组织，引起不同程度的水肿、出血及坏死等病变，形成急性胰腺炎症；或由于种种原因（饮酒是重要因素）引起主胰管梗阻及促使胰腺分泌旺盛，使胰管及其分支内压力增高，以致胰小管和胰腺酶腺泡破裂，胰酶逸出而造成急性胰腺炎。其他如胰腺创伤和感染等也是导致急性胰腺炎的重要因素。

二、症状特点

急性发病，持续性腹痛，阵发性加剧，或为钝痛，或为酸痛，或为钻痛，疼痛可放射到左侧腰背部，痛不欲翻身和直腰，一般止痛剂常不能缓解，并伴有较为严重的反射性恶心和呕吐，面色苍白，手足厥冷，舌苔白腻或黄腻，脉沉弦。大部分病者有中等度发热，少数病者有明显的黄疸。严重的胰腺炎可引起休克。

三、诊断依据

腹部检查可协助诊断。有明显的上腹压痛。多数病人有轻度腹壁紧张，少数可有腹肌强直，腰背部可有酸痛，当发生弥漫性腹膜炎时，可发生麻痹性肠胀气，如腹部膨胀，肠鸣音逐渐减少以至消失。腹膜腔穿刺可抽出含胰淀粉酶的黄色浆液性或血性渗出物，少数病例（如坏死型）在上腹部可摸到肿块。

血清及尿液淀粉酶的测定是诊断的主要依据。每 100mL 血清内超过 500 单位时可明确诊断。

四、治疗

取日月、章门、期门、行间、足三里，均施用泻法。

取上脘、中脘、下脘、天枢、膈俞、肝俞、脾俞，均施用平补平泻法。

五、讨论

1. 中医学对胰腺的认识　中医学的文献中，虽然没有明确提出胰腺这一脏器名称，但对其实质也有一些论述。如《难经·四十二难》记载："脾重二斤三两，扁广三寸，长五寸，有散膏半斤，主里血，温五脏。"《素问·太阴阳明论》述："脾与胃以膜相连耳。"《伤寒论浅注补正·卷四》："脾秉湿气是生膏油，膏油滑利则水道畅，故脾土主利水，膏油生于膜上，膜内有热，

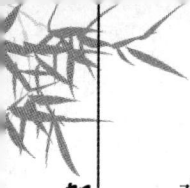

水不通则蒸发膏油之色而发为黄，膏油外达，是生肌肉。"

由于中医学的脏腑学说没有胰腺这一名词，所以也没有急性胰腺炎这样的病名，而属"腹痛""反胃"等范畴之内，如《医学心悟·心痛篇》述："血痛者，痛有定向不移，转侧若有刀锥之刺，手拈散主之。"再如《验方新编》记载："因酒食凝滞，攻冲作痛，乡人称为穿心箭痛，方书无稽者，宜宣通血络。"这些对症状的描述与急性胰腺炎的症状表现也是极为相似的，在临床时参用这样的治疗方法可收到较好的效果。如天津南开医院应用中医"六腑以通为用""不通则痛"的理论，运用清热解毒、通里攻下、活血化瘀等方法治疗急性胰腺炎，取得了较好的效果。其他医院也均有类似报道。

2. 体会 胰管阻塞和胰腺分泌旺盛造成胰管内压力增高是引起急性胰腺炎的重要因素，而饮酒及胆道疾患多与发病之因有关，尤其是肝胆素日郁热，胆道气血瘀滞，及脾虚湿聚，与热相结，阻血运行，困滞中焦形成湿热血瘀等都是导致急性胰腺炎发病的内因。

因此治疗胰腺炎的要点是通顺，通则不通。因此我们在采用清热祛湿、疏散气血、通畅六腑的治疗原则，选用了以肝、胆、脾的募穴为主，胃和大肠的募穴为辅的配穴法。现分析如下：

日月是胆的募穴，也是胆经与脾经的交会穴，位于乳头下方，第七、八肋软骨间，善于利胆疏肝、健脾和胃，能够缓解胆压剧痛、胸肋疼痛、右上腹痛及呕吐、呃逆等症状。

章门是脾的募穴，也是八会穴之一，五脏的会穴，位在侧腹部第11浮肋游离端之下际。善于健脾和胃、调理五脏、清泄肝郁之气，主治脾虚胃弱引致的腹痛、呕吐、胸肋腰背痛之疾。

期门是肝的募穴，也是肝经、脾经和阴维脉的交会穴，位在乳头下第6肋间，善于疏肝理气、解郁止痛，对于肝经有热、血瘀气滞引致的胸肋痛支满、腹痛如坚、呕吐食不下等症治疗皆有效。

以上三穴均用泻法，以泻肝胆之热，脾肾之浊，散瘀活血，通腑止痛。

行间是肝经的荥穴，泻之以去肝实。凡肝火旺盛者必克伐脾胃，使脾困不运，则水谷不化，食积于胃，蕴热熏蒸，清阳不升，浊阴不降，传邪于大肠。先泻行间即泻肝经之热邪，以达扶脾目的。脾胃健旺，大肠通畅则腹不痛。

足三里穴用泻法以清泻胃中湿热浊气，通畅六腑。

中脘是胃的募穴，天枢是大肠的募穴，再配上下脘，用平补平泻法以调脾胃，分理水谷，清导一切浊滞。

取膈俞、肝俞、脾俞其意在于膈汇血、肝藏血、脾统血，用平补平泻之法以活血祛邪，助其清泄湿热、通达六腑之功。

上述配穴有通畅胰管、抑制胰酶分泌、缓解疼痛的作用，其机理及针刺之向的关系还需进一步探讨。

六、病案

朱某，女，37岁。初诊日期1978年1月。

主诉：因暴饮暴食，突发腹痛，痛及胸背，不可转侧，疼痛逐渐加剧，面色淡白，手足厥冷，汗出，急诊检测血淀粉酶明显增高817U/L（B-AMS），确诊为急性胰腺炎。

望诊：面色萎白，舌体胖大，边有齿痕，苔白中腻。

切诊：脉滑数。

辨证：理气解郁，健脾和胃，活血化瘀。

处方：上脘、中脘、下脘（平补平泻），章门、期门、太冲（泻），足三里、三阴交（补），胃俞、膈俞、膏肓俞、肝俞、脾俞（平补平泻）。

治疗经过：上述穴位第一日针两次，其中间隔6小时，针后痛减，第二日依然针两次，第三日病人可吃流食了，大便通，查血淀粉酶降至217U/L。又针5次，每日一次，以资巩固。

第六节　子宫脱垂

子宫脱垂是由于子宫韧带张力的松弛无力而使子宫位置低于正常。轻症子宫仍在阴道之内，重症整个子宫露在阴道口外，中医称为"阴挺"。

一、生理病理

子宫是梨形的坚硬的肌性器官，在小骨盆内，位于膀胱与直肠之间，前后和两侧都被韧带固定。前方左右各有一条子宫圆韧带，由子宫角起始，上升，经过腹股沟管而消失于大阴唇内；后方左右各有一条子宫骶骨韧带，由子宫颈后壁发出，向后绕过直肠延至骶骨的前面筋膜上；两侧各有一条子宫阔韧带，由子宫两侧伸出将子宫固定于骨盆侧壁上。如果由于体质虚弱或产后劳役或先天性组织发育不健全等原因导致子宫韧带张力松弛无力，不能固摄宫体而脱垂。

二、症状特点

阴道有物下坠到阴道口，或脱出阴道口外，自感腹部下坠，时感疼胀坠痛，久立或行走时症状加剧，高臀仰卧位较舒，小便频数或小便不利，倦怠乏力，心惊气短，白带多，舌淡苔薄，脉沉细。

三、诊断依据

症状是诊断的主要依据，检查时，病人仰卧，闭口向下逼气，然后确定子宫脱垂的程度。临床可分三度：

一度子宫脱垂：子宫位置下降，但在阴道内。

二度子宫脱垂：子宫颈及部分子宫体露出阴道口外。

三度子宫脱垂：子宫完全脱出阴道口外。

四、治疗

1. 取穴 气海、中极、带脉、至阴、命门、子宫透横骨。

2. 手法 取气海、中极、至阴、命门穴，施用补法。

带脉用补法。针刺皮肤后，用调气术；将针刺入5分深，用雀啄术；候气后施左三右二捻转术。术者感针体紧涩，病者觉疼胀感循腰腹扩散时，将针继刺至1寸，嘱病者暂闭呼吸。仍重复上述手法，针感扩散小腹部（放射到会阴部）轻缓出针。

子宫透横骨：针入皮肤后，斜刺横骨方向，用左三右二捻转术，候气后，术者感针体紧涩，病者觉小腹部及会阴部疼胀，甚至有揪痛感，继用左三右二捻转术，但力量减弱，仅用拇指、食指在针柄由下至上摩擦捻转，此时针较为强烈，可趁此时轻缓出针。

3. 疗程　每日或隔日针一次，10 次为一疗程，一般患者针刺一个疗程后，即可停止治疗。少数不愈者可酌情针第二个疗程。

4. 疗效　病者自觉症状消失，检查时，子宫恢复原位为痊愈。

五、讨论

子宫脱垂的主要原因是子宫韧带张力的松弛无力，而韧带则属肌肉，由脾所主。若脾气虚，脾阳不振，中气下陷，水谷精微不能得以运化，内不营脏腑，外不濡肌肉，肌肉失其营养供给则松弛无力。历代医家将子宫脱垂病机归属于中气下陷，用补中益气汤调治，正出于此理。因此健脾补气，助阳益运，升提中气是治疗子宫脱垂的重要原则之一。另则子宫脱垂与带脉也有密切关系。带脉循行起于肋下围绕腰腹一周，恰如束腰之带，有总束阴阳经的作用。带脉经气充足则脏腑安康，上下通利。若经气虚衰则下焦之脏腑必失其束围而动摇。带脉的濡养也要依靠脾的运化水谷精微，其动力来源也需要肾火命门的蒸煦。无论脾虚或肾虚，皆可导致带脉经气不足。所以补肾壮阳、益兴命火也是治疗子宫脱垂的重要原则之一，同时由于过劳伤气耗血，损伤韧带，失其固摄之力，也是造成子宫脱垂的原因，因此补气养血、行气活血也是治疗的重要方法。为此我们拟定了补脾益肾、调理气血的治疗原则，选用了上述穴位，如气海穴为气血之会，呼吸之根，藏精之所，生气之海，是人体健身之穴，施用补法加以针灸以补气益脏、助肾温阳，再配有补肾助阳作用的命门穴和调补任脉的中极穴以加强补益之力。带脉穴是足少阳胆经和带脉的交会之穴，补之可调益带脉经气，发挥总束作用，对升提宫体则有一定效力。至阴穴是足少阴肾经的井穴，针之可反射于子宫，增强其收缩蠕动。凡发生滞产时，针至阴有催产作用。现取至阴用补法，可达到补益经气、加强子宫体收缩，对提升宫体有极大的帮助。

子宫穴系经外奇穴，位于中极穴旁开三寸，在子宫圆韧带和阔韧带之上；横骨穴位在曲骨穴旁 5 分处，系足少阴肾经之穴；子宫透横骨即可调补肾经，又能加强韧带张力，促使宫体复位。

六、病案

1. 王某，45 岁，住朝外南河沿 16 号。

产后患子宫脱垂已 21 年之久，曾多方治疗不愈，近年来常感小腹坠胀，腰痛腿疼，阴部有物突出，摩擦而痛，不能站立及行走，确诊三度子宫脱垂。取上述之穴针一次后，病者觉症状减轻，6 次后症状全消。妇科检查，子宫脱垂已痊愈。

2. 张某，42 岁，中国人民解放军疆字 909 部队家属。

因流产致子宫二度脱垂多年，站立行走均感不便，时感小腹坠胀而痛，腰痛腿疼乏力，取上述之穴针 6 次症状全消。妇科复查，子宫脱垂已愈。

3. 陈某，48 岁，住复外小王胡同 10 号。

因产后未得休息，致子宫二度脱垂多年，终日感小腹坠痛，腰痛腿疼，不能过累，神困体乏，头晕心慌，行走不便。取上述穴针 9 次后症状全消，体健如常，精神旺盛，自述由于此病已弃骑车多年，现复骑无任何不适，妇科检查痊愈。

4. 张某，20 岁，未婚，774 厂职工。

素日体健无不适感，因拉练长途跋涉劳累过度，时感小腹坠胀而痛，腰痛隐隐，下肢疲乏，近日症状加重，不能远行。妇科检查处女膜完整，子宫二度脱垂，取上述之穴针三次，症状消失，复查已痊愈，随诊此证未复发。

第七节　肾下垂

肾下垂系指肾脏位置下移，超过正常范围而致的病证，右肾多于左肾（也可见双侧肾下垂），女性多于男性。以 20~50 岁最为多见，多表现在瘦长体型病者。

一、生理病理

肾左右各一，其形似蚕豆，位于腹膜后脊柱腰部的两旁，右侧较低于左侧。肾的位置比较牢固，主要凭借肾筋膜，腹膜韧带固定于腹后壁。此外肾脏的血管，腹压和临近的器官对肾脏位置的固定也有一定的帮助。如若肾筋膜弛缓，腹膜韧带张力松弛无力即失去固定肾脏的正常能力，而使肾体下移，出现肾下垂。

二、症状特点

1. 以腰疼背痛，肾脏钝痛为主症，久立、久坐、行走或劳累及妇女月经期的疼痛都可诱发疼痛或使疼痛加重。少数病人可出现肾区牵拉痛，甚至绞痛等症状，严重时沿输尿管放射。

2. 卧向患侧可有助于缓解疼痛，卧向健侧可使疼痛加重。

3. 本病多伴有尿频、血尿及腹胀、嗳气、厌食、消化差、头晕失眠，心烦气短，脉沉弦细等全身性症状。

三、检查依据

1. 正常肾脏在腹腔内一般不能触到，肾下垂患者可触到肾脏下极，呈钝圆形，质实而有弹性，表面平滑。

2. 超声波检查与静脉肾盂造影检查是判断肾下垂的主要依据，肾脏下极超过正常位置 5cm 以上者，使可明确诊断。

3. 肾下垂应与游动肾相鉴别。

四、治疗

取气海、关元（男）、中极（女）、京门、带脉、三阴交、肾俞透肾脊穴，均施用补法。

五、讨论

关于肾下垂的内容在中医学文献中未能查出，我们认为根据肾下垂的主要症状仍归属到腰痛范围之内。腰为肾之府，腰痛与肾的关系极为密切，尤其内因方面，肾脏精气亏损，不能濡养经脉是导致肾下垂的主要原因。

现代医学认为肾下垂是因肾筋膜弛缓，腹膜韧带松弛无力所致。根据中医的肝主筋、脾主肉的观点，我们认为肝阴血亏虚，脾阳气虚，运化失职也是导致肾下垂的重要原因。因此治疗肾下垂，我们以振肾阳、补肾气、温命门、束带脉为主，兼以调补肝脾，选择了上述穴位。

考虑到中医的阴阳互根这一学说，制阳需补阴，以阴制阳，所以我们首选阴脉之海——任脉的穴位。气海穴为气血之会，呼吸之根，生气之海，系一身之真气。关元、中极为任脉同三阴经交会之穴，而关元又是藏精之所，温命门之处；中极穴是膀胱的募穴。三穴用补法以振肾阳、温命门、补肾气，是治疗本病的主穴。同时也有补气健脾，助其运化的作用。

京门虽为胆经穴，但又是肾脏的募穴，与肾俞相配称为俞募配穴法，均施补法，重在益肾助阳、补固肾气。

带脉穴是胆经与带脉的交会穴，带脉起于季胁下，围绕腰腹一周，有总束阴阳诸经的作用，带脉经气充足则五脏六腑坚固，带脉虚则脏腑动摇，所以补带脉穴以助带脉经气，增强总束之力。

三阴交是肝、脾、肾三经的会穴，用补法兼调三经，有益肾、健脾、补肝血的作用。

目前治疗肾下垂仅是初步探索，病例积累不是很多，缺乏检查对照的资料，对于治疗的机理还不成熟，需进一步探讨。针刺疗程还没固定下来，先暂定每日针一次，10 次为一疗程。一疗程后可做超声波检查。

六、病案

任某，女，38 岁，小学教师。初诊日期：1978 年 11 月 2 日。

主诉：半年前做人工流产后，时感腰背酸痛，经按摩、针灸、火罐治疗，症状时轻时重，反复发作。近半月来久立久卧则腰痛加重，行走后症状更甚，伴有疲劳体乏，寐差，腹胀坠痛，近日出现血尿。

望诊：舌质红，苔薄，边有齿痕。身形瘦弱。

切诊：脉沉细滑。

检查：尿常规检查，红细胞满视野。B 超检查，肾下极低于正常位置 5cm。确诊为肾下垂。

取穴：取气海、关元、中极、水道、京门、带脉、大肠俞、肾俞、腰阳关、三阴交穴，均用平补平泻法。

治疗经过：针一次后即感腰酸痛减轻。经一个疗程（10次）治疗后症状消失，又针5次巩固治疗后，B超检查肾下极恢复正常位置。

第八节　脑血管意外

现代医学所指的"脑血管意外"是脑血管和脑血液循环发生障碍所引起的神经系统急性病证，因发病急骤，变化多端，如风之善行数变，属中医之"中风"范畴。主要表现为神志昏迷，口眼㖞斜，半身不遂，语言障碍等症。

一、病因病机

中风病因多由于痰热内盛，外卫偶疏，邪乘虚而入；或体肥湿谵，腠理致密，气道壅塞，为邪所中；或阴虚阳亢，肝血亏虚，虚风渐袭，肢体麻木蔓延日久，忽然暴发。病机乃因肌体气血紊乱，上下升降失调，脏腑阴阳失去平衡而发病。在情志抑郁，忧思恼怒，心烦意乱，或劳累，或嗜酒，或房室，或体虚受风等诱因下，以致风阳煽动，心火暴盛，气血紊乱上逆攻作于脑。其表现有气盛血热，迫血溢出脉外者；有血气瘀滞，困阻脉络者；有热煎湿浊，成痰阻窍者；有气血逆乱，阳衰虚脱者。临床表现的程度也有轻重之分，轻者仅中经络，重者或中脏腑，需辨证施治。

二、辨证论治

（一）出血性中风

病机：肝风内动，独阳上亢，扇动心火，气血随风火上逆，气盛血热，迫血妄行，溢于脑部脉外。

症状特点：①多在过度劳累、饮酒或情绪波动后突然发病。②有较深重的神识昏迷，并多伴有发热，面赤气粗，两手握固，喉中痰鸣，声如拽锯，多数病者还可见呕吐，舌苔黄腻，脉弦实有力。③舒张压、收缩压均明显偏

治则：清泄肝热，引血下行，醒神开窍。

取穴：百会、四神聪、太阳、曲池、阳陵泉、行间、复溜、三阴交。

手法：先取百会、四神聪、太阳穴，均针刺放血，每穴放血量需在0.5mL 以上。

后取曲池、阳陵泉、行间穴，均刺双侧，施用泻法。

再取复溜、三阴交穴，均刺双侧，施用补法，并用艾灸，每穴灸 5 分钟。

方解：气血随风火冲逆于上，血脉压力骤增，在气盛血热的病理下，易迫血妄行溢于脉外，在百会等穴放血，可清除风热，降低脉管内压力，阻止血行脉外，使气血在脉道之中畅行。曲池、阳陵泉等穴用泻法，以清除肝胆之热，使肝阳归位，心火熄弱，引血下行，使上下升降恢复正常。复溜、三阴交用补法并加艾灸，以增补肝肾之阴、促进脏腑的阴阳平调。

（二）非出血性中风

临床分闭证、脱证二型。

1. 闭证

病机：肝肾之阴素亏，肝阳易亢，阴不制阳。化火生风，风阳引动气血逆行于上，由于阴虚血不充盛，使气血瘀滞，困阻经络而致。

症状特点：①发病较为缓慢，多发生在睡眠或休息后。②本型很少出现昏迷，轻症（中经络）可见一侧偏瘫，头晕足软，腰膝无力，脉弦缓。③重症（中脏腑）可见不同程度的昏迷，并伴有牙关紧闭，两手握固，面赤气粗，二便不通，脉弦有力。④舒张压和收缩压不高或略偏高。⑤脑脊液清亮，压力正常。

治则：疏肝潜阳，通经活络，破瘀行气。

取穴

（1）轻证

取穴：风池、风府、肩髃、曲池、环跳、阳陵泉、三阴交。

手法：风池透风府，施用平补平泻法。其余之穴，健侧用泻法，患侧用平补平泻法。

三阴交用补法。针后可艾灸 5 分钟。

方解：风池系胆经穴，风府系督脉穴，风池透风府既可疏散上逆之风阳，又可清泄胆经之郁火。肩髃配曲池，环跳配阳陵泉（可参见第五章）。三阴交用补法以养阴潜阳。

（2）重证

取穴：百会、十宣、人中、风府、太冲、丰隆。

手法：百会、十宣针刺放血。人中用补法。风府、太冲、丰隆用泻法。

方解：百会、十宣针刺放血使血行畅通，促进新陈代谢，并可清泄肝胆风阳之热，人中穴用补法以开关解噤，通阳安神；风府用泻法以搜舌本之风，舒三阳之络，有开窍醒脑作用；泻太冲平肝潜阳，泻丰隆降逆豁痰，以达通经活络之目的。

2. 脱证

病机：气血逆乱，真气衰微，元阳暴脱，脏腑阴阳离决所致。

症状特点：①发作急骤，即见神昏和呼吸、循环衰竭，表现如呼吸微弱，汗出如珠，四肢厥冷，脉沉细弱，甚至脉微欲绝。②可见与闭证相反之证，如目合、口张、手撒、遗尿等症。

治则：回阳固脱。

取穴：关元、神阙、气海、内关、复溜。

手法：关元、神阙、气海均用大艾炷灸，以汗收、肢温、脉起为限。

再取内关、复溜二穴，施用补法。针后加灸 5 分钟。

方解：元阳暴脱之证，需从阴中以救阳，此系补阴以制阳，使阳有所附的理论而定。首选任脉之穴。任脉是人身阴经之海，神阙位在脐中，是生命之根蒂，为真气之所系。关元为三阴经和任脉交会穴，藏精之所，联系命门真阳。气海为气血之会，生气之海，三穴大灸以回阳固脱。后取内关、复溜以沟通心肾、温补其阳，以达阳复其位，阴平阳秘之目的。

三、讨论

中风系中医学证治中一大病症，各代医家论述极多，有"内虚邪中"论者，有"心火暴盛"论者，有"正气自虚"论者，有"湿痰生热"论者，有"内伤积损"论者，有"肝阳偏亢"论者……综诸家之说，取其长，补其短，我们认为中风主要系人体血的病理改变所致。其证型也有各型之别，有气盛血热迫血溢出脉外者；有血气瘀滞，困阻脉络者；有脾虚湿盛，成痰阻窍者；有气血逆乱，阳衰虚脱者等。中风症状主要有神志昏迷，口眼㖞斜，半身不遂，语言障碍等。其程度有轻重之分。轻者仅中经络，重者已中脏腑。根据不同之病机和症状，治疗分4型。

1. 出血型中风　多由于肝风内动，独阳上亢，扇动心火，气血随风火上逆，气盛血热，迫血妄行，溢于脑部脉外。本型发病急剧，即见重症神昏，牙关紧闭，两手握固，面赤气粗，喉中痰鸣，声如拽锯，舌苔黄腻，脉弦有力。治疗应清泄肝热，引血下行，醒神开窍。先取百会、四神聪、太阳等穴，针刺放血以清泄风热，减低脉管内的压力，阻止血行脉外，使气血在脉道内畅行；再取曲池、阳陵泉、行间等穴，施用泻法以清泄肝胆之热，使肝阳归位，心火熄弱，引血下行。后取复溜、三阴交穴，施用补法并加艾灸，以增补肝肾之阴，促脏腑的阴阳平调。

2. 瘀滞型中风　多由于素日肝肾阴亏，血不充盛，气行无力，造成气血瘀滞，困阻经络而致。本型发病转达为缓慢，多见头晕足软，腰膝无力，口眼㖞斜，一侧偏瘫，少有昏迷，舌苔薄黄，两脉弦缓。治疗宜益阴养血，通经活络，破瘀行气。先取风池、风府穴，针风池透风府，施平补平泻法，疏散上逆之风阳，清泄虚热。再取复溜、三阴交等穴，施用补法并加艾灸，益肾养血。后取肩髃、曲池、环跳、阳陵泉穴，健侧用泻法，患侧用补法，调补气血，通经活络，破瘀去滞。

3. 痰阻型中风　此类病者体型多胖或常食膏粱厚味，脾伤气虚，湿邪内盛，成痰阻窍，气道阻塞，经脉不通，又为外邪所中所致，其症多见头晕心悸、乏力肢倦、多痰胸闷、语言受阻、口眼㖞斜、半身不遂，舌苔白腻，两脉濡细。治疗宜健脾助运，祛湿化痰，通经活络。先取内关、足三里、丰隆、阳陵泉等穴。施用补法以强心健脾，益气助运，祛湿化痰。再取肩髃、环跳等穴用平补平泻法，以通经活络。若见神昏舌强等重证，可首先取人中穴用补法以开关解噤，通阳安神；再取风府，用泻法，以搜舌本之风，舒三阳之经，开窍醒神。丰隆穴改用泻法，以降逆豁痰。余穴同前。

4. 阳脱型中风　由于气血逆乱，真气衰弱，元阳暴脱，脏腑阴阳离决而致。本型发病急骤,神昏气衰,呼吸微弱,目合口张,肢冷手撒,汗出如珠,遗尿脉微。治疗急需回阳固脱。先取关元、神阙、气海等穴,用大艾炷灸,以汗收、肢温、脉起为度。再取内关、复溜二穴,施用补法以沟通心肾,温补其阳,以达阳复其位、阴平阳秘之目的。因此,无论是补虚扶正、活血化瘀、散风通络,还是治痰祛浊,或是补阴潜阳、清除风热等,其目的都在调整补益气血,使经脉通畅,脏腑协调,阴阳互极。根据这一认识,我们在临床上分为出血性中风和非出性中风二大类型。非出血性中风又有闭证、脱证之分,闭证又分轻证、重证。但总的内容并未突破老框,治疗也未有什么新的发明,尤其在治疗方面,多系中西医结合,针药并用,很少单独用针者。我们也曾有单用针而治者,但病案遗失,无从查考,故此病不加病案。介绍治法以供参考。

半身不遂的治疗,可参考闭证轻型,不单独论定。

中风后遗症的主要临床表现是半身不遂,同时还兼有口眼歪斜、舌强语塞等症。由于病者自身体质有虚实的差异,病理机制也不尽相同,所以半身不遂的表现也不是一致的。有的则是拘急强直;有的是固滞挛缩;有的是萎废不用。仅从足的症状来看,就有足内翻、足外翻、足尖下垂之分。中医理论认为:其病位多在三阳经,治疗时可分取手足三阳经穴为主穴。由于阳明经为多气、多血之经,因此取三阳经穴,以阳阴经为关键选穴经脉。根据经脉循行路线的不同,将半身不遂分为三型:

1. 足内翻

症状特点:不遂一侧,肢体拘急强直,手指紧缩握拳不张。足内翻弧步行走,过劳或精神紧张则手足震颤不能自控。

治疗取穴:取手足少阳经穴。

上肢:肩中俞、肩外俞、肩贞、小海、后溪(平补平泻法),配外关、内关。

下肢:秩边、承扶、殷门、委中、承山(平补平泻法),配三阴交、绝骨。

2. 足外翻

症状特点:不遂一侧,肢体痿软无力,肩端下垂,手指不握。足外翻拖步行走,身体侧行。

治疗取穴：取手足太阳经穴。

上肢：肩髎、臑会、支沟、外关、中渚（补法），配内关、合谷。

下肢：环跳、风市、阳陵泉、绝骨、坵墟（补法），配复溜、委中。

3. 足尖下垂

症状特点：不遂一侧，肢体困滞挛缩，肩端上抬，手指挛缩如鸡爪。足尖下垂马步行走，活动时上下肢有节奏的内外摆动。

治疗取穴：取手足阳阴经穴。

上肢：肩髃、曲池、手三里、合谷、三间（平补平泻），配阳池、大陵。

下肢：髀关、伏兔、梁丘、足三里、解溪（平补平泻），配悬钟、三阴交。

4. 随症加减

舌强语謇，舌体失灵者——加刺廉泉、哑门。偏热者，可点刺经外奇穴金津、玉液；偏虚者可灸涌泉穴。

上眼歪斜，目闭不合者——加刺阳白透眉中、四白透地仓、下关透颊车、颊车透地仓。

口角下垂，流涎不止者——加刺地仓、承浆。

肩臂不举，活动困难者——加刺条口、液门。

手指麻木，不能伸屈——加刺八邪、井穴点刺。

治疗中风后遗症疗程较长，所以每次治疗选穴，头面及上下肢共选十几个腧穴交换使用，这样有利于治疗，也会增强疗效。

第九节　脊髓空洞症

一、生理病理

脊髓空洞症是一种慢性进行性疾病，由于脊髓内空洞形成，产生皮肤节段性分布的感觉分离，痛、温觉消失，出现肢体肌肉萎缩、瘫痪及营养障碍等症状。脊髓空洞症至今病因不明。有关空洞形成的原因众说纷纭，有先天性发育异常，继发于脊髓外伤，脊髓神经胶质瘤囊性变，血管畸形，以及脊髓蛛网膜炎、脊髓炎伴中央软化等。空洞常起始于上颈段及下胸段脊髓，在中央管附近或一侧后角的底部，逐渐向四周扩大，先损坏中央管周围的组织，继压迫前角或侧角细胞。因空洞的膨大压迫或胶质增生，脊髓白质内传导束也受累及。严重者空洞几可占据整个脊髓断面，同时向上下伸展呈纵长空洞或串珠状。当空洞延伸达延髓者称延髓空洞症，最先损及三叉神经脊束核与前庭纤维，有时伸入桥脑、中脑甚至达间脑及大脑半球。肉眼观察：有空洞的节段肿大，切面上可见空洞，形状不规则，边缘为半透明的胶样组织，内含微黄色胶样液体。显微镜下检查空洞边缘乃由星形细胞及其纤维形成，周围组织退变，前角神经细胞退变及消失，上升下降纤维亦有退变。

本病患者，多有家族史。常在 20~30 岁间发病。男性患者较多，约为女性患者的三倍。

二、症状特点

发病非常缓慢，因空洞起始于后角基底部，破坏了一侧或双侧传导痛、温觉的纤维。这种损害在颈下及胸上部节段（往往多数节段同时受损），故早期症状常为一侧或双侧上肢躯干上部的痛、温觉障碍。触压觉及深感觉均正常。患者将手放入热水内，不知冷热。并常损伤手指（如吸烟时烧伤）而成溃疡，因无痛觉不知保护，以致经久不愈。痛、温觉消失而其他感觉完好，即所谓感觉分离现象，有时上肢可有阵发性疼痛。若做体格检查，可能只发现一侧或双侧根型感觉障碍，如自胸至腰节段内痛、温觉消失而其他节段则正常，空洞逐渐扩大，可能损及前角神经细胞及侧角细胞而引起一侧或两侧上肢瘫痪，肌张力减低，深反射消失，以及肌萎缩。此种情况常发生于掌内肌群，因而引起鹰爪。若损坏颈及胸的侧角，又可有一侧或两侧贺纳氏（Horner）症状——瞳孔缩小，眼球凹陷，睑裂狭窄。因痛觉及植物神经受损上肢可有营养改变，如皮肤发绀，角化过度，无汗或汗出过多，有时可能有夏科氏（Charcot）关节病（由于痛觉消失，肘关节或肩关节因受多次创伤而破坏），此种关节并发症表现为关节肿大，活动度增加，动时发响声，并无痛觉。X线照片上发现关节有大量破坏，骨有萎缩、脱钙等现象，空洞最后压迫侧束及后索而引起下肢的瘫痪及感觉障碍。检查时可发现上神经元型截瘫，腹壁反射消失，传导束型深浅感觉障碍。若空洞发展至延髓或起始于延髓，则发现面部痛、温感消失或面部有阵发性疼痛，咽喉及舌肌发生瘫痪。检查时常发现面部有节段型（或根型）痛、温觉消失——即自面的后部逐渐发展至鼻及口。触压觉则正常。舌有瘫痪及萎缩，软腭瘫痪，吞咽困难，有言语徐缓（延髓麻痹）。患者常因吞咽困难而引起恶性质或因呼吸障碍而发生吸入性肺炎。椎管穿刺检查：多无阻塞现象，脑脊髓液清凉无色，细胞及蛋白质均正常。

三、治疗

此病发展极缓，患者即使不就医，亦可活 10~20 年（若损及延髓短期即将死亡）无特效疗法。深度 X 线疗法和口服同位素 I-131 可使病理过程停止进行，感觉消失区域可以缩小，肌收缩力增加，营养性失调可以好转。但病变不能消失。根据这些诊断，此症是属于一种先天性发育异常疾病，在胚胎期脊髓中央管附近有胶质细胞增生。后因循环不良、胶样性变的中央部分，逐步退化而形成空洞。与中医学所谓肾虚而引起的病变是一致的。肾为先天之本。经云："肾之合骨也""髓会绝骨"。脑为髓海，髓生于精，精藏于肾，故肾虚则高摇，脑髓空则眩，脊髓空洞与延髓、脑髓均有连带关系，故治疗应健脑补髓，强壮筋骨，通经活络，调达气血为主。

处方：天柱、大杼、绝骨、阳陵泉、环跳、肩髃、曲池、合谷、身柱、至阳、脊中、命门、五脏之俞及夹脊、膈俞、足三里、三阴交（补）。

方义：经云："天柱、大杼治气乱于头。"天柱为副神经、迷走神经传导之处，为胃之海氏过敏带。大杼为骨之会，更为督脉别络手足太阳、少阳之会，刺之以调理气道，清神健脑。补绝骨以增髓，因髓会绝骨。针阳陵泉以强筋，大杼以壮骨，因筋会阳陵，骨会大杼。针肩髃、曲池、合谷，调达气血。针环跳、阳陵泉、绝骨，通经活络。更针五脏之会穴及夹脊穴与督脉有直接联系，调节脏腑经络应有的功能。五脏之精气足，则脑脊髓得营养而发育，改变陈旧性空洞而生出新的脊髓。

四、病案

1. 高某，男，36 岁。初诊时间 1963 年 6 月 5 日。

症状：此患者身体平时非常健康，手能举重量 200 多斤，坚持冷水浴。在不知不觉中，肢体逐渐消瘦，全身无力，精神不振，右半身麻木，手握力只有 10 斤，近年来症状逐渐加重，经医院确诊患有脊髓空洞症，久治无效。脉沉细，苔淡白。

治则：滋阴扶阳，调达气血，通经活络，强心健脾，治以整体疗法。

处方：前述方法加减治之。

治疗经过：经过治疗第一疗程（10 次）自感精神好转，体力增强，饮食渐增。经治疗第二疗程，诸症均大好转，试握力增到 40 斤，麻木基本消除，肌肉强度增强。又继续一个疗程，基本痊愈，握力只增到 60 斤，再不能上升，较原来体质尚差很多。

2. 杨某，男，32 岁。初诊时间 1963 年 5 月 6 日。

症状：患者身强力壮，体格高大，因受风寒，经治疗后即感身体无力并全身疼痛，乏力气短，浑身酸懒，精神萎靡，右半身麻木，日渐消瘦，经友谊医院诊断为脊髓空洞症，手握力不到 10 斤，食欲不振，睡眠不适，脉沉细，苔薄白。

治则：强心活血助气，通经活络，补肾健脾。

处方：以前法加减治之。

经过：针治第一疗程（10 次）诸症均有好转，精神旺盛，饮食增加，身体感觉有劲，手握力已达 15 斤。第二疗程后右，半身麻木减轻，体力增强，握力到 40 斤。针第三疗程，诸症基本消失，活动有力，体重增加，握力增加到 60 斤，以后停针，服药调养。

第十节　梅尼埃病

本病的病理改变在内耳迷路，因此又称内耳眩晕病，归属于中医的"眩晕"范畴。

一、主证

临床以阵发性急剧起病为特点，主要表现剧烈的眩晕，恶心呕吐，耳鸣，平衡丧失，不能站立行走，也不能坐起，只限于卧位采取一定的位置。但由于有不同的病因致病，所以虽然主要表现一致，兼证还是各有差异的。

二、兼证

心肾不交所致，兼见心悸心烦，时有心悬若饥之感，舌尖红，脉沉细数，而心脉独浮。治宜交通心肾。取穴内关，用泻法，以导泻心经之火。取复溜穴（或三阴交穴），用补法，以滋填肾水；取翳风穴，用平补平泻法，以平调阴阳。中医认为肾精主生髓，脑为髓之海。肾精不足，脑髓空虚，故肾虚则高摇，再者肾水上济滋养于心阴。肾虚不能滋养心阴，而心火独亢，上扰于清窍，火热峻猛，故眩晕剧烈。此三穴各属三经，手法施用得当，可速收其效，使心火下降以温肾，肾水上济以养心。心肾相交，水火互济，肾精充足，脑髓满盈，阴阳平调，则眩晕自除。

肝肾阴虚、肝阳上亢所致，兼见偏侧头痛，心烦躁怒，胸胁胀满，腰疼神疲，口苦，脉弦数有力。治宜滋补肝肾，潜镇虚阳。首取太冲穴（或行间穴），用泻法，以降虚阳下行归位。再取合谷穴，用泻法，助其太冲之力。取复溜穴（或三阴交穴），用补法，以滋养肾水。后取翳风穴，用平补平泻法，以平调阴阳。心肾不交一节已述肾虚则高摇之理。此外，肝肾同源，肾阴虚则肝阴虚，肝之特性体阴而用阳，肝阴虚则肝阳独亢，上扰清窍而发病。故上述三型治疗都以滋补肾水为其根本大法。肾水充足能以涵木肝阴足，虚阳下降归位，使阴阳平调，眩晕症自其消除。

三、治法

本病若兼见头痛，加风池、天柱，用平补平泻法。

耳鸣重者，加耳门、听宫，用平补平泻法。

恶心呕吐严重者，加足三里、内庭，用泻法。

心烦躁而不寐者，加间使、神门，用补法。

四、病案

1. 乔某，女，36 岁，杂志编辑。初诊日期 1974 年 9 月 3 日。

病史：3 天前，工作期间突感头晕，不能起身，汗出，心慌心悸，双下肢无力，休息后症状不减，头晕加重，房屋旋转，目眩伴有恶心，心悸胸闷，去医院急诊转五官科确诊为梅尼埃病，经西医对症治疗后，仍时有发作。

望诊：面色潮红，舌尖红苔薄。

切诊：脉沉细数。

辨证：本病人素体肾虚，时有腰脊酸痛，夜寐多梦。肾精不足，脑髓空虚，则头晕目眩，视物旋转。肾阴虚不能滋养心阴，导致心阳独亢，出现心悸，失眠多梦。心火独亢不能下温肾水，肾水不能上济心火而致心肾不交，水火不能互济导致病发。

治则：滋补肝肾，清泻心火。

处方：内关、神门（泻），复溜、三阴交（补），翳风、风池、足三里、阳陵泉（平补平泻）。

治疗经过：针一次后，病人即感头晕目眩，恶心，心悸明显减轻，针内关时病人自感有一股清泉流入心间，倍感舒适。针二次后原感症状基本消失。

2. 宋某，男，45 岁，干部。初诊日期 1977 年 5 月 8 日。

病史：有高血压病史。一周前，因暴怒后，血压升高 BP180/90mmhg，头晕耳鸣，恶心。近日症状加重，头晕目眩尤甚，伴头胀痛恶心，视物不清，失眠，口苦，便干。

望诊：面潮红，舌红苔黄。

切诊：脉弦滑。

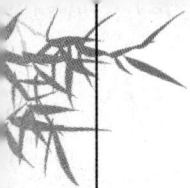

辨证：肝郁气滞，久郁化火，火灼肝阴。

治则：疏肝解郁，清热养阴。

处方：太冲、行间、绝骨（泻），复溜、三阴交（补），风池、天柱、曲池、外关（平补平泻），太阳、攒竹点刺出血。

治疗经过：针后头晕，头痛明显减轻，视物清楚，恶心症减。针二次后，寐安心静，血压基本正常。

第七章　内科病症管针术辨证论治经验

第一节　感　冒

　　感冒是四季常见的外感疾病，尤以冬、春两季气候变化时多发。感冒的发生主要由于人体抵抗力减弱，当气候骤变，气不卫外，风邪乘虚而入，引起一系列肺经症状。有由于元气虚乏，卫气不固，风寒束表，肺气不宣；还有素体郁热，毛窍常开，邪风易入。因此由于外邪的寒热和人体本身反应的差异，外感可有风寒、风热之别。

一、风寒感冒

　　因风寒束表，表现为恶寒发热，无汗头痛，鼻塞流涕，肢节疼痛兼咳嗽，脉浮紧，苔薄白。

　　治则：宜发汗解表。

　　处方：天柱、风池（平补平泻），大椎（补），曲池、合谷（泻），列缺（泻）。

　　方义：大椎为手足三阳督脉之会，纯阳主表，故凡外感六淫在于表的皆能疏解，因其无汗恶寒，故补之以发表。佐以曲池、合谷，以阳从阳，助大椎而斡旋营卫，泻热散风，清里以达表。取天柱、风池平补平泻，以疏解表邪而止头痛。因天柱为太阳经之穴，太阳六经以气为寒水。风池为少阳经之穴，少阳六经从化为相火。二穴相配，能调整水火既济以祛寒热而止头痛。列缺为太阴经之络，泻之以宣肺气而止咳嗽，因肺主皮毛，风寒实邪束表，

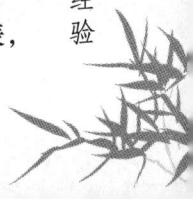

则易引起气管炎症。

二、风热感冒

因风热袭肺，而发热，恶风，汗出，头痛胀，口干口渴，咽痛喉燥，咳嗽痰稠，脉浮数，苔薄微黄。

治则：宜清热解肌。

处方：天柱、风池（平补平泻），大椎、曲池、合谷、鱼际（均泻），太溪（补）。

方义：风热感冒，因其身热自汗，需泻大椎以解肌，佐以曲池、合谷以清热散风。天柱、风池（平补平泻）祛风清热止痛。泻鱼际以肃金中之火。补太溪以补水中之土，使水火既济，子母相生，阴阳平秘，疾病乃愈。

外感症状繁杂多变，应兼而治之。如邪在于经，头项强痛的加风池透风府；热甚而心烦溺赤的加内关；谵语、便秘胃家实的加丰隆、三里；胁痛、呕吐见少阳症的加支沟、阳陵泉；伤风、鼻塞加上星、上迎香；头痛加太阳；咽痛加少商刺出血。

三、病案

刘某，女，46岁。

主诉：两日前，因受寒后自觉身痛、头痛、鼻塞流涕、无汗恶寒、肢体酸痛。

望诊：舌淡红苔薄白。

切诊：脉浮紧。

辨证：风寒束表。

治则：发汗解表，散风通络。

取穴：风池、天柱（平补平泻），大椎（泻），曲池、合谷（泻），列缺（泻）。

治疗经过：针一次后病人自觉周身酸痛的症状明显缓解，鼻塞减轻。两天后复诊已无明显不适。

第二节　咳　嗽

咳嗽是呼吸系统疾患的主要症状之一。有声曰咳，有痰曰嗽，咳由气逆，责之于肺，嗽因痰壅，责之于胃。经云："五脏六腑皆令人咳，非独肺也。"故咳嗽分为外感和内伤两类。外感咳嗽，是因感受风寒或风热之邪引起。而内伤咳嗽则为五脏六腑功能失调所致。四季外邪皆可伤五脏引起咳，"乘秋则肺先受邪，乘春则肝先受之，乘夏则心先受之，乘至阴则脾先受之，乘冬则肾先受之"。而"五脏之久咳，乃移于六腑"。所以外感和内伤咳嗽是互为因果的。

一、辨证分型

（一）外感咳嗽

1. 风寒咳嗽　外感风寒之邪，发热恶寒，咳嗽不畅，痰涎稀薄，头痛鼻塞，脉浮紧，苔白或黄。

2. 风热咳嗽　外感风热之邪，发热不恶寒，口渴咽痛，咳嗽痰黄，脉浮数，苔淡黄。

（二）内伤咳嗽

1. 阴虚咳嗽　因久咳或热病伤阴，肺失濡润而致咳嗽。干咳无痰，咽痒干燥，昼轻夜重，重者唾血，或五心烦热，脉细数无力，苔薄白。

2. 湿痰咳嗽　因脾阳不运，湿痰内停，上渍于肺，肺气失利而嗽，咳嗽痰多，痰白而黏，胸脘发闷，饮食减少。脉濡滑或细缓，苔白腻。

二、治则治法

（一）外感咳嗽

1. 风寒束表　宜祛邪清肺利气。

处方：大椎（补），曲池、合谷、鱼际（泻）。风热咳嗽泻大椎。

2. 痰热内盛　宜顺气导痰清热。

处方：肩髃、曲池、内关、鱼际（泻）。

3. 水饮停肺 宜行水利气。

处方：大椎、内关、列缺（泻）。

冲气上逆：宜平卫利肺，降气挫逆。

处方：俞府、云门、巨骨（泻）。

方义：风寒咳嗽，首先补大椎以发表，风热咳嗽，则泻大椎以解肌，然后泻曲池、合谷，疏风利气。泻鱼际以清金中之火，则咳嗽自止。但受风寒或风热之后，传变多端，则咳嗽之饮停肺者，泻大椎以调太阳之气，泻内关以行气化湿，泻列缺以利肺气而逐肺中之水。冲气上逆的，泻俞府以降冲气理肾之源，泻云门以开胸降气，导痰理肺，泻巨骨降气挫逆。临症加减，灵活运用。

（二）内伤咳嗽

1. 阴虚引起的，宜养阴清肺，润燥止。

处方：肺俞、太渊（补），鱼际（泻），太溪（补）。

2. 湿痰引起的，宜健脾祛湿，化痰降逆止咳。

处方：阳陵泉、足三里、丰隆（泻），三阴交（补），尺泽（泻）。

方义：因咳嗽日久，肺气虚损，补肺气以壮肺气，补太渊以培土，虚则补其母。若火燥熏蒸，津液枯干而成虚痨咳嗽的，泻鱼际以降火，补太溪以养阴，以达润燥止咳。若湿痰咳嗽，泻阳陵泉以平肝降逆，泻足三里以导胃寒停痰，丰隆为足阳明经之络脉，别走太阴，其性通降从阳明以下行，得太阴湿土以润下导痰，其嗽得治。因湿痰多为实证，故泻尺泽以通水利气，实则泻其子。补三阴交以滋阴健脾，燥湿祛痰，因而嗽症自止。

三、病案

1. 张某，女，42岁。

主诉：二月前感冒发热，自服抗生素后发热解，遗留咳嗽至今，干咳无痰，咽痒，五心烦热，寐差。有糖尿病史一年。

望诊：舌红苔薄白。

切诊：脉细数。

辨证：阴虚燥咳。

治则：养阴清肺，润燥止咳。

取穴：肺俞、太渊、太溪（补），鱼际（泻）。

治疗经过：针一次咽痒轻，隔日针，三次后咳嗽明显减轻。

2. 李某，男，16岁。

主诉：发热、咳嗽一日，咯黄痰、咽痛、喜冷饮，便干溲黄。

望诊：舌红苔黄。

切诊：脉浮数。

辨证：风热咳嗽。

治则：清热解表，宣肺止咳。

取穴：大椎、曲池、合谷、鱼际（泻），大椎刺出血。针一次后热退咳轻。

第三节　哮　喘

哮喘是一种常见的反复发作性疾病，明·《医学正传》："大抵哮以声响名，喘以气息言。"可见喘是呼吸急促困难，哮则喘息而兼喉中作响。病因多为痰饮内停，小儿多由反复感受时邪而引起；成年人多由久病咳嗽而形成。亦有因脾失健运，停湿成痰，或偏嗜咸味、肥腻或食虾蟹鱼腥或因误嗅吸异味，及情志、劳倦等均可引发痰伏肺经，阻塞气道，肺失肃降，发为哮喘。喘有虚实，哮则兼痰涎壅塞。虚喘则气乏息微，呼吸不能接续，真气不足，肾失收纳，肺失统摄所致。实喘多由寒邪外束，或由于痰火内郁，或由冲气夹水饮上犯，以致肺失清肃，壅塞气道，不能布息而上逆。

一、临床表现

（一）虚喘

1. 肺虚　多有呼吸短促，语言无力，自汗，脉虚无力。

2. 肾喘　多有身动即喘，足冷面赤，头晕，小便清利，脉沉无力。

（二）实喘

1. 风寒 多有发热恶寒，无汗，咳嗽痰鸣，气急，脉浮，苔白。

2. 热痰 再发作时，多胸部满闷，呼吸急促，声高气粗，痰多稠黄，不能平卧，脉滑数有力，苔黄厚。

二、治则治法

（一）虚喘

治则：以益气固下元为主，调理肺气为佐。

处方：肺虚选太渊、肺俞、中府、太溪（补）。肾虚选气海、肾俞、复溜（补），俞府、云门（泻）。

方义：虚则补其母，太渊是肺经俞土，补本经之土以生金，肾为肺之子，太溪是肾经俞土，补水中之土，润肺而生金。肺俞、中府为俞募配穴，补肺俞以利肺气，补中府以助呼吸，因而增强肺气，遏抑哮喘。复溜为水中之金，补母以生水。气海为气血之会，呼吸之根，补之以振阳气。肾为先天之本，补肾俞以培肾气而增强呼吸。俞府为肾经末穴，以肾司收纳，冲脉又交乎肾经至胸中而散，若下元空虚，收纳失司，则浊阴之气，随冲脉上逆于胸，鼓动肺叶，故在补肾的同时，泻俞府以降冲逆之气，并泻云门开胸气促进新陈代谢，以达止喘目的。

（二）实喘

治则：宜散风寒，泻痰火，利水饮为主，降气清肺利膈为佐。

处方：外寒侵肺作喘：取穴大椎（补），曲池、合谷、鱼际（泻）。

痰火郁结作喘：取穴内关、鱼际、肩髃、曲池、合谷（泻），太溪（补）。

冲逆水饮作喘：取穴中脘（补），尺泽、列缺、内关、大椎（泻）。

上盛下虚喘逆：取穴复溜、三阴交（补），列缺、内关、俞府、云门（泻）。

降逆定喘：取穴巨骨、劳宫、三里、天突（泻），曲泽（出血）。

哮喘宜灸：取穴膻中、俞府、天突、喘息穴（膈俞上方，压之感觉舒适）。

方义：外寒侵肺作喘，首先散风寒，故补大椎以发表，泻曲池、合谷以清里而解热，针鱼际以泻金中之火，清燥救肺而止喘。痰火郁结，泻痰火，内关别走少阳三焦，泻之能清心胸郁热，使从水道下行，泻鱼际清火势以减金刑。补太溪滋阴液以润肺燥，再泻肩髃、曲池、合谷以调理肺气，因大肠为肺之腑，宣之能清理肺热。又因外寒束肺，痰火郁结，而引起冲逆水饮，气道壅塞作喘，则首先泻内关、大椎，通决渎之路以利水，水由三焦气化而下膀胱再补中脘以助胃气，泻尺泽、列缺以逐肺中之水，而降冲逆之气，实则泻其子，因之肺清喘止。还有上盛下虚而喘逆者，则补复溜以温肾中之阳，升膀胱之气，使达于周身，肺主皮毛，外卫自实，则喘即止。再泻列缺逐肺中之水以利气，泻内关清心胸之热而利膈。还应随症加减，辨证施治，方能获效。

第四节　痰　饮

　　痰饮病是因水液的运化、输布失常而停聚于体内某一部位的疾患。水液停聚的原因有两个方面：一是阳气被郁，包括外感风寒入肺，肺气被郁，不能通调水道，而致水液停聚；或是暴饮过量水或多食生冷，使脾阳被郁，不能运输水液而停聚。二是素体阳气虚弱，如年老体弱，肾阳虚衰；或久病不愈，脾阳虚弱，或脾肾阳虚，不能蒸化水液而停聚。所以，痰饮病的形成与肺、脾、肾三脏功能失调有密切关系。

　　痰与饮是不同的，《景岳全书·痰饮》曰："痰之与饮，虽曰同类，而实有不同也……饮清彻而痰稠浊，饮惟停积肠胃，而痰则无处不到。"说明痰与饮虽属同类，但由于人体阴阳之偏盛偏衰，从阳而化则成痰，从阴而化则为饮。

　　痰饮有广义与狭义之分，前者是一个总的病名，其中可分为痰饮、悬饮、溢饮、支饮等四种饮证。因水饮停留部位不同，临床表现也各异。本文指的是狭义痰饮，水饮停留于肠胃，妨碍脾胃运化饮食物不能化为精微营养全身。

　　痰饮之生，责之于胃，不同于肺中之痰，故为胃病之一。若胃燥气浊，

· 151 ·

性质胶结，则热痰长，胃阴虚冷，水饮不化，则寒饮生。此症与脾三焦有关，脾主运化，三焦司决渎，运化不行则湿长，决渎失畅则水停，水湿交结，痰饮乃成。

一、辨证

痰饮之症，重点在痰。实痰结滞，则消化不良；痰饮成痞，则胃胀成块；胸膈停饮，则胸满咳逆；水停不化，则胃胀作响，致饮食不下，隔塞不通，胀满不舒，打呃嗳气，嘈杂，时吐清水黏痰，面色青冷，四肢无力，二便不正常，脉弦滑或沉迟，苔白腻。

二、治则

理脾祛湿，通利三焦，和胃化痰。

三、处方

1. **实痰结滞**　取穴丰隆、阳陵泉（泻）。
2. **痰饮成痞**　取穴巨阙、不容（泻）。
3. **胸膈停饮**　取穴内关、大椎（先补后泻）。
4. **水停不化**　取穴复溜、阴陵泉（补）。
5. **导痰涤饮**　再加配肩髃、曲池、合谷、内关（补）。

四、方义

实痰结滞，宜泻实折痰，丰隆为足阳明经之络脉，别走太阴，其性通降，以阳明下行，得太阴湿土以润下，阳陵泉为胆经之关键，性亦沉降，泻之降逆祛湿导痰；若痰饮成痞宜攻之，巨阙、不容之穴，适在胃泡之处，痰饮易停止之间，泻之则痰痞消导。胸膈停饮，宜通利三焦，大椎与督脉三阳之会，取之以调太阳之气而补三焦之虚，气行则水自利，内关与手厥阴心包之络，别走少阳三焦，取之利水化湿，以通其郁寒。水停不化，补复溜、阴陵泉以行水利湿，再配肩髃、曲池、合谷、内关以导痰涤饮，大肠为肺之腑，泻之则肺气清而血脉和利，痰饮之症则自愈。

第五节　鼻渊、鼻衄

鼻渊和鼻衄是两种不同的鼻病。但病因病机两者基本相同，所以治疗方法也是相似的。鼻渊是鼻腔常流浊涕不止的一种鼻病，因涕下不止，壮如水泉，所以叫鼻渊。鼻渊有虚实之分。实证鼻渊由火热引起者为多，如《素问·气厥论》说："胆移热于脑，则辛颊鼻渊。"胆热上升，冲入脑中，脑汁下渗，形成鼻渊。胆为中清之府，肾为藏精之处，精能生髓，脑为髓之海，三者精气相通，故胆邪可移热于脑。鼻为肺之窍，内通于脑，因胆移热于脑，脑得热毒之气，不能久藏，从鼻窍而出，发为鼻渊。其急者，每因风寒袭肺，蕴而化热，则肺之郁火不宣，肺郁则气道不通；或感受风热，乃致肺气不宣，客邪上干清窍而致鼻塞流涕。风邪解后，郁热未清，酿为浊液，壅阻鼻窍，化为浓涕，反复发作，迁延难愈而成鼻渊。

鼻衄是鼻子流血的一种常见症状。引起鼻出血的原因很多，有鼻子因外伤出血，全身性疾病及鼻腔局部的原因也可导致鼻出血。在鼻腔的内侧面（鼻中隔）的前下方，此处黏膜较薄，脉络丰富，形成网状，所以外伤极易引起出血，全身方面在病理上多由于火热引起，但证有虚实，火有虚火和实火之分。实火多为肺火、胃火、肝火，火气致脉络受伤，血从脉道溢出脉外；又督脉循脊上脑，过鼻入齿，若诸阳热甚，则火气郁勃于上焦，不能分散，逼血妄行，上溢则成鼻衄。

一、辨证

1. 鼻渊　鼻流黄浊之物，如脓如髓，腥臭难闻，嗅觉不敏或丧失，兼有头痛昏重脑空感等症，脉弦细，舌苔白。

2. 鼻衄　因外寒束肺及上焦热甚，致衄血不止，兼有鼻孔干燥，咳呛痰少，烦热口苦、口渴舌燥等症，脉弦数，舌苔黄。

二、治则

以醒脑、清肺、降热为主。

三、治法

肺热为外寒所束,鼻塞流涕或热甚,衄血不止。治疗取天柱、风池、曲池、合谷、鱼际(泻),上星(先刺出血再针),二间、迎香、上迎香(泻)。

四、方义

肺为清窍之府,最恶于热,肺热则气必粗,液必上沸而结为涕,热甚则涕黄,热极则涕浊。鼻乃肺之门户,则涕必从鼻而出,故泻天柱、风池以清脑散寒祛风,遏胆府之火;泻曲池、合谷以行气血,散头面之热;泻鱼际祛金中之火;泻上星出血以止衄;二间为金之子,金实则肺热,实则泻其子。再泻迎香、上迎香以通气,气通则鼻塞自开,流涕自止。若鼻渊鼻塞,首先清脑通气,脑为髓海,髓会绝骨,故泻绝骨以清脑,鼻渊则愈。耳禾髎、素髎、迎香,通气于鼻,泻之通窍,更刺上迎香见眼中流泪,则呼吸通畅,嗅觉有味。故凡一切鼻症刺上迎香配天柱、风池,立见效果。

第六节　呕　吐

呕吐一证,来势时很猛,易消神耗气,损血伤阴,坏形毁体。引起呕吐之因很多,有感受外邪中胃者;有饮食不节伤胃者;有肝气郁结尅胃者;有脾虚生痰滞胃者;有气血两虚胃弱者;有热病伤津胃阴不足者等,无论外感内伤,凡有损于胃,失其正常升降,胃气上逆都可发生呕吐。临床表现有虚实寒热之分。

一、寒性呕吐

外寒伤胃深重或积寒痰饮,结滞中宫,胃失和降,气逆于上而致。伤寒者以呕吐未化食物,腹痛时剧为特点,伴有口不渴、喜热饮,四肢冷,身恶寒,脉浮紧等症;痰饮者以呕吐清水痰涎,胸闷厌食为特点,伴有头晕头痛,身重心烦,脉滑等症。二者治法基本相同,首取神阙穴,用大艾柱灸,以温中扶阳益气、驱除寒邪外出，待病者感胃腹温暖，肠动有声时，可停灸用针，先取中脘、足三里二穴。中脘为六腑之会，用补法以升清，足三里为胃之合穴，用泻法以降浊；再取公孙、丰隆二穴，公孙是足太阴脾经的络穴，别走足阳明胃，主治寒疟喜呕，用补法以祛脾之寒，化痰逐饮；丰隆是胃腑经穴，善逐化痰饮，施用补法以助公孙和胃降浊之力；后取内关、三阴交二穴以强心益脾。诸穴共达散寒和胃，升清降浊、化痰止呕之效。

二、热性呕吐

热性呕吐有胃火、肝火及伤暑之分。胃火者多因热邪内蕴于肠胃，扰动胃腑，浊气上逆而致，以突然呕吐酸味热臭之秽物为证，伴有胸闷心烦、发热口干、口渴喜冷饮、舌苔黄腻、脉滑数等证。应以清除暑热，化浊降逆之法。先刺金津、玉液出血以止吐，再刺少商、商阳、中冲出血以清热，后取劳宫、足三里二穴用泻法，劳宫属心包经，其性善降，化痰舒气，与三里相合，共泻中焦之热。

肝火者多因情绪失调，肝气郁结，郁而化火，横犯脾胃，气机失于通降，胃气上逆而致。以呕吐吞酸，吐后胁痛为特点，伴有嗳气频作，胸满胁痛，烦闷不舒，舌质红，脉弦数等证。治以平肝和胃，降逆顺气。首取阳陵泉、足临泣二穴，用泻法以平肝郁之火、降胃逆之气，再取足三里用泻法导胃中之浊，通胃之阳，使清阳升，浊阴降，取合谷、太冲同泻法以达降逆顺气之功。后取中脘、天枢用平补平泻法调理胃肠气机，益脾和胃。

伤暑者，暑虽为一种热邪，但又以湿浊为重，侵体伤胃，滞阻中焦，必然脾运失调，中阳被困，浊气上逆，症以恶心，暴然呕吐，吐后胸闷更甚为特点，并伴有身大热，汗出口渴，心烦懊恼，脉浮数或洪大等证，重证可见神昏。治以清暑除热。首取人中、内关用补法以定神开窍；再取曲泽放血，后溪用泻法清三焦暑热之毒；后取足三里、内庭用泻法，祛胃中浊热。李东垣在《脾胃论》中述："中暑者治在背上小肠俞，中湿者治在胃俞。"故又取小肠俞、胃俞二穴，用泻法，清其暑浊，热消浊祛，呕吐自愈。

三、实性呕吐

本节所述专指食积而致。由于素日饮食无节，食滞停积，胃不能正常腐熟，脾不能正常运化，中焦气机受阻，清阳不升，浊阴上逆，其呕吐以未消化之酸腐物为特点，伴有明显的胃满腹胀，嗳气厌食，口臭有味，脉滑实有力等证，宜用健脾助运，和胃化食之法。首取中脘、胃俞，用平补平泻法，通导胃中积滞，助胃受纳，助脾运化；再取足三里、公孙先用泻法清泻胃浊，再用灸法温脾助运。重在化食时，可加下脘以针之，助其效。

四、虚性呕吐

因病者脾虚胃弱，中阳不振，受纳运化失司，水谷不能正常承受，随胃气上逆而致。呕吐以食量稍多即吐，时作时止为特点，伴有胃腹空、隐痛，倦怠乏力，面色㿠白，气短作喘，四肢不温，大便溏薄，脉濡弱等证。治法宜温中健脾，和胃降浊。先取中脘、胃俞用补法，此为俞募配穴，以达补益脾胃之功；再取天枢、气海，用补法调，补中气，兴振中阳；后取足三里、三阴交，用补法，和调脾胃。凡素有脾胃虚寒病史者，可常灸中脘、关元、足三里，以奏温补脾阳之效。

第七节　呃　逆

现代医学谓之"膈肌痉挛"，中医称之"呃逆"。以气逆上冲，喉间呃呃连声，音响声短，频频而发不能自制为主症。轻证偶发不治而自愈，重证可数月不止。皆因胃腑经气不通，胃气上逆所致。

一、辨治原则

本证虽有寒热虚实之分，但治疗皆须引气下行，降逆止呃。故取攒竹、膻中二穴。攒竹有和胃降气、平呃止逆的作用，膻中是气的会穴，有宣通脏腑气机之力。二穴用泻法疏通气机，迫胃气下降，治呃逆有良效。

若因饮入寒凉之气，积于中焦，伤及脾阳，阻遏胃腑通畅，胃气上逆而致的寒呃者，加中脘、天突二穴，先泻后补、先针后灸。若因阳明燥热、胃伤腑实、气不顺行而上逆的热呃者，加内庭、合谷二穴用泻法，清除胃肠腑热，助降气平呃之功。若因肝气不舒，郁而化火，尅胃气逆者，加行间、绝骨二穴用泻法，清泄肝胆之火，和胃降逆。若素日脾虚胃弱，中气耗伤者，加神阙、足三里二穴，用灸法以补中阳。治疗呃逆，轻证独针可愈，重证可针药并行。

二、病案

孙某，男，67岁。

主诉：胃癌术后10年。两天前受寒后出现呃逆不止，夜不得寐。素纳少，喜热饮，便溏。

望诊：舌瘦，苔薄。形体消瘦，面色萎黄。

切诊：脉细。

辨证：胃气上逆，脾阳不足。

治则：温阳和胃，降逆平呃。

取穴：攒竹、膻中（平补平泻），中脘、天突（先泻后补），灸足三里、神阙。

治疗经过：针一次后呃逆明显减轻，夜间可眠。5次痊愈。一年后因受寒再作，同前治疗后痊愈。嘱其注意保暖，节制饮食，调畅情志，常灸足三里、神阙。

第八节　泄　泻

一、治法

泄泻治法有九：

一曰淡渗。使湿从小便而去，如农人治涝，导其下流，虽处卑隘，不忧巨浸。经曰：治湿不利小便，非其治也。又云：在下者引而竭之是也。

一曰升提。气属于阳，性本上升，胃气注迫，辄尔下陷，升、柴、羌、葛之类，鼓舞胃气上腾，则注下自止。又如地上淖泽，风之即干。故风药多燥。且湿为土病，风为木药，木可胜土，风亦胜湿。所谓下者举之是也。

一曰清凉。热淫所至，暴注下迫，苦寒之剂，用涤燔蒸，犹当溽暑伊郁之时，而商飙飒然倏动，则炎熇如失矣。所谓热者清之是也。

一曰疏利。痰凝气滞，食积水停，皆令人泻，随证祛逐，勿使稽留。经云实者泻之，又云通因通用是也。

一曰甘缓。泻利不已，急而下趋，愈趋愈下，泄何由止？甘能缓中，善禁急速，且稼穑作甘，甘为土味，所谓急者缓之是也。

一曰酸收。泻下有日，则气散而不收，无能统摄，注泄何时而已？酸之一味，能助收肃之权。经云散者收之是也。

一曰燥脾。土德无惭，水邪不滥，故泻皆成于土湿，湿皆本于脾虚，仓廪得职，水谷善分，虚而不培，湿淫转甚。经云虚者补之是也。

一曰温肾。肾主二便，封藏之本，况虽属水，真阳寓焉。少火生气，火为土母，此火一衰，何以运行三焦，熟腐五谷乎？故积虚者必夹寒，脾虚者必补母。经云寒者温之是也。

一曰固涩。注泄日久，幽门道滑，虽投温补，未克奏功，须行涩剂则变化不愆，揆度合节。所谓滑者涩之是也。夫此九者，治泻之大法，业无遗蕴，至于先后缓急之权，岂能预设。临证之顷，圆机灵变可矣。

以上所谈为《医宗必读》所论，对泄泻论治，其述甚详。无论何泄，脾虚阳困、湿浊不运是基本之因。诱因不同，故表现不一。针灸治病，如同药饵，需辨证论治，有的放矢。

二、分型

1. 水泻　水邪伤人，困阻脾阳，脾不运湿，三焦气化失职，水液失于代谢而致，其泻如水样，来势急，肠鸣显著，脉濡或浮而无力，治宜利水行湿。取下脘穴用补法健脾升清阳，助运利水湿，取天枢穴用泻法通肠逐垢以降浊，取内关穴用泻法，通决渎之路而行水利湿，取下廉用泻法以通肠渗湿止泻。

2. 寒泻　寒湿之邪过盛，直中肠胃，困阻中焦，伤及脾阳而致，其泻直倾而下，便如鸭溏，清冷异常，肠鸣腹痛，脉沉迟，治宜温中燥湿。取中脘穴用补法温中健脾，取足三里穴用泻法以降浊导滞，取三阴交穴用补法健脾祛湿，取神阙穴用大艾炷灸，以温散中焦寒湿之邪，灸至有胃温肠暖之感，其效则佳。

3. 食泻　饮食无节，食伤脾胃，传化失常，食浊阻肠而致，其泻量多，粪如渣，臭如败卵，腹痛噫秽，舌苔垢浊，脉虚弦或滑数。治宜和胃化食，降浊行滞。取中脘穴用补法健脾助阳升清，取足三里穴用泻法和胃降浊导滞，取天枢穴用泻法通肠逐垢，去积推陈。

4. 暑泻　长夏之际，暑邪伤人，湿热蕴积肠胃，伤及中阳，传化失常而致。其症心烦口渴，发热汗出，少腹绞痛，腹痛即泻，泻下烙肛、便色黄褐不成形，其气秽臭。治宜清热利湿。首取委中穴针刺出血，使暑热秽浊之邪外泄，再取大椎、曲池、合谷三穴用泻法，清泄阳腑热邪，后取内关、上廉、三阴交用泻法，祛除脾经湿邪。热消湿祛、泄泻自愈，此乃"通因通用"之法。

5. 虚泄　素日脾虚胃弱，脾气不能升发，中阳不升，水谷不化，运化无权而致。大便时溏时泻，胃脘不舒，疼痛隐隐，神疲倦怠，反复发作，长期不愈。治宜健脾理气，养胃止泻。取胃的募穴中脘、腧穴胃俞，脾的募穴章门、腧穴脾俞，大肠的募穴天枢、腧穴大肠俞，均用补法，六穴相配，腧募相合，疏通中州，补益脾胃，鼓舞中气，升提清阳。再取足三里用补法以益胃气，取三阴交用补法调补肝脾肾三经之阴。

若见黎明之际，脐下作痛而泻。泻后则安，轻症泻一二次，重症数次不止，此是"五更泄"，是"阳气未复，阴气极盛，命门火衰，胃关不固而生泄泻。"治法不仅健脾益胃，更当温补命门，除用上穴外，再加肾俞、关元，用大艾炷灸，肾阳得复，泻方能止。

三、病案

1. 高某，女，29岁。

主诉；近日饮食不洁，突发腹胀、腹泻，泻量多，失气，臭如败卵，泻后痛减。

望诊：舌淡红，苔垢浊。

切诊：脉滑数。

辨证：食滞肠胃。

治则：和胃化食，降浊行滞。

取穴：中脘（补），足三里、天枢（泻）。

治疗经过：针后腹痛减，未作腹泻。嘱患者节食，保暖。

2. 刀某，男，39岁。

主诉：大便稀已久，近日不可控制大便，大便次数多，日3~5次。平素喜冷饮、喜饮酒，多汗，四肢末凉。

望诊：舌苔薄白。

切诊：脉沉。

辨证：脾肾两伤，命门虚衰。

治则：温肾健脾，升阳止泻。

取穴：中脘、胃俞、章门、脾俞、天枢、大肠俞、肾俞、关元、足三里、三阴交（补）。

治疗经过：上穴均用补法，针10次后，大便成形，次数减少，基本痊愈。嘱病人忌冷饮，少饮酒。

第九节 水 肿

一、病因病机

多饮外受风邪水湿，或内伤饮食劳倦，致肺脾肾之阳气衰微，三焦气化失常，湿热壅滞中焦，结于膈膜之中，阻塞运化。体内水液潴留，泛滥肌肤引起头面、眼睑、四肢、胸背而形成水肿。

二、辨证分型

水肿初起感胀满，渐为水肿，分虚实两种。

1. 实证 多属急发，身肿以上身头面为重，兼有咳喘，发热烦渴，小溲黄少，大便秘结，脉浮数，舌质红苔白。

2. 虚证 发病较缓，身肿以腰下为重，先肿足跗，兼有怕冷，面色白，四肢无力，腹胀，大便溏薄，溲乃色清，脉沉细舌质淡苔白。

三、治则治法

宜清热利湿，升清降浊之法。

1. 初起胀满 以消导为主，补脾为佐。

处方：取穴劳宫（泻），隐白（补），内关、足三里、阳陵泉（泻）。

2. 已形胀满 以补脾为主，消导为佐。

处方：取穴公孙、上廉、气海（补），天枢、足三里（泻），三阴交（补）。

3. 水肿实证 宜宣肺行水，清热利湿。

处方：取穴尺泽、列缺、合谷（泻），内关、大椎（泻），阴陵泉（补）。

4. 水肿虚证 宜温补脾肾，化气行水。

处方：取穴脾俞、肾俞、气海、足三里、三阴交（补），复溜（补），灸水分、气海。

随症加穴：面部浮肿加水沟、颊车（泻）；小便不利加关元（先泻后补），水道（泻）。

四、方义

水溢泛滥，为害甚大，故初期胀满，即行消导，劳宫清胸膈之热，导火腑下行之路，与足三里相合，大泻心胃之火。泻内关、阳陵泉清热利湿，补隐白健脾利湿。若已形成胀满，则需补益脾气以资消导，补公孙以助脾气，补上廉以燥湿气，补三阴交以健脾，泻足三里以降浊，补气海振下焦之阳以助气，泻天枢调胃肠之气以利湿。若已形成水肿为实证者，宜宣肺行水，清热利湿，泻尺泽、列缺逐肺水以利气，泻合谷以清热，大椎为三阳、督脉之交会，取之以调太阳膀胱之气而补三焦之虚，气行则水自利，内关为心包之络别走少阳三焦，能利水化湿，阴陵泉为脾经合穴，补之能滋阴利水。若虚证水肿，宜温补脾肾，取复溜补金以生水，取气海补气行水，补足三里益气升清，补三阴交能健脾利水滋补肝肾之阴，大有补气血之功。再温灸水分、气海以利水行气，更要随症加减，以收全效。

五、病案

齐某，女，79 岁。

主诉：周身浮肿两年余，动则喘，乏力，纳呆，困倦嗜睡，有冠心病、肾功能不全史。

望诊：舌胖边齿痕，苔腻。周身浮肿。

切诊：脉沉滑。

辨证：脾肾两虚，水湿内停。

治则：温补脾肾，化气行水。

取穴：脾俞、肾俞、气海、足三里、三阴交（补），复溜（补），灸水分、气海。

治疗经过：针两次后，患者浮肿减轻，喘轻，精神好转。继治疗一个疗程后（10 次），肿退痊愈。

第十节　耳鸣耳聋

耳鸣、耳聋是指听觉异常的两种症状。耳鸣以自觉耳内鸣响为主症，鸣声是多种多样的，或如风声，或如汽笛，或如蝉鸣，或如潮水，使人烦恼。耳聋则以听力减弱或丧失为主症，耳聋多是先有耳鸣而后听觉渐失，故《医学入门》有"耳鸣，乃聋之渐也"的记载，二者在病因病机上极为相似。

一、病因病机

本病的发生可分为内因和外因，内因多由恼怒、惊恐、肝胆风火上逆，以致少阳经气闭阻或因肾虚气滞，精气不能上达于耳而致；外因多为风邪侵袭，壅遏清窍，也有因突闻暴响，损伤耳窍所致。症状分为阴虚、气闭、肝火、痰火、气虚、风热等型，但不外有虚实之分。

虚者多为内因肾精亏损或脾胃虚弱所致。耳为肾之窍，肾气通于耳，肾主精生髓，精气调和，肾气充足，则耳聪，肾虚精气不足不能濡润空窍，就会阴气厥逆上乱于头则头晕、耳鸣和耳聋、咽干、寐差、心烦热、盗汗、腰脊酸痛，足时无力，舌质红，苔薄干，脉细数。老年人精血皆虚，不能上乘，故多有耳鸣耳聋现象，因此《内经》有"人年五十，体重，耳目不聪明矣""精脱者耳聋""髓海不足则脑转耳鸣"之说。

实者多为外因所致，多见于性情暴躁或情志抑郁之人，暴怒则动肝火，久郁不解可导致气郁化火，肝胆风火循经上扰耳窍，则发生耳鸣耳聋。所以《内经》说，"肝病……气逆则头痛，耳聋不聪""少阳之厥，则暴聋"。表现在肝阳偏亢，水不涵木，有头胀晕痛，耳鸣，目眩，急躁易怒，口苦咽干，两胁常有胀痛，胸闷脘胀，大便干燥，小溲赤，脉浮弦，舌苔黄。

二、治则治法

1. 肾虚耳聋耳鸣　以滋阴潜阳。

处方：取穴复溜、三阴交（补），天柱、大杼（平补平泻），后溪、液门（泻）。

2. 风火上扰耳聋耳鸣　以降肝胆之火。

处方：取穴曲池、合谷、外关、听会、翳风、风池、阳陵泉、太冲（泻）。

三、方义

肾开窍于耳，肾虚则水亏，水亏则火旺，因而厥逆之气上乱于头，引起耳聋耳鸣之症。补三阴交以滋阴，补复溜以生金水，天柱、大杼，平补平泻，治气乱于头，泻后溪以降火，以其经上颊至目锐眦却入耳，故千金治耳鸣。液门为手少阳之荥，泻之以清上焦之热，能治耳聋耳鸣之症。若纯属是风火上煽致使耳聋耳鸣，则首先泻曲池、合谷、外关行气行血以清上焦之火，泻听会、翳风以清耳中胆火与三焦之热，泻风池以遏胆火上逆，泻阳陵泉及太冲以降肝胆之火。釜底抽薪，火势即灭，耳为清窍，上焦不复熏蒸，则耳鸣退，听觉渐复。

总之，耳鸣耳聋因气闭不通所致，火邪风邪皆能令人气壅，气壅则闭而不通。怒则气逆，逆则闭也，窍伤则气窒，窒则必闭，虚则气不充，不充则闭也。所以应随症辨证施治。

四、病案

1. 唐某，女，63岁。

主诉：耳鸣10余年。耳鸣如蝉，伴头晕，听力下降，失眠，心烦，腰酸腿软。

望诊：舌红苔薄。

切诊：脉细数。

辨证：肝肾阴虚，虚火上扰。

治则：滋阴潜阳。

取穴：复溜、三阴交（补），天柱、大杼（平补平泻），后溪、听宫、听会、液门（泻）。

治疗经过：针5次后耳鸣减轻，失眠心烦亦缓解。继针一个疗程（10次）后痊愈。

2. 梁某，男，36岁。

主诉：几日前与邻居吵架后，突发耳聋，经服用扩血管药治疗后，听力恢复，遗留耳鸣，伴头晕，口苦，胸闷，便干。

望诊：舌苔黄。面潮红。

切诊：脉弦数。

辨证：肝胆郁热，风火上扰。

治则：清泻肝胆，疏风降逆。

取穴：合谷、外关、听会、翳风、风池、阳陵泉、太冲（泻）。

治疗经过：针一次后即感耳鸣减轻，头目清爽。隔日一针，针5次后耳鸣消失，痊愈。

第十一节　胃脘痛

胃脘痛的部位在胃脘部近心窝处，或疼痛隐隐，缠绵不休，反复发作，或疼痛牵连肋背，坐卧不宁；或痛势剧烈，身体蜷卧，拘紧不能直腰。其因有胃寒气滞者、有肝气犯胃者、有痰热蓄结者、有水饮泛溢者、有蛔虫上扰者、有食停浊壅者、有气滞血瘀者、有脾胃虚寒者等。病因复杂、病证不一，各种疾病都可出现胃脘痛。但由七情郁怒或饮食失调而引起者为居多。临床可分虚证和实证。

一、实证

实证又有两型。

1. 寒邪滞胃，脾阳被伤，致气滞不运，经脉不通。

症状：胃痛剧烈，身体蜷卧不能直腰，腹肌坚硬，甚至拘急成块，手足厥冷、喜暖恶寒，脉沉紧。

治则：温散寒邪、行气祛滞。

治法：首取三脘穴。中脘是六腑之会，补以壮胃气，泻可降浊逆。因寒邪甚，伤损胃气，故先用泻法以驱寒导滞，针后用灸再补益胃气以助阳，《灵枢·四时气》述："饮食不下，膈塞不通，邪在胃脘，在上脘则刺抑而下之，在下脘散而去之。"故上下脘施用泻法以祛邪，助其中脘之力。

再取通谷、天枢二穴。通谷在上脘旁开五分处，属肾经，但善治脾胃之疾，与天枢穴同用泻法可祛寒通经。后取足三里用泻法，引胃气下行，降浊导滞。

2. 肝气犯胃。由于情绪不舒，肝气郁结不能疏泄，横逆犯胃所致。

症状：胃脘疼痛且胀满，痛连肋背，按之较舒，嗳气反酸，脉弦。

治则：疏肝解郁、理气和胃。

治法：上述之穴除足三里外，余穴均用平补平泻法，以疏通经脉，调和肝胃为主导。而足三里则用泻法，即针阳陵泉透足三里施泻法，以清除肝气，降逆胃浊。

二、虚证

虚证多因素日饮食无节伤及中焦，中阳不振，脾空胃弱，运化迟缓，故稍有外因刺激（如饮食、劳倦、受寒等），都可使胃脘经脉不通而痛而发病。

症状：其痛隐隐，喜按，温暖感舒，遇寒则重，身倦乏力，手足不温，舌苔薄白，脉沉弦。

治则：健脾养胃，温通经脉。

治法：仍取上述之穴，施用补法。中脘、足三里针后可用灸以助扶阳之功，并注意饮食，禁生冷油腻，以备伤阳之患。

三、病案

1. 张某，男，41 岁。

主诉：因工作繁忙，多年来饮食不规律，每饮食寒凉或受寒都会出现胃脘疼痛，喜温喜按，手足凉。

望诊：面色萎黄，舌苔薄白。

切诊：脉沉弦。

辨证：中阳不振，脾胃虚寒。

治则：健脾养胃，温经散寒。

取穴：三脘（上、中、下脘）、天枢、通谷（补），足三里（泻）。

治疗经过：针后患者胃痛缓解，受寒仍作。再针 5 次后胃痛消失，正常饮食。嘱病人注意饮食，禁生冷油腻。

2. 孙某，男，19 岁。

主诉：因高考失利后，情绪低落，出现胃痛，嗳气太息，胃中嘈杂泛酸。

望诊：舌苔薄黄。

切诊：脉弦滑。

辨证：肝气郁结，横逆犯胃。

治则：疏肝理气，和胃止痛。

取穴：上、中、下脘（平补平泻），足三里、阳陵泉（泻）。

治疗经过：针一次后患者胃痛减轻。隔日一次，继针三次后患者胃痛，嗳气未作。嘱其饮食有节，调理情志。

第十二节　痹　病

痹病系指人体关节肌腠受到外邪侵袭后，由于病邪留著不去，气血失于调和，经络不能畅通而导致以肢体的关节、肌肉疼痛肿胀甚至变形，或重者麻木等为主症的慢性全身性疾病。如现代医学的风湿性关节炎、类风湿性关节炎、风湿热、骨关节炎、关节周围纤维组织炎等疾病，均属痹证范畴。本病在临床上无论男女老幼，都极为常见，由于感受外邪不同，又有虚实之分，临床辨证可分实痹、虚痹，实痹包括寒痹和热痹。因此针灸治此病分为寒痹、热痹、血痹三型。

一、病因病机

久居潮湿寒冷之地，或由于外感雾露淋雨，或因气候急剧变化，或因风寒湿三邪过盛超越常度，而人体正气又有不同程度的虚弱，加之防卫不固，即风寒湿之邪侵袭人体，乘虚流注经络，闭阻不通，致气血不和，筋骨肌肉失其濡养，生理功能失去正常而成痹证。

风邪为百病之长，多与它邪相兼而致病，其特点易开泄而善行数变；寒为阴邪，易伤人体阳气，其特性易凝滞而主痛（凝滞则气血不通，不通则痛）；湿也为阴邪，善伤脾阳之气，其特性重着而黏滞（缠绵不休之意）。三邪多相兼致病。但三邪之中也有以一邪为主，所以临床症状也有侧重不同。根据病邪的不同特点，风胜为行痹，寒胜为痛痹，湿胜为着痹，统属"寒痹"范围。

由于人的体质不同，有偏寒、偏胜之分。若病者素日阳盛有热，再加以风、寒、湿邪外来，邪不得宣达而内郁，郁则生热，热与湿相乘流注经络，伤及气血则成热痹。

又因病程有长短之分，正气有强弱之差，因此痹症也有虚实之分。临床需辨证施治。

二、辨证分型

1. 寒痹

多因素日体虚，阳气不足，肌腠失养空疏，卫阳不固，风、寒、湿邪乘虚侵体，流注脉络，经气闭阻不畅，筋骨肌肉失其濡养而致痹。

症状特点：①若感受风气胜者，发为行痹，风性善行而数变，所以肢体关节疼痛，痛点游走不定；若感受寒气偏胜者，发为痛痹，寒气客留于肌肉筋骨之间，迫使气血凝滞不行而痛点不移，疼痛剧烈，得热则缓，遇寒加重，局部不红不热；若湿气胜者，发为着痹，湿气潴留不去，使肢体关节重着肿痛，举步难移，肌肤麻木，反复发作，缠绵不休。②指、腕、肘、膝、踝等关节屈伸不便，肿大甚至变形，肌肉萎缩。③多伴有形寒畏冷，手足汗出，舌苔薄白而腻，脉弦缓或弦紧。

治则：祛风散寒、扶正除湿、补益气血、通经活络。

诸痹统治：取穴肩髃、曲池、合谷、环跳、阳陵泉、委中、下廉、太冲（泻）。

（1）行痹　取穴曲池、三阴交、阳陵泉、风市（泻）。

（2）痛痹　三里、三阴交、复溜、绝骨（泻）。

（3）着痹　下廉（寒湿补实热泻），委中（泻），三里（寒补热泻），阳陵泉（泻）。

分析：由于寒痹是风、寒、湿邪流注经脉而致，气血不通。不通则痛，通则不痛。所以治寒痹需除邪外出，补益气血，疏通经脉。根据病邪侵袭及经络循行的部位取肩髃、曲池、合谷、环跳、阳陵泉、绝骨，六穴相配，用平补平泻法，上下沟通。其目的则以疏通阳经为主，鼓舞阳气，坚护腠理，促气平血和通调，驱风寒湿邪外去，则痹证可除。此为以阳制阴之法。

2. 热痹

病者素日阳气旺盛，阴血相对亏虚，热邪内蕴，又复受风、寒、湿之邪侵袭，热被寒郁，气不得通，久之寒亦化热，形成风湿热之邪流注经络关节，阻遏气机，滞血不畅，血瘀气阻，经络不通而成热痹。

症状特点：①发病急剧，可在一个关节或多个关节处发病，关节红肿灼热疼痛，其痛不可触近，日轻夜重，得冷则舒，关节活动受限。②多伴有身发热、恶风寒、口渴心烦、尿黄便干、舌苔黄燥，脉滑等症。

治则：清热利湿、凉血解毒、通经活络、消肿止痛。

①取穴：大椎、曲池、合谷、血海、阳陵泉、内庭。

②手法：曲池、血海施用平补平泻法，余穴均施用泻法。

分析：由于热痹是风、湿、热之邪流注经络关节，气滞血热而成，关节红肿灼热胀痛尤为突出。治疗重点在清热除湿，兼以活血散瘀，待湿热清除后，宜用调补气血之法。首选诸阳之会穴大椎，配合谷穴用泻法，曲池穴用平补平泻法，以解表驱邪，又清除内热，达表里双解之效。配内庭用泻法，清泻肝、胆、脾、胃实热，且舒筋活血。后取血海穴用泻法，以疏风活血、调脾助运，此法是以阳制阴之法。手法宜采用疾刺疾进，必须泻力充足，其效才显。热痹虚证，针刺上述穴应用平补平泻法，以助消除热邪。

3. 虚痹

风、寒、湿、热诸邪流注脉络，侵犯关节，久之则损阳耗阴，动气伤血。虽诸邪大部已退，急性期已过，但气血已虚，血虚则气生无以来源，气虚则血行无以动力，以致气滞血瘀，在脉络关节处，形成虚痹。

症状特点：①关节肿胀或消或未以全消，但已不灼热，关节周围肌肉或有不同程度萎缩或无萎缩。②疼痛较恶性期明显减轻，但仍感疼痛，或隐痛，或疼痛，只有不慎遇冷或偶然用力时又有剧痛发生，其疼痛大多受到气候变化的影响。③部分病者关节活动依然受限，多伴有形体虚弱，气短乏力，畏寒喜暖，手足汗出，脉弦细而弱等症。

治则：补益气血，活血化瘀，通经止痛。

①取穴：大椎、肩髃、曲池、环跳、足三里、肾俞。

②手法：曲池、环跳用平补平泻法，余穴均用补法。

分析：虚痹是因病程迁延而阳损阴耗，气血两伤，以致气滞血瘀所致。不通则痛，所以虚痹是以关节疼痛隐隐为其主证的，并兼见全身性的虚弱症状，如气短乏力、畏寒喜暖、手足汗出、脉弦细等。治疗宜用补益气血，活血化瘀之法。只有气机旺盛，才能新血生，瘀血散，血液行，故治疗虚痹应

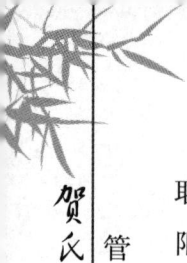

取补气壮阳之穴。大椎是督脉穴，为诸阳之会，纯阳主表，补之则助一身之阳。肩髃，曲池是手阳明大肠经穴。大肠经属阳主气，补之可助阳制阴，益气养血，活络生肌。环跳穴是足少阴胆经穴，是胆经循行之枢纽，能承上启下，补之有宣散风寒湿邪，理气调血，疏通经络的作用。足三里是足阳明胃经穴，补之可助脾运，脾运则气生而统血。肾俞是足太阳膀胱经穴，补之可益肾助阳。六穴相配，益气助阳，调补气血之效甚强，气旺则血行，血行则瘀散，瘀散则脉通，通则不痛，痹证可除。

三、讨论

在中医学内容里，痹证为一大病种，无论男女老幼，临床极为常见，历代医家皆有评述，文献资料极为丰富，积累了很好的治疗经验，此文不一一列举了。

痹症的内容非常广泛，从致病因素来看，有外因内因之分，外因有风、寒、湿、热诸邪的乘袭；内因有气虚、阳衰、血少、阴伤等多方面的因素，使外邪乘虚而入。久病迁延或禀赋不足，或气血双亏，多属虚证；新病及旧病急性发作，或体质尚健，多属实证；因风寒湿邪侵体致病，表现为"寒痹"、"痛痹"、"着痹"等多属寒证；热邪与湿相兼流注经脉，伤其气血，无论虚实，只要有热象者，都属热证。从病证分形来看，有行痹、痛痹、着痹、热痹、血痹等之分，用药皆有侧重。从病的性质来看，痹证也有虚实之分，实痹有寒热之别，虚证又有偏阳虚、偏阴虚、偏气血两亏或气滞血瘀的不同。从发病部位来看，颈项腰背、肩肘腕指、踝膝肌腠皆可发病。有一个关节单独发病。也有多个关节同时发病，有局部症状，也可有全身症状。从治疗原则来看，有疏风、散湿、祛寒、助阳、益阴、补气、养血、化瘀、清热、通经、活络等等治疗，临床有单用，也有并用，有攻有补，攻补兼施。至于药物则更为详细了。

由于痹证内容非常广泛，为了突出痹证的特点，我们用几句话来概括，凡因风寒湿热诸邪乘虚而流注脉络，侵袭关节，阻通气血而引起的关节或肌肉疼痛，关节红肿变形皆是痹症。

贺老在治疗痹证时，不拘于前人所分之型，根据临床表现和针灸治病的特点，提出三型分治，在实践中是可行的。至于治痹证的手法，宜采用平补平泻法系我们的体会，仅供参考。

根据病的部位，可在原取穴基础上，酌情加减。

痹在肩背者：肩井、肩贞、风门、巨骨、（平补平泻）。

痹在腰脊者：命门、肾俞、大肠俞、委中（平补平泻）。

痹在胸肋者：章门、支沟、阳陵泉（泻）。

痹在腿股者：曲泉、阴市、风市（平补平泻）。

痹在膝髌者：膝眼、委中、阴陵泉、阳陵泉（平补平泻）。

痹在足踝者：昆仑、解溪、八风、上廉、太溪（平补平泻）。

痹在肘臂者：手三里、天井、外关（平补平泻）。

痹在手腕者：阳池、阳溪、阳谷、大陵、列缺（平补平泻）。

痹在手指者：三间透后溪、八邪、中魁、大小骨空、合谷（平补平泻）。

四、病案

1. 张某，男，38 岁，秘书。1990 年 6 月初诊。

因感冒而致右肩臂酸楚疼痛 2 年余。近年来，疼痛加剧，痛有定处，肩抬举不力，臂臑部位（三角肌），肌肉已见轻度萎缩，右肘手三里处疼痛放射至腕部，书写动作已受影响，夜寐时常被疼痛惊醒。曾诊断为肩关节周围组织炎。给予超短波等物理治疗及封闭治疗，但收效甚微。舌质淡、苔滑边有齿痕，两脉沉弦无力。中医理论认为此症为痛痹。由于病者已气虚弱，风寒之邪，凝聚经脉，阻滞气血，伤及筋膜所致。应以温经祛寒，扶正活络之法治之。

取穴：右则肩髃、肩髎、曲池、手三里、外关、足三里、三阴交，用平补平泻法，力量可稍重，加灸温针，每日一次，每 5 次之后休息 3 天。

治疗经过：针 5 次后，病者感舒，疼痛有明显减轻。嘱病者加强肩部活动以配合治疗。针 15 次后，病者感疼痛基本消失，其肩抬举如常。

2. 叶某，男性，17 岁。1973 年 8 月初诊。

病者 7 年前 5 月因贪凉游泳，一个月后，开始双膝关节肿胀疼痛，即之全身关节（肩、肘、腕、指、膝、趾）均肿胀疼痛。当时诊断类风湿关节炎。住院时对症治疗，病情得到控制，第二年后，每年四五月份均反复，症状则逐渐加重。前年 5 月复发，病症至今未能控制，周身关节肿胀疼痛，两膝及踝关节尤盛，且呈僵硬，压痛明显，双下肢不能伸直，肌肉明显萎缩。病者伴有全身乏力，唇干口渴，脉滑数（112 次/分），血检类风湿因子阳性，血沉第一小时 29mm/h，第二小时 66mm/h。中医认为此症为"着痹"，缠绵不休，反复不已，正气已耗。治疗不仅要散风祛湿，通经活络，还需扶正祛邪。

取穴：风池、天柱、肩外俞、肩中俞、肩髃、肩髎、曲池、合谷、外关、八邪、内关、环跳、风市、膝眼、阳陵泉、足三里、绝骨、坵墟、血海、阴陵泉、三阴交、商坵、委中、承山。

以上均为双穴。可时常换分为两组，每日针一次，用平补平泻法，力量中等。针三次后，病者感疼痛有减轻，关节活动较前舒展。针 18 次后，病者膝、踝关节肿痛基本已消，能站立 10 分钟以上，关节可缓慢屈伸。针 30 次以后，周身关节疼痛已基本消失，可站立 30 分钟以上，一次性站立行走（不用拐杖）可达 20 米。但天气变化时还感疼痛。共针 92 次，症状基本消除，萎缩的肌肉已明显恢复正常。追踪病者 30 年，病症未复发。

3. 姚某，女性，37 岁。1997 年 9 月 21 日初诊。

1997 年 8 月底，已值月经期，夜间淋雨，感受风寒。第 2 日，头痛、鼻塞、咽痛、关节酸痛，体温 39.2℃，对症治疗后，体温降至正常，5 日后症状已愈。但 3 日前，感左踝关节疼痛，不能行走，外踝关节红肿，足背部尤甚，触之灼热，脉弦数，体温 37℃。中医认为此证属"热痹"，应以利湿清热，活络止痛。

取穴：左则委中、阴陵泉、阳陵泉、绝骨、三阴交、坵墟、商坵、行间、内庭。

委中、行间、内庭用泻法，余穴可用平补平泻，力量适中，针 1 次后，自感疼痛有缓解，针 3 次后，足背部红肿疼痛已明显消退，可行走，针 10 次，病痊愈。

第十三节　癫、狂、痫

一、病因病机

癫、狂、痫虽为三症，皆不外痰、火、风、气实邪为病。狂为邪入于阴，癫为邪入于阴，痫为风痰结胸。

二、辨证

1. 狂症发作　凶狂暴跳，目直不识亲疏，狂歌妄笑，多怒不卧，甚欲操刀杀人，脉弦数，苔黄。

2. 癫症发作　精神疲倦，语无伦次，悲哀欲哭，而多喜睡，脉弦细，苔薄或微厚。

3. 痫症发作　风痰上袭心包，关窍闭塞，神昏口噤卒倒，吐涎沫而抽搐，脉细缓，苔薄白。

三、治则

1. 癫狂　以破痰利气，祛邪安神为主。

取穴：丰隆、阳陵泉、百会、神门、后溪、继取阳溪、少海、水沟、攒竹。

2. 痫症　以破痰开关，搜风镇心为主。

取穴：水沟、百会、神门、四关、后溪、丰隆、阳陵泉、身柱（泻），又取巨阙、上脘、天井、太冲（泻）。

四、方义

阳陵泉为胆经之"合"穴，八会穴之一，筋会，泻之平肝养气，丰隆为胃经之络脉，泻之去实折痰，百会为诸阳之会，泻之以清脑，神门为心脏之原，泻之清心安神，后溪为小肠之俞，泻母以救火。继取阳溪、少海、水沟、攒竹，泻之以通阳安神，调达气血。泻身柱以解郁气，泻天井以清三焦，泻巨阙、上脘升清降浊，清心醒脾，开四关搜风理痹，通经行郁，配丰隆、阳陵泉以消痰泻火而治癫狂，配百会、神门以镇静安神而疗痫。此不过治疗大略还应临症加减而施治。

第十四节　心神病

《素问·灵兰秘典论》述："心者，君主之官也，神明出焉。"君主者即一国之主，用此类比法形容心的生理功能及病理表现在人体中占有极为重要的位置。神明即指神志思维活动。心主神明是心的生理功能之一，神志疾病则是心主神明的病理表现。故《素问·六节藏象论》述："心者，生之本，神之变也。"本文所论的神志病证，即现代医学谓之"神经衰弱病"，可属心主神明病变范畴之内，所以称之"心神病"。

一、辨证分型

症状：失眠、多梦、健忘、怔忡，甚至癫狂、昏迷等。

分析：由于人是一个整体，脏腑之间无论生理、病理皆有相互影响，"心动则五脏六腑皆摇"，因此心神病的症状也几乎涉及所有的脏器系统，各类症状兼并出现，如心烦焦虑或抑郁、精神不振、困乏易倦、情绪易波动，性格易怒多疑，男子早泄阳痿、女子月经不调等证。又由于心神病的诱发因素不同，所以临床表现也有侧重之分。

心血不足：虚烦不眠、眠而易醒。

心火亢盛：头晕舌痛、心烦懊恼。

心中气郁：忧郁忧愁不定、胸闷抑郁。

心阳虚衰：神怯体弱。

风痰入心：神昏不省。

肝火扰心：躁怒狂乱。

心脾两虚：入睡困难。

心肾阳虚：阳痿早泄。

二、治则治法

治则：心神病有心气、心阳、心血、心阴之别，但有一共同的基本治则，即定心神。

取穴：以内关、神门、天柱、风池为主穴，据证应用，虚者补之，实者泻之。

天柱属足太阳膀胱经，位在侠项后发际，大筋外廉陷中；风池属足少阳胆经，位在颞颥后发际陷中。临床验证针此二穴对迷走神经、副神经、舌咽神经、迷走神经上颈节等均有良好的调节效果，善于治疗头痛头晕、失眠健忘、神经衰弱等疾病和症状，是健脑之名穴（内关、神门配穴意义详见第五章）。临床辨证配穴加减如下：

兼见虚烦不安者，配肩髃、曲池、上六穴用泻法。再配三阴交穴用补法，以通气、养血安神。

若见心悸、懊憹、怔忡，配曲池、合谷、上六穴用泻法，以清心安神。

若见心乱无主、心悬若饥，配百会、巨骨、上六穴用泻法，以镇心定神。

若见忧愁不乐、默然不语，配肩髃、曲池、合谷、阳陵泉、上八穴用泻法，以理气解郁。

若见神情恐怖，配然谷、上五穴用补法，配涌泉、少府用泻法，以益肾补心定神。

若见梦遗频泄，配关元、命门、三阴交、上七穴用补法，以补肾固精。

若见神智不省人事，配人中、上五穴用补法，再配百会、十宣刺出血，后取合谷、太冲用泻法，以开胸、通窍、安神。

上述所取配穴，如肩髃、曲池、合谷，泻之能行血清热；三阴交补之能滋阴养血；泻百会可镇惊安神；泻巨骨以宣肺理气；泻涌泉引火归元；泻少府有清心中实火之效；补然谷有壮水中之火能力；风痰入心不省人事，除十宣、百会放血外，补人中能开关解噤，通阳安神；泻合谷、太冲有调理气血之功。根据症之变，辨证施治，可加减配穴以治之。

三、病案

1. 邓某，女，32 岁。

主诉：心慌 4 年余。曾查心电图未见异常。产后两年，自觉症状加重，伴健忘，脱发，心烦不眠，疲倦困乏，月经量少，错后。

望诊：舌淡苔薄白。

切诊：脉细。

辨证：阴血不足，心神不宁。

治则：补养心血，定心安神。

取穴：风池、天柱、内关、神门（平补平泻），三阴交（补），曲池、合谷（泻）。

治疗经过：针一次后病人自觉心慌，心烦减轻，睡眠有好转，疲乏感减轻。再继针，隔日一次，一个疗程（10 次）后，患者痊愈。

2. 刘某，女，29 岁。

主诉：因在国外求学时，不能适应环境，压力大而出现心烦失眠，情绪易波动，胸闷善叹息，忧愁烦恼。

望诊：舌红苔薄白。

切诊：脉弦。

辨证：肝气郁结，郁火扰心。

治则：疏肝理气，清心安神。

取穴：风池、天柱、内关、神门（平补平泻），肩髃、曲池、合谷、阳陵泉、太冲（泻）。

治疗经过：针三次后患者失眠好转，胸闷心烦明显减轻。隔日一次，继针两个疗程后病人痊愈。

第十五节 三遗病

三遗者，虽然表现不一，不属同一系统，然无论心肾不交者，肝肾阴虚者，脾肾两衰者等所致的遗精、遗尿、遗便，其基础病机都是肾气虚衰、元气大伤。治疗之法大同小异。因此同论。中医称此为"异病同治"。

一、遗精

有梦遗、滑精之别。梦遗多由性欲冲动，思想有感于中，心肝火旺，前阴挺纵，寐中肝魂不宁，因而为梦。因梦境而欲动，阳举而精泄。临床偶发者，乃精满自遗，不为病证。若频发日久，耗精伤肾，白日感头晕腰痛，精神困倦则为病证，多属实证（或实中夹虚）。治宜清心火，柔肝阴，益肾固精。首取神门、太冲穴用泻法。神门是心的原穴，泻之以清心火。肝为心之母，泻木以救火，故取太冲以泻之，既平肝火又泻心火，以达阴阳平衡；再取内关、三阴交穴。内关是手厥阴心包经之络，别走少阳三焦，用泻法清上和阳，使心胸郁热从水道下行，配三阴交用补法滋下固阴，以补益肝肾而养血；后取关元、肾俞穴，用补法以补肾益气。肾气足则精自固。

滑精多因肾阳亏惫，命火衰微，肾失收摄，精关不固所致，若有触动，其精自泄，临床多为虚证。兼见头晕，气短，面色㿠白，忆差体弱，身倦肢凉，腰疼膝软等证。治宜补肾填精、助阳固关。取天枢、关元、中极穴，用补法以振阳益气，再取复溜、三阴交、阴陵泉用补法以滋阴补精，取关元、肾俞用艾灸（隔姜片灸，米粒大小为一壮，每次灸 15~30 壮）以温肾助阳，补气固精。滑精一症，较梦遗为重，须坚持治疗，方收良效。

二、遗尿

本病症状表现不一，有尿完后仍淋漓不断而自己不知者；有即感尿意之时，尿即排出，自己全然不能控制者；有毫无排尿之意，但尿已排出，自己全然不知者等，都属本病范畴之内，皆系肾气不足，气化失司，下元虚寒，收纳无权，不能约束膀胱所致。治宜温补肾阳，益气固摄。首取水道、中极、膀胱俞穴。水道穴属足阳明胃经，位在小腹，有调节膀胱排尿之效力。泻可松弛膀胱（括约肌）使尿行，善治实证；补可兴奋膀胱（括约肌）使尿止，善治虚证。故治本病取水道穴用补法。中极是膀胱的募穴，膀胱俞是膀胱的俞穴，二穴相配是"俞募配穴"，用补法有补肾气、促气化，振兴膀胱之效；

后取百会、天枢、关元、肾俞用艾灸（也可针后加灸），以温补肾阳、大补元气，使肾气充盈，气化协调，膀胱复职。

遗尿病亦有小儿者，表现为睡中尿床。小儿为（稚）纯阳之体，发育期间营养充足，身体健壮，何谓肾虚阳衰，小儿遗尿大多白日玩耍，过度疲劳而致，也有已成习惯者，其表现有做梦而遗，有叫而不醒，或似醒非醒，懵发错觉而遗，也有无梦而遗等等，不仅是肾气虚衰所致，而是纯阳之体，心火亢盛，心肾不交，不可做虚证治之。部分病儿只需睡前控制饮水，改变睡眠习惯，此病自愈。需治疗者，宜清泄心火，滋补肾阴，取内关、水道、太冲穴用泻法。曲骨穴用平补平泻法，肾俞、三阴交用补法，心火清，神魂内守，肾阴足，心肾相交，气化运行，遗尿可止。

三、遗便

本病系病者毫无便意，粪水自流，而病者却全然不知。此病多表现年老体衰或久病气弱之人。因年老而阳衰，命火不足或病久伤气，气血两亏致脾肾两伤，命火虚衰，传化失职，固摄无权而粪水自遗。治疗不可急速峻补，虚不受补。宜长久缓补，温肾壮阳，调和气血，肾气足，命火旺则使不遗。取天枢、天元、肾俞、大肠俞、足三里穴用补法，天枢是大肠之募，补之可助其气，固摄之力甚强，与大肠俞相配，叫"俞募配穴"，是治疗肠腹疾患的要穴。再配以天元、肾俞、足三里重在健脾补气助肾。针后取百会、气海、长强、三阴交用艾灸，以加强温肾壮阳益气之效。

四、病案

1. 马某，男，30岁。

主诉：因近日工作压力大，出现寐差多梦，梦中遗精频发，并伴性情急躁，精神困倦，注意力不集中，腰酸软。

望诊：舌红苔薄黄，精神萎靡。

切诊：脉弦细。

辨证：心肾不交，相火妄动。

治则：清泻相火，益肾固精。

取穴：神门、太冲、内关（泻），三阴交、阴陵泉、复溜、关元、肾俞、天枢（补）。

治疗经过：针一次后，梦遗次数减少，间隔时间延长。每日一次，继针 5 次后，梦遗基本控制。隔日一次，再针 5 次痊愈。

2. 霍某，男，9 岁。

主诉：尿床频发，每周 2~3 次，梦多盗汗，性情急躁，纳少便干，手足心热，记忆力差，注意力不集中。

望诊：舌红少苔。

切诊：脉滑数，手足热。

辨证：心火亢盛，心肾不交。

治则：清泻心火，滋补肾阴。

取穴：内关、水道、太冲（泻），曲骨（平补平泻），肾俞、三阴交（补）。

治疗经过：隔日一次，针一个疗程（10 次），遗尿次数减少。白天劳累、运动后夜间仍会梦多遗尿。继针 10 次巩固疗效，基本痊愈。

第十六节　阳　痿

阳痿，古已有之，也是现代医学男性性功能障碍中最常见的病症之一。主要是指男性生殖器痿弱不用，不能勃起或勃起不坚，不能完成正常房事。引起本病的原因有很多，现仅就生理功能衰弱及其病理表现谈几点浅见。

一、对病因的认识

男子的性欲和性兴奋突出的表现是在阴茎外征的生理变化上。以 20 余岁男子的正常表现为例：遇情易生欲，欲生茎即勃，勃而大、勃而坚，充血色红，触之灼热，弹跳不已，交合力强。中医认为：

1. 阴茎的勃起由肝所主。在兴奋状态下，阴茎的动脉血管扩张，大量血液涌入阴茎骨架的三根圆柱的血窦，使阴茎的整体膨胀而勃起。中医理论将这种血液的调节和神经的控制称为肝藏血主魂（思维意识）；肝主筋，筋得血而养，足厥阴肝经的循行经过阴茎，因此肝血不足，肝气不至，则筋不得养，阴茎无以充血，必然无力勃起。

2. 阴茎的巨大由脾所主。阴茎的大小因人而异，与体块的大小成正比，其生长发育与人的营养和体质有直接的关系。阴茎的平均长度在松弛状态下6~9cm，在勃起状态下其粗细与长短则成倍的增长。中医理论将阴茎的成长与人体的肌肉成长视为一体，认为脾主运化、统血益气，为后天之精的根本；脾主肉，人身之肉得后天之精的濡养而生。如若脾阳不振，运化失司，则后天之精不得以生，肌肉濡养无源，阴茎虽勃但不巨。

3. 阴茎的坚挺由肾所主。阴茎勃起的坚挺力度是神经控制的结果，内分泌雄激素起着十分重要的触发作用，中医理论将这种功能归纳为肾藏精。肾精的生理功能表现在生育繁殖先天之精和生长发育后天之精两方面。先天之精禀受于父母为构成生命的原始之精；后天之精是由脾胃生化而来的水谷之精，两精相互化生，共同维持人体生命。肾主骨，人身之骨得肾精濡养而坚。如若肾精不足，元阳不振，骨失所养，骨气不至，阴茎虽勃但不坚挺。

4. 阴茎的热度由心所主。人体的血液是有恒定温度的，由于血液剧增的速度比较快，量也比较多，因此恒定温度在突然勃起的阶段时必然增高。中医认为勃起的阴茎有灼热感是由于心阳下济温暖肾阴，心肾相交，肾精得以濡养。如若心阳不足不能下济，肾阴失于温煦，阴茎虽勃但不灼热。

5. 射精之力由肺所主。射精有赖于输精管、射精管和尿道等输出管道协调良好的分工合作和顺序性的收缩。中医认为这种收缩的动力来源于气。肺主一身之真气，推动呼吸、推动血液运行、推动营养的输送与肾元阳相互滋生，是维持生命的动力。气为血帅，气行则血行，气盛则力足。如若肺气虚弱不能濡养元阳，动力无源，则射精无力，精溢自流。

五脏之虚，皆令人痿，一脏虚弱它脏共损，阴茎外征的表现也是共存的。因此对病因的认识，不能脱离"整体观念"。

二、配穴原则

1. 俞募为纲 经气输注于俞穴，聚结于募穴。俞募配穴可调整五脏经气，使气血调达，是配穴的纲法。

2. 五井为养 井穴是五腧穴之一，即井、荥、输、经、合。多在手足爪甲之侧端，是每条经脉的起始穴或终端穴，在调和本经脉的经气虚实与流动方面，有着枢纽的作用。中医形容井穴是一条江河的源头。治疗阳痿病配取井穴以助输募配穴，补养本经之虚。

3. 会穴为充 多条经脉需共补调整时，可以选配二条以上经脉循行的交会穴，做俞募配穴的补充，起到事半功倍的效果。

4. 原穴为常 原穴是脏腑原气所经过和留止的穴位。中医认为：人体脐下是肾间动气，为人的生命之所，原气由此而发，可以通行三气（宗气、营气、卫气），散布全身，经行五脏六腑。选配原穴，起到维护正气抗御病邪的作用，可以作为人体保健的常规穴。

三、治疗

考虑到针灸学科治病的特点和阳痿病在临床中的不同表现，分为虚性阳痿和实性阳痿。

1. 虚性阳痿 "五脏之虚，皆令人痿"是虚性阳痿的病因机制。

（1）病状特点：病发进程缓慢，阴茎勃起日渐衰弱；阴茎初时虽能勃起，但即刻痿弱；阴茎龟头敏感度差，性快感减弱；射精无力，多为自溢流精。

（2）治疗配穴

补肾为主：肾俞、京门、腰阳关、中极、三阴交、涌泉。

养肝为主：肝俞、期门、俞门、关元、复溜、大敦。

健脾为主：脾俞、章门、腰阳关、关元、足三里、隐白。

温心为主：心俞、巨阙、肾俞、中极、间使、太溪。

益气为主：肺俞、中府、俞门、气海、大肠俞、鱼际、复溜。

上述诸穴，均用补法，隔1~2日针1次。井穴可加灸或搓揉3分钟。

2. 实性阳痿 临床发病率较低，主要表现为肝寒与心肾不交。

肝寒：正气内虚，外受阴寒之邪，瘀阻肝经，血滞不行。

心肾不交：过喜伤心，神明被扰，心阳不能下济，心肾不交，血滞不行。

（1）症状特点

①肝寒：突发起病，有寒气先兆，阴茎缩小，阴囊紧缩。温度低于体温，常伴有腰脊瘦削，少腹冷胀，手足冷。

②心肾不交：发病初心情高度兴奋，房事之时突感不勃，阴茎痿弱，阴囊松弛，温度正常，常伴有烦躁，虚汗出，手足温。

（2）治疗配穴

①肝寒：暖肝温经：肝俞、肾俞、京门、内关、关元、上髎、复溜（均用补法）。隔日 1 次，大敦、涌泉、长强用灸法，每穴 3 分钟。

②心肾不交：清心热补肾阴：心俞、巨阙、肾俞、关元、内关、三阴交（均用平补平泻法）。少冲穴用点刺法，涌泉穴用灸法。

四、病案

1. 杨某，男，36 岁。

素日身体健康，性格内向，二年前因民事纠纷而耿耿于怀，抑郁忧闷不能自拔。近年来性功能日渐衰落，勃起无力，举而不坚，最近三个多月已不能行房事。病者兼见烦闷，易疲劳，口苦纳差，舌苔薄白，两脉弦滑。

此属肝郁伤血，肝气不至，经脉失濡养而致茎痿不坚。针肝俞、期门、命门、关元、三阴交均用补法；阳陵泉、行间用泻法；早晚搓揉大敦穴，力量柔和，每次三分钟。针 5 次后，病者自感阴茎有勃起感，胃纳明显好转，心神也感清爽。继针 10 次，病者阴茎能勃，尚坚挺，可房事。

2. 林某，男性，29 岁。

22 岁时曾有手淫，持续两年之久，次数较频繁，有时一日二次。结婚两年，有一子。但半年来阴茎勃起不坚，时有早泻甚至痿弱无力无法房事，曾服多种补肾助阳药均无效，脉沉弦。此属肾精亏虚，元阳不足所致。针肾俞、京门、腰阳关、中极、三阴交均用补法，隔日一次。涌泉、复溜、神阙、关元用灸法，每日一次。病者针 10 次，灸 20 次后，阴茎勃起且坚挺十分显著。改三日针一次，每日仍灸，又针 10 次，现病者性功能已恢复如初。

3. 陈某，男性，42 岁。菜场职工。

12 月中旬正值冬初，某日劳务过量，汗出体乏，贪卧凉地不知节制，夜间房事突感阴茎不勃，较前缩小，阴囊潮湿寒凉而紧缩，并伴有腰酸沉坠，尿少无力，至今病已有一周，两脉沉。此属气虚阴弱，又复感寒邪凝滞经脉，气血瘀滞，茎失所养。针肾俞、命门、上髎、京门、带脉、中极、涌泉用补法；关元、三阴交、大敦用灸，每三分钟，针与灸每日一次。针后病者即感症状缓解，5 次后症除已愈。

第十七节　胁　痛

胁痛是指一侧或两侧胁肋疼痛为主要症状的疾病，也是临床比较常见的一种自觉症状。肝胆经脉循行于两胁，《灵枢·邪客》云："肝有邪其气流于两腋。"《灵枢·五邪》篇说："邪在肝，则两胁中痛。"肝胆互为表里，所以胁痛的发生主要与肝胆疾病有关。故肝气郁结，气血运行不畅则胁痛，或因寒气积恶，或因外伤瘀血，阻滞经络不通，均能引起胁痛。胁痛有气血、虚实之别，外感、内伤之分。

一、辨证分型

1. 肝气郁结　情志抑郁或暴怒伤肝，使肝气失于调达，阻于胁络，故引起胁肋胀痛，走窜不定，情志激动的情况下，症状加重，痛时按之减轻，气机不畅，故胸闷不舒，口苦，急躁。脉弦，苔黄。

2. 寒气积聚　外邪侵袭，邪侵少阳，或太阳、阳明经传入少阳，正邪分争于表里之间，使枢机不利，则胁痛隐隐，痛有定处，如《素问·缪刺论》说："邪客于足少阳之络，令人胁痛不得息。"感有凉气，得温则胁痛减轻，脉沉迟，苔白。

3. 瘀血阻滞　气郁日久，气滞血瘀，或跌扑损伤，致瘀血停着，痹阻脉络，故胁痛为持续性刺痛，痛处不移，夜间尤甚，拒按，胁肋下或见癥块，有时发烧，舌紫苔黄，脉沉涩。

二、治则

舒肝活络，调达气血，散寒祛郁。

三、治法

1. 肝气郁结胁痛　取穴支沟、阳陵泉、太冲、章门（泻）。

2. 寒气积聚胁痛　取穴章门、肋罅、疰市、九曲中府（泻），气海（补）并灸。

3. 瘀血阻滞胁痛　取穴曲池、三阴交、阳陵泉（泻）。

四、方义

支沟为手少阳经之穴，阳陵泉为足少阳经之穴，二穴相配，上下呼应。泻支沟以清三焦之热，利气行水；泻阳陵泉以平肝胆之火，降逆通滞。太冲为肝经原穴，泻之以舒肝降气，因而气畅郁解，胁痛自止。若寒气积聚胁痛，则须散寒祛瘀。章门为五脏之会，治脏寒横聚。气海为下焦之要穴，补之以振阳气。肋罅等穴为局部之奇穴，泻寒解郁，消胀止痛。对瘀血胁痛，泻曲池以行气血、清血中之热；泻三阴交通经行瘀、生血凉血；泻阳陵泉以宣通下降、消瘀止痛。若淤阻发炎形成浆液性，则需外科处理，切勿贻误。

五、病案

陈某，女，42岁。初诊日期1978年7月12日。

主诉：一月前，因生气后淋雨，感恶寒发热，咳嗽，按感冒服药治疗，治疗后，感冒症状止。渐感体乏无力，食欲减退，两胁胀痛，痛无定处，口苦胸闷，嗳气频作。

望诊：舌苔薄白。

切诊：脉弦。

辨证：因暴怒伤肝，复感风寒，邪气乘于胸胁，阻于少阳，即感两胁胀痛，气属无形，时聚时散，故痛无定处，气机不畅，肝气横逆，则口苦胸闷，嗳气频作。

治法：疏肝理气，解郁止痛。

处方：取穴支沟、阳陵泉、太冲、章门（泻），足三里、三阴交（平补平泻）。

治疗经过：取上述穴针一次后，症状减轻，针一个疗程后，症状基本消失，食欲欠佳，又针一个疗程，痊愈。

第十八节 蛊 胀

蛊胀（又名鼓胀、单腹胀）是因腹部膨胀如鼓而得名。以腹胀大，皮肤苍黄，脉络暴露为特征。《景岳全书·杂证谟·肿胀·气分诸胀论治》篇说："单腹胀者，名为鼓胀，以外虽坚满而中空无物，其象如鼓，故名鼓胀。又或以血气结聚，不可解散，其毒如蛊，亦名蛊胀。且肢体无恙，胀唯在腹，故又名为单腹胀。"名虽不同，其实都是《内经》所说的蛊胀病。而现代医学有关疾病中，如肝硬化、腹腔内肿瘤、结核性腹膜炎等形成的腹水，都属于蛊胀范围。

一、病因病机

情志郁结，气失调畅或嗜酒过度，饮食不节，滋生湿热，损伤脾胃而致蛊胀。肝藏血，性喜疏泄，如肝失疏泄，气机不利，则血液流行不畅，致肝之脉络受瘀血阻滞。另一面，肝气郁结不舒，则横逆而乘脾胃，脾胃受伤，以致运化失常，水湿停留，与瘀血蕴结，日久不化，痞塞中焦，肝脾同源，渐影响及肾，肾气不足，开阖不利，水不得泄，遂成蛊胀。

二、临床表现

蛊胀的症状是腹部胀大，初起按之柔软，渐渐坚硬，甚则脉络显露，其腹心突起。面色萎黄或渐黧黑。因肝脾不和，肝郁滞脾不运，有胸闷打嗝，心下满，隐痛不舒，按之板硬，胀闷异常，食欲不振，食后觉胀，肢体无力，精神萎靡，性情急躁，舌苔白腻，脉沉弦。

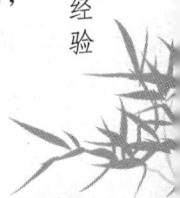

三、治则

舒肝调气，运化脾阳。

四、处方

中脘（补），上下脘、鸠尾、膻中、天突（泻），期门、行间（平补平泻），太白、三阴交（补），三里、阳陵泉（泻），膈、肝、脾、胃俞（平补平泻）。

五、方义

肝者血之养，是体阴而用阳，其性主动主升，在志为怒，今用过宜而变为郁，郁极化火，火大生风，风过顺则气弗扬，风失职则土失制。脾统血主运化，今失制而土实，实则止息不动，胃能均废，不能消化水谷，因而蛊胀形成。今补中脘以升清，泻三里以降浊，泻上、下脘以祛实。《灵枢·四时气》云："饮食不下，膈塞不通，邪在胃脘，在上脘则刺抑而下之，在下脘则散而去之。"泻鸠尾以舒滞，泻膻中、天突以调气，期门、行间，平补平泻，或先泻而后补，以振奋肝阳，祛郁解实。补太白以推动脾运，补三阴交以健脾弱，泻阳陵泉以降肝胆之火而解其郁。针膈、肝、脾、胃诸俞，施以平补平泻，鼓舞兴奋内脏机能，气得则上下血脉和利，蛊胀之症逐渐消除，以至痊愈。

根据临床上，现代医学只能按神经系统和消化系统对症治疗，久治无效。中医则根据脉象、症状，以古人蛊胀之论述，采取辨证治疗对策，而治愈者颇多。

六、病案

1. 刘某，男，45岁，军人。初诊日期1963年6月3日。

病因病机：肝郁气滞，湿热困脾，日久形成蛊胀。

辨证：此患者因受刺激，情志抑郁，致火不生土，脾土不运，浊滞中宫，肝旺克金，气滞不舒，日久形成气蛊，结于心下如盘，痛闷异常，经他院诊治无效。脉沉弦，苔白腻。

治则：运脾阳，调大气，气血通，则痛止。

处方：中脘、太白、三阴交（补）。

行间、期门、膈、肝、脾、胃俞（平补平泻）。

上脘、下脘、鸠尾、膻中、天突、三里、阳陵泉（泻）。

治疗经过：针4次痛减轻，针10次肿胀渐消，痛也大减。针第2疗程则肿胀消失，尚有如核桃大块，已完全不痛。此时因特殊情况停针两月。后该病人无变化又继续针治2个疗程，完全消失，毫无痛感。后再回访病人，永无复发。

2. 郝某，男，46岁，交通部。初诊日期1975年6月3日。

病因病机：感受风寒，伤及脾胃，复因肝气郁滞，结于心下胀痛。

辨证：因受风寒侵袭，脘左疼痛。复因肝气横逆，滞于心下，隐痛异常，发烧温高，经北京医院诊为肌肉类神经痛，服药无效。脉弦数，苔黄。

治则：调和气血，疏肝运脾。

处方：依前法。

治疗经过：注射青霉素4针，针治2次痛已轻，烧已退，又针2次，痛止肿消完愈。

3. 刘某，男，64岁，国防科委十院。初诊日期1974年4月8日。

病因病机：肝气犯脾，肝气郁结，形成蛊胀，心下如盘，隐隐作痛，一发作即疼痛难忍，心慌神乱，面白汗生。经他院诊治无效。脉沉弦，苔白腻。

治则：疏肝运脾，调气导滞。

处方：依前法治之，并开加味逍遥散。

治疗经过：针2次即感胀轻痛减，针5次及服药5剂，完全痛止胀消，迄今未犯。

第十九节　脚　气

脚气，又称脚弱。本病得之于湿气下注，以足胫麻木、酸痛、软弱无力为主症。临床根据其症状表现，分为干脚气、湿脚气和脚气冲心等。

本病主要指维生素 B_1 缺乏所致，日本所谓的水虫病，营养不良、多发性神经炎等具有类似症状的疾患，均包括在内。总之，因寒水或湿热之邪侵袭下肢，流溢于经络肌肤，或饮食失节，损伤脾胃，湿热下注，或因体质虚弱，湿热久居致使气血两亏，不能濡骨荣筋，而成脚气。另有湿毒上攻，心神受扰，则心悸而烦，循经窜犯，肺胃则喘满呕恶。

一、辨证分型

本症有湿热、湿寒之别，其见症腿脚红肿痛而热者，是湿而热盛，谓之湿脚气。湿脚气偏于实证，症见足胫肿大，甚则脚肿连膝，脉象濡缓，舌苔白腻。

若不肿不热而痛者，是湿而寒盛，谓之干脚气。干脚气偏于虚证，症见足胫肌肤，日渐消瘦，冷麻酸重，逐渐加剧，形神萎弱，或兼见便秘溲黄，舌质淡红苔黄，脉弦兼数。

若脚气日久，湿兼风邪，聚于关节，转为鹤膝风，表现为两膝肿大，举步痛楚，膝下至足，枯细异常，只存皮骨，有如鹤膝，较为难治，如见气逆喘满，心悸烦热，神智昏聩，饮食不下，命为脚气冲心，病属危候。

二、治则

热盛则宜清热利湿，寒盛则宜散寒燥湿。

三、处方

热盛者，取穴曲池、三阴交（泻），选配下列脚气穴。

寒盛者，取穴三里、三阴交（补），选配下列脚气穴。

脚气：取穴风市，阴市，上、下廉，委中，阳陵泉，昆仑，太溪，八风（足背各趾缝端凹陷中，左右共 8 穴），太冲，解溪，绝骨（泻）。

鹤膝风：先宜疏通关节，取穴曲池、阳陵泉、三里、膝眼（髌尖两侧凹陷中）、委中、梁丘、鹤顶（髌骨上缘正中凹陷处）、阴陵泉（泻）。

脚气冲心：取穴关元、巨阙、内关（补）。

四、方义

泻曲池以行气血而清热，泻三阴交以滋阴和血而化湿。补三里升阳益胃而散寒，补三阴交滋阴健脾而燥湿。泻风市、阴市舒经散风，活络祛湿。泻委中以搜风利湿，泻上、下廉通肠以渗湿，泻八风治腿脚之邪以散湿，泻太冲通经活络以和血，泻解溪以祛热，泻绝骨导湿下行。至若鹤膝风宜疏通关节，循经和局部配穴为宜。对脚气冲心，除用针灸急救外，速送医院急救，切莫迟误。

五、病案

何某，男，55 岁。初诊日期 1985 年 5 月 6 日。

主诉：患糖尿病 20 余年。5 年前感两下肢发凉，温感差，夜间时常双下肢抽搐疼痛，得温则缓。双下肢肌肉日渐消瘦，感觉迟钝、麻木，步行沉重无力，便秘。

望诊：双下肢羸瘦，面色萎黄，舌质淡苔白腻。

切诊：脉弦滑。

治则：祛风燥湿，养血活络。

处方：取穴足三里、三阴交（补），风市、阳陵泉、委中、昆仑、绝骨、太冲、解溪、上廉、下廉（泻）。

治疗经过：针 1 个疗程后，病人感双下肢有力，夜间抽搐未发，麻木减轻，又继针 3 个疗程后，双下肢感觉正常，肌肉有力，基本痊愈。

第二十节　面　瘫

面瘫，现代医学叫面神经麻痹，中医学称"口眼㖞斜"。《灵枢·经筋》篇对本病的特点有所论述"卒口僻，急者目不合"。本病多发生于春、秋两季，青壮年尤为男性多发。本篇论述的是周围性面瘫。

一、病因病机

本病多由脉络空虚、气血不足、风寒之邪乘虚侵袭阳明、少阳之络，使经气受阻，脉络不通，经筋失养，筋肌纵缓不收而致病。

二、临床表现

多在睡醒后，突然发病。面部表情呆板，额纹一半消失，不能皱眉，眼睑不能闭合，鼻唇沟平坦，颊部肌肉麻木、松弛不能正常活动，不能耸鼻，口角向健侧㖞斜，鼓腮时患侧口角泄气，饮水、漱口水从口角流出或流涎，因味觉减退而使饮食无味，甚至面颊或耳部前后疼痛或浮肿，兼有头晕，口苦，两胁胀满，大便干，舌红少苔，脉弦。

三、治则

散风祛寒，通经活络，扶正补气。

四、处方

以阳明经、少阳经穴位为主，取穴颊车、下关、地仓、迎香、翳风、合谷等穴，手法不宜过重，平补平泻。可选用六透穴：

1. 阳白透鱼尾（经脉奇穴，在眉正中央）。

2. 四白透迎香。

3. 下关透地仓。

4. 地仓透颊车。

5. 颊车透下关。

6. 耳门透听宫、听会。

再配用翳风、承浆、风池、合谷、外关。

重症者，可在患侧颊内黏膜，用三棱针将增厚的黏膜表层划破出血，以达到解肌通络之效。

第八章 其他病症管针术治疗经验

第一节 喉蛾急症（附 咽喉肿痛）

喉蛾又称乳蛾，现代医学谓之扁桃体炎，是常见的咽喉病证。临床可分虚实二证。实证多由外感所致，发病急剧，所以是急证。虚证多由肝肾阴虚而生，反复发作，缠绵不休，所以是慢证。本文所述则是急证论治。本病与咽喉肿痛的病机、治疗基本相符，故同文论述。

一、病因病机

咽接食道，通于胃；喉连气管，通于肺。若外感风热，病邪循口鼻入侵于肺，或肺胃素有郁热，又受风热之侵，内外相兼而上壅，则咽喉首受其害。风热邪毒，搏结咽喉，灼津伤液，煎熬成痰，耗气伤血，阻经瘀络。邪毒、痰火、瘀血凝为一体，引发本病。本病发病急剧，来势凶猛。

二、临床表现

咽喉部单侧或双侧的喉核红肿胀大，状如蚕蛾，表面可见脓样物存在。病者感咽喉灼热疼痛，吞咽困难，并伴有发热重、关节疼、头痛、口干、恶风寒等症。

三、治则

散风清热，破结活血，消肿止痛。

四、治法

1. 首用放血法

先刺咽喉两侧红肿之喉核（即扁桃体）以出血。

再刺金津、玉液以出血，使风热邪毒外泄，破瘀活血，散结消肿。瘀血散，腐血去，毒热解，则新血生，循环复，咽喉通。

再取少商、商阳、关冲三穴针刺放血，使肺、胃、三焦热邪得以畅泄，以达疏风清热之效。

2. 其次用针法　取十穴用泻法，可辨证选用。

曲池、合谷穴，泻之能行气血，散风热；鱼际穴是肺经荥穴，善治咽喉肿痛，泻之清泄肺热而消肿止痛；内关是八脉交会穴之一，泻之清泄心胸之热；阳陵泉用泻法可降肝胆之火；丰隆穴用泻法除胃中郁热，降浊导痰；天突穴用泻法以通气降痰，解咽喉之红肿；颊车、天容、翳风皆为头部阳经之穴，用泻法除风阳之热，解局部红肿灼痛，促气血恢复，核散痛消。

五、鉴别诊断

咽喉肿痛亦称喉痹，也有急、慢症之分。急证多因外感风热侵肺伤咽，气血壅滞，闭塞不通所致。也以咽红肿痛，吞咽困难为主证，初起轻微，逐渐加重，并伴有头痛发热，咳嗽音哑等表证。现代医学谓之此病是急性咽炎，与喉蛾不同，大抵无形肿痛者为痹，有形肿痛者为蛾。治法除去刺扁桃体出血外，其余略同。

第二节　舌　病

虽然"心开窍于舌""舌为心之苗"，于少阴心经之别系舌本，心之病如气虚、血热、气滞、血瘀等必影响于舌。但是人是一个整体，脏腑之间在生理和病理皆有密切联系，心又是五脏六腑之主，脏腑之疾也必反应于心，而影响于舌。此外有的脏腑经脉循行与舌也有相通的联系，足太阴脾经之脉连舌本，散舌下。脾开窍于口，舌为口中之器，故舌的神、色、形、态上则有明显反映。脾气虚则舌体胖大，边有齿痕；脾胃虚寒则舌淡苔白薄腻；湿热困阻中焦则舌苔黄腻；胃火上炎则苔黄燥裂等。

足少阴肾经之脉挟舌本，肾水不足，阴火妄动，随经上逆攻于舌体，则舌根感无名肿痛而咽干。

足厥阴肝经之脉络于舌本，肝阴血虚，肝阳上亢或肝郁气滞，郁而化热，气热生风，风火内扰，则舌无主宰而失灵活，或有舌颤之患。

故治舌病，需辨证审因，从内治之，临床常见以下证型：

一、重舌

舌下生一肿物，如多生一小舌，实系舌下静脉瘀血积聚而致。其色鲜红，病者感舌体疼痛，颏下肿胀，可触有硬核，伴有头项痛、身发热、心烦躁等症。

二、木舌

舌体肿大，充满全口，坚硬不能转动，呈绛褐色，有如熟肝之色。

重舌、木舌皆因心脾积热、心火过盛，火热随经上冲，损津伤气、耗血伤阴、热积血瘀所致，治宜清泄心脾热邪。先刺金津、玉液出血清解局部毒火，再刺十二井穴出血，泻脏腑之热，促经脉循行以泻热活血、解毒化瘀。后取内关、神门用泻法，清除手少阴心、手厥阴心包二经的火毒，养阴安神，曲池、合谷用泻法以理气清热，益津养阴；哑门用泻法，清除诸阳经之亢热，软舌根，开音窍。

三、舌强

常见于中风病者。主要表现为舌体强硬，运动不灵，言语不清，并伴有口眼㖞斜、半身不遂等证。多系肝肾阴虚，肝火亢盛，肝风内动，上扰清窍，侵阻经脉，中及脏腑所致。治宜滋阴潜阳，平肝泄热，通经活络。取水沟穴用补法、风府穴用泻法（配穴意义见"水沟、风府"一节）；取哑门穴用泻法，柔舌开关，解噤开音；取中冲穴用泻法，清泻心包之热；取肩髃、曲池穴，用泻法以行血气、利经脉、和阴阳。

此外，热性病邪入心包，心火炎炽，热毒壅盛，心神被扰，除见高热神昏，狂烦谵语、发斑舌绛之外，因毒热上扰于舌，也可见舌强症。其治法与重舌一症略同。并可加刺水沟穴用泻法，以泻诸阳之热，开窍醒神。

四、舌缩

指舌体收缩不能伸张，俗称短舌。临床分寒、热二因。寒者有因脾运失调、胃失和降，寒邪结于胸腹、循心脾二经上扰舌体，寒积凝滞而舌缩不出，治宜散寒降浊。取中脘穴用补法，调理脾胃，通舒二经，升清降浊；取三阴交穴用补法，滋阴健脾；取承浆、颊车穴用补法，通阳散寒、开关解噤。此外，还有气虚血亏、心失所养，不能充盈舌体而致舌缩者，再加取内关、神门二穴用补法，益助心阳，补气养血。舌得气血之养，充盈而出。

热者有因心脾积热，随经上逆，舌体受扰，气血瘀滞而舌缩不出者；有因热病伤津，舌失所养者。治宜清泄热邪。在治寒证之穴基础上，承浆、颊车二穴改用泻法，再加刺通里、公孙二穴用泻法，以泻心脾之热，行气通经，活血通络。

五、吐弄舌

舌吐出口外，长而迟缓为吐舌，舌微伸出立即收回，或舌伸出舐唇上下和口角左右称为弄舌。二者皆属心脾实热，多见于热病重期，治须急泄存阴。取大陵、神门、少府三穴用泻法，清心火、救心阴；取阳陵泉、太冲二穴用泻法，降肝胆之热，清除肝火助焰之弊；取足三里、内庭二穴用泻法，以除阳明之热，降浊升清，养胃护阴。

另则，脾燥亦可出现弄舌症，治宜养阴生津，不可妄用泻法。

第三节　小儿疳积

大人成痨小儿疳，乳伤脾胃是根源。

甘肥失节生积热，气血津液被熬煎。

一、病因病机

疳积包括食积和疳症，是儿科四大病症之一。多发病为1~5岁幼儿。它是一组比较复杂的症候群，包括消化不良、营养不良、维生素缺乏症、肠寄生虫症、慢性感染及结核病等多种疾病。小儿饮食失节，喂养不当，而成伤食症。伤食迁延不治，而成食积，治之不当，则成疳症。由此可见，食积是疳症的前奏，疳症是食积发展的后果。

二、症状特点

因病程的长短及症状的表现分为轻、中、重度。如轻度疳积，不思饮食，腹胀，时有腹痛，面色无华，喜伏卧，爱哭闹，便稍干，指纹色暗，舌淡苔白；中度疳积，厌食伴哭闹，面色萎黄，毛发干枯，形体消瘦，腹胀肚大，青筋暴露，性情急躁，便干或稀，寐差不实，心烦盗汗，手足心热，指纹呈紫蓝色，舌苔干；重度疳积，惧食，食后腹胀痛不舒，喜食异物，面色晦暗，精神不振，目光无神，哭声无力，腹部凹陷，四肢不温，潮热盗汗，睡时露睛，大便溏泄，有酸臭气味，尿如米泔，唇舌色淡，指纹色淡。

三、治则

健脾和胃，开积解郁。

四、治疗

轻度疳积刺四缝（挤出少许黏液带血），配穴：中脘（平补平泻，快刺不留针）以健胃。中度疳积刺四缝（挤出白色黏液量多），配穴：中脘、足三里（平补平泻，快刺不留针）以健脾养胃。重度疳积刺四缝（挤出黄白色黏液），配穴：身柱（平补平泻），足三里、三阴交（补）以健脾和胃，养血解郁。

五、方义

刺四缝，能治小儿疳积，是因为乳伤脾胃，即能传邪于肠，水谷精微灌溉不畅，而由肠壁回流的淋巴里含有较多的养料（脂肪）积滞不消，妨碍淋巴循环，致末梢动脉毛细血管渗出的组织间液，不能由淋巴毛细管吸收渗入淋巴管进行回流。四缝穴在两手指中节横纹中央，为淋巴交通之要道，今淋巴液因循环不畅而凝固，阻碍新陈代谢，遂引起消化不良，日久成疳，挑四缝挤出黄白黏液，排除障碍，使有空隙，则使淋巴流动，一通百通，气血流畅，再配以身柱，以解郁气。考日本针灸学，谓身柱穴是小儿一切之疾患主治穴，俗利智利毛，谓能散身体之郁气。再配以足三里、三阴交健脾和胃，阴平阳秘，胃肠乃复。经云："胃满则肠虚，肠满则胃虚，更满更虚，故气得上下，五脏安定，血脉和利，精神乃居。故神者水谷之精气也。"这说明消化好，诸病无的道理。

疳积针刺治疗，膈1~2日治疗1次，3次为1个疗程。停针治疗后，还应从生活营养上进行调理，对患儿生活饮食必须严格管理，不可吃生冷，不吃零食，不吃油炸不洁食物，按时睡眠，才能收效。

第四节　妇女病

妇人之疾，除与男子有共病之外，因生理不同，故还有经、带、胎、产疾患之特殊。妇人月经及胎孕、产育及哺育都是以血为用。《灵枢·五音五味》述："妇人之生有余于气，不足于血，以其数脱血也。"即指妇人其生理特点易于耗血，因此使机体处于血分不足、气分偏盛的状态。这一特点是进行辨证论治的基础。

由于妇人以血为本，血生化于脾胃，统属于心，藏受于肝，与气相互为用，在气的推动下，循环不已，源源不断，周流全身，营养机体。若气血或脏腑功能失调，必然在经、带、胎、产方面发生病变，所以治妇科病首须治血，兼以治气。然治血又必治心、脾、肝、肾诸脏（肾藏精，精血同源）。针灸取穴则以三阴交穴配内关穴，作为治疗妇女病的主穴（或称基础穴）。

三阴交穴是脾经、肝经、肾经三条阴经的交合穴，即有健脾益气统血的作用，又有柔肝理气养血的功能，还可助肾滋阴生精的效力，是调补肝、脾、肾三经，治疗血疾的要穴。

内关穴属心包络手厥阴经，即是本经的络穴，又是八脉交会穴之一，由于心居上焦属阳，内含心气、心血，所以是治疗气血失调的要穴，泻可助阳养阴以益气，补可助阳补气以生血，与三阴交穴相配，则有沟通心肾、调和气血之特效（三阴交配内关穴可参看第五章）。

导致妇科疾病的因素很多，外感常以寒、湿、热为主，内伤则以七情刺激，肝郁气结居多。由于禀赋不同，体质之差，病机之异，虽有三阴交穴、内关穴为其主穴，但根据临床还有虚、实、寒、热之分，经、带、胎、产之不同，则需以辨证治疗。

一、寒滞胞宫（经期延后）

1. 临床表现　经期错后，量多色黯，畏寒腹痛而拒按。

2. 辨证　寒邪滞于胞宫，寒凝血阻。

3. 治则　散寒温宫，化瘀行经。

4. 处方　三阴交、内关穴用补法。大椎、曲池穴用补法，以助阳祛寒。再取关元、水道穴用泻法，以活血行散瘀滞。

二、阳虚宫寒（经期延后）

1. 临床表现　经期滞后，量多色淡，腹部冷痛而喜按。

2. 辨证　脾肾素虚，阳气不足，胞宫虚寒，生血不足。

3. 治则　补阳养血，温经通胞。

4. 处方　三阴交、内关穴用补法。取气海、关元、肾俞先针后灸，温其脾肾胞宫，助阳补气。再取足三里、隐白穴用补法，调养气血生化之源——脾胃。

三、肝郁气滞（经期延后）

1. 临床表现　经期错后，腹胀酸痛，郁闷心烦。

2. 辨证　肝郁气滞，疏泄失司，气郁血阻，运化不畅。

3. 治则　解郁舒肝。

4. 处方　心火为肝木之子，实则泻其子。故内关用泻法，以清上焦之火。三阴交穴用补法，以助通调肝经活血化滞之力。再取合谷、太冲、阳陵泉、昆仑均用泻法，以清肝解郁，助其理气之功。

四、血热妄行（经期提前）

1. 临床表现　经期提前，色紫黏稠量多，或经期已过，血下不止，身热心烦，口渴尿黄，脉滑数有力。

2. 辨证　热邪入血，血热妄行。

3. 治则　清热凉血。

4. 处方　内关、三阴交穴用泻法。取关冲、中冲、少冲三穴点刺放血，以清泻血热，热消则血行。

五、脾弱气虚（经期提前）

1. 临床表现　经期提前，色淡清稀量少，或经期已过仍淋漓不止，体乏倦怠，小腹空坠隐痛，脉虚弦或虚弱。

2. 辨证　脾弱气虚，统摄失权。

3. 治则　健脾、补气、养血。

4. 处方　内关、三阴交穴用补法。再取膈俞、肝俞、脾俞、气海、关元穴用灸法，以补气生血。

六、脾虚胃弱，冲任空虚（闭经）

1. 临床表现　经闭，体倦无力，纳差神疲，脉弱无力。

2. 辨证　脾虚胃弱，气阳不足，冲任空虚，无血可下而致闭经。

3. 治则　健脾、补气、养血。

4. 处方　取穴同上。

七、肝郁血滞（闭经）

1. 临床表现　闭经。

2. 辨证　思虑伤脾，郁怒伤肝，气机滞结，血不运行，冲任不通，血瘀不下而致闭经。

3. 治则　舒肝解郁，活血化瘀。

4. 处方　内关穴用泻法，三阴交穴用补法。取肩髃、曲池穴用泻法，以理气祛滞。取阳陵泉、交信穴用泻法。以清肝、活血、化瘀、止痛。

八、气滞血瘀（痛经）

1. 临床表现　痛经，经血量少，色黑有块，经来腹痛拒按。

2. 辨证　气滞血瘀，癥瘕瘀阻而致痛经。

3. 治则　补气活血，化瘀止痛。

4. 处方　内关、三阴交、气海穴用补法，取天枢、中极、地机、水道诸穴用泻法，以散气滞、破血瘀、促血行。

九、寒湿凝滞胞宫（痛经）

1. 临床表现　痛经。

2. 辨证　寒湿凝积，滞于下焦，伤及胞宫，阻积经脉，冲任不通，血运不畅而致痛经。

3. 治则　散寒祛湿，理气温宫。

4. 处方　内关、三阴交穴用补法。取气海、关元、大肠俞，用艾灸，灸至少腹感暖，手足凉转温即可。再针水道穴，用泻法，以清利水湿、化瘀止痛。

十、脾虚湿热（带下病）

1. 临床表现　带下黏稠色淡黄，味秽腐臭。

2. 辨证　脾虚失运，热蕴中焦，湿热相兼，致邪成浊。

3. 治则　健脾祛湿，清热化浊。

4. 处方　内关、三阴交、足三里穴用泻法，以降浊祛湿。再取蠡沟、太溪、合阳穴，用泻法，以清热利湿。

十一、脾虚寒湿（带下病）

1. 临床表现　带下清稀，色白，味腥。

2. 辨证 脾虚失运，寒积中焦，寒湿相兼致邪成浊。

3. 治则 健脾温中，散寒祛湿。

4. 处方 内关、三阴交穴用补法，取神阙、关元用灸法，足三里、隐白穴用补法，以健脾益气，祛湿化浊。

十二、妊娠恶阻

1. 临床表现 妊娠呕吐。

2. 辨证 妊娠恶阻，胃气不降，浊逆致呕。

3. 治则 和胃降逆。

4. 处方 脾土为其子，心火为其母，虚则补其母。故内关穴、三阴交穴用补法，以补心血心气。再取劳宫、足三里穴用泻法，以降浊导逆。

十三、恶露

1. 临床表现 恶露不下。

2. 辨证 恼怒伤肝，悲哀伤肺，肝伤气郁，肺伤气虚，气虚而郁，血运不行而致恶露不下。

3. 治则 补气行滞，活血化瘀。

4. 处方 内关穴用补法，三阴交穴用泻法。再取合谷、太冲、水道、中极穴用泻法，以理气化瘀。

另，气虚失于统摄而致恶露不止，取内关、三阴交穴，用补法。偏寒者，取气海、关元、肾俞用补法，可针后加灸。偏热者，取水道、阳陵泉穴用泻法，以清热化瘀。

十四、难产

种种因素而致的难产。选用合谷穴，用补法；三阴交穴，用泻法。再取至阴穴，用补法。针后可灸。

第五节　老年人性保健

　　虽然长生不老是人类无法实现的美好幻想，虽然衰老是不以人的意志为转移的客观规律，但若注意影响人的生命的相关因素及发病机制，采用科学的保健措施，以自然之道，养自然之寿，最大限度地恢复生理段的正常功能，推迟和延缓衰老的步伐，延长自己的寿命还是完全可行的。

　　针灸在老年人保健临床中，起到"治疗疾病，恢复健康；预防疾病，保证健康"的积极作用。

　　男性在50~70岁这20年期间，生理变化和健康状况主要表现在以下几个方面：

　　1. 形体　皮肤松弛，肌肉酸痛，骨骼脆弱，行动迟缓，发脱齿松，腹型肥胖。

　　2. 饮食　食欲不振，食后腹胀，食味不香。

　　3. 情绪　注意力不集中，自信心下降，工作效率降低，记忆力减退，活动灵活性差，焦虑，易怒，心悸，潮汗。

　　4. 性功能　性冲动减少，性欲下降，阳痿，不射精。

　　中医对上述"中老年男士雄激素部分缺乏症"（PADAM）的种种表现，认为是五脏精气之虚，阴阳消长失调所致。《灵枢·经脉》篇述"人始生，先成精"。精不仅是维持生命活动的重要物质基础，而且还包含着推动生命活动的动力。补精、调精、养精就是补益五脏气血之虚的关键，而改善和提高性功能，则是老年保健的重要环节。

　　男性老年人阳痿是由于五脏功能衰退而逐渐形成的，多为脑血管疾病、冠心病、糖尿病等疾病的兼症，病理机制不同于中青年男子的阳痿。所以治疗时应考虑到身体的全面因素，突出阴阳调整、补益气血、疏通经脉、改善精血的循环和濡养质量，才能收到预期的效果。

　　取穴时，以厥阴经、少阴经的腧穴为主穴，五脏的俞、募为配穴。

一、主穴

针：①间使、阴郄、关元、足三里、三阴交。

②内关、神门、中极、上巨虚、太溪。

灸：①百会、神阙、涌泉。

②大椎、气海、大敦。

按摩：①大敦、然谷。

②太白、行间。

每组穴可交换使用，隔1~2日针1次，10次为1疗程。原则上采用平补平泻手法。灸穴可每日1次，15次为1疗程。灸与针可以同用。按摩每日1~2次，每次每穴3~5分钟，局部发热为宜，勿因搓揉而伤皮肤。

二、配穴

随症加减的配穴，与主穴同用。

病在心神，加：心俞、巨阙、少泽。

病在肝魂，加：肝俞、期门、足窍阴。

病在脾营，加：脾俞、章门、内庭。

病在肺魄，加：肺俞、中府、合谷。

病在肾精，加：肾俞、京门、昆仑。

上述所加配穴的手法均可用平补平泻法。

第六节　疟　疾

疟疾是感染疟原虫所引起的传染病，多发生于夏秋季节。疟疾是以间歇性寒战、高热、汗出为症状特征。临床上疟疾的寒热往来，有每日定时发作，间日定时发作，或三日定时发作者。本病的发生主要由于感受疟邪所致。多发生于夏秋季节及山林多蚊地带。本病具有传染性。如《医学入门》记载"疟疾一方长幼相似"。

一、病因病机

疟疾由感受风、寒、暑、湿合邪，舍于营卫之间，伏于少阳半表半里，营卫相搏，不得汗解，正邪交争而发病。少阳为枢，邪入与阴争则寒，出与阳争则热，故寒热往来，起伏有时。如久疟不愈，肝脾失调，气滞血瘀痰凝，交结经络以致胁下结块不消，则形成疟母。

二、症状特点

疟疾昼发者轻，以邪在三阳，夜发者重，以邪在三阴。发病时多先恶寒发抖，继则发热，体若燔炭，头痛如裂，面红烦渴，胸胁痞满，口苦，脉弦数，寒战时脉弦紧，舌苔白腻而黄，遍体汗出后，热退身凉。

三、治疗

以调和营卫为主，营卫通利，则邪气自解，其寒多无汗者以解表，热多汗出者，当清热以和里。若病久脾胃虚弱者，更以益气扶脾为主。

四、处方

当疟疾发作前1~2小时，取大椎（只寒无汗用补，热多泻），曲池、合谷（泻），寒甚者取后溪（补），热甚者取神门（泻）。

疟不已，刺委中（出血），久疟气虚者取三里、三阴交（补）。

诸疟取下穴：神门、间使、前谷、后溪、公孙、太溪（泻），解溪（补）。

五、方义

大椎为督脉手足三阳之会，取之以调太阳之气而补三焦之虚，气行则水利。间使为手厥阴心包经之络，别走少阳三焦，取之利水化湿以通郁寒；与前谷、后溪相配，调其营卫，通其表里。解溪为足阳明之经穴，公孙为足太阴之经穴，两者相配，一表一里，健脾和胃。神门手少阴经之穴，属火安神；太溪足少阴肾经穴，属水滋阴，两穴相配，水火相济，以清热宁神；再和利气血、调理肠胃、扶正祛邪，则疟疾无机再发。

六、病案

张某，男，26岁，职员。初诊日期：1978年10月5日。

主诉：3日前突感寒战，盖被添衣不解，头痛，恶心，汗出后症状缓解，隔日又发，壮热，体温达41℃，头痛加重，心烦胸闷，不思饮食，四肢酸软。

望诊：面色红，神疲体倦，舌苔厚腻。

切诊：脉弦数

治则：和解少阳，疏通营卫。

取穴：大椎、陶道（平补平泻），内关、间使（泻），足三里、三阴交（补）。

第七节　黄　疸

黄疸是以目黄、身黄、小便黄赤为主要表现的病症。其发病原因有外感和内伤之分，中医学早对黄疸有了认识，汉代《金匮要略》作了专篇论述，按病因将黄疸分为黄疸、谷疸、酒疸、女痨疸等。虽然分类名称繁杂，但根据临床特点一般分为阳黄、阴黄两类。两者的主要区别在于热证的有无，以及发病的缓急和病程的新久。疾病是变化的，二者在一定条件下是可以相互转化的。如阳黄迁延日久失治，或过用苦寒药，使脾胃受伤，寒自内生，湿从寒化，则转为阴黄。本证可包括肝源性黄疸、阻塞性黄疸和溶血性黄疸等。

黄疸无论阴黄、阳黄都与湿邪内郁为主要原因。如朱丹溪说："疸不分其五，同是湿热。"又《金匮要略·黄疸病脉证并治》篇指出："黄家所得，从湿得之""脾湿必黄"。外感六淫时邪，湿热郁结，熏蒸胆府，使胆汁外溢皮肤而致阳黄。饮食失节，胃气不输，谷物不消，湿浊阻胃而成谷疸。饮酒过度，湿热相蒸而成酒疸。由色欲过度，郁热结于胞宫所致女痨疸。

一、辨证分型

1. 阳黄　身黄鲜明，发热口渴，小便黄赤短少，腹胀大便秘结，脉弦数，舌苔黄腻。

2. 阴黄 身黄晦暗，身疲力乏，谷疸初起，寒热不食，食即头眩，心胸不安，脉弦细，舌苔黄。酒疸因湿热上蒸心包，故心中懊恼，湿热蓄结，故足心热而小便不利，脉弦数，舌苔黄腻。女痨疸其候额上黑，手足中热，膀胱急小便自利，脉沉迟，舌苔白腻。

二、治则治法

1. 阳黄 以清热解毒利胆为主。取穴大椎（补），曲池、合谷、内关、阳陵泉（泻），胆俞（平补平泻）。

2. 阴黄

（1）谷疸：以升清降浊利胆为主。取穴中脘（补），上脘、三里、阳陵泉、胆俞（泻）。

（2）酒疸：以利小便利胆为主。取穴鱼际、内关、阳陵泉（泻），阴陵泉（补），胆俞（平补平泻）。

（3）女痨疸：以攻结热降浊滞为主。取穴涌泉、劳宫、太冲（泻），曲池、三阴交（补），胆俞（平补平泻）。

诸黄里实：取穴阳陵泉、丰隆、三里（泻）。

面目黄者：取穴水沟、迎香（泻）。

三、方义

因外感而发黄疸，首先清热解表，故补大椎以发表，泻曲池、合谷以清热，泻内关以行水利水，针胆俞平补平泻，以调整胆之功能，泻阳陵泉以平肝降火。谷疸则以升清降浊利胆为主。补中脘以升清，泻三里以降浊，泻上脘以祛滞，泻阳陵泉以降热，平补平泻胆俞以调整胆之功能。酒疸以利小便利胆为主。针鱼际泻金中之火以救水，泻内关以通三焦使气畅水利，泻阳陵泉以降火，补阴陵泉以利水。女痨疸取涌泉引火归原以降滞，泻劳宫以祛心胸结热，泻曲池以行气血，补三阴交以滋阴健脾，泻太冲以潜阳，针胆俞以利胆。若诸黄里实，泻阳陵泉透三里并丰隆以通降。面目黄者，则泻水沟以祛水，泻迎香以通气，气行则血行，血脉和利则黄自退。

四、病案

刘某，男，47 岁，初诊日期 1986 年 4 月 6 日。

主诉：3 日前，因头痛，发热，身体困乏，伴胃痛恶心，自服感冒药症状不减，现感胃脘疼胀痛，身倦懒言，不欲饮食，食后恶心，仍有低热，溲黄便干。医院检查总胆红素（TBIL）287U，确诊为黄疸。

望诊：面色暗黄，双目黄，全身皮肤黄，舌苔薄黄腻。

切诊：脉弦数。

辨证：脾虚胃弱，肝胆湿热。

治则：健脾养胃，清利肝胆，祛湿退黄。

处方：取穴风池、天柱、大椎（平补平泻），曲池、外关、合谷（泻），阳陵泉、足三里、三阴交（补），行间、昆仑（泻），期门、章门、中脘、胃俞、肝俞、胆俞（平补平泻）。

治疗经过：针每日 1 次，5 次为 1 疗程，1 个疗程后热退痛减，喜饮多尿，色见淡，神清，精神好转。继针第 2 疗程，每日 1 次，5 次为 1 疗程，加内关、神门、血海、漏谷（泻）增加清热退黄之功效。检验 TBIL27U，身黄已退，余症基本消失。

第八节　带状疱疹

带状疱疹是由病毒感染所致的急性炎症性皮肤病。以其多群簇集的水疱，排列成带状，沿周围神经单侧分布，伴有神经痛为本病特征。好发于胸、背、面部和腰部，多发生于春、秋两季。因其带状排列，形如蛇串，故传统中医名蛇串疮、串腰龙、火带疮、缠腰火丹等。由肝火郁结所生，中医辨证分干湿两型。《医宗金鉴》说："蛇串疮，有干湿不同，红黄之异，皆如累累珠形。干者色红赤，形如云片，上起风粟，作痒发热……湿者色黄白，水疱大小不等，作烂流水，较之干者多痛。"本病是临床常见的皮肤病。愈后一般不再复发，但有遗留神经痛可延续较长时间。多见于老年人。

一、病因病机

本病多由于肝经火郁或脾经湿热，又感受湿热时邪，使肝胆火热，湿热内蕴侵袭脉络，熏蒸皮肤所致。

二、临床表现

起初患处疼痛，皮肤潮红，并伴有低热、乏力、食欲不振等症。继之皮肤炎性丘疹、疱疹，状似珍珠，绿豆大小，沿周围神经排列成带状，皮疹呈多群簇集，单侧分布，疱液澄清。皮疹部位刺痛或灼痛，疼痛程度可因年龄与损害轻重不同，年龄越大疼痛越重。

三、治疗

以清肝利胆，健脾利湿为主。

1. **循经取穴** 风池、天柱、曲池、外关、阳陵泉、绝骨、太冲。
2. **局部取穴** 皮疹起源处点刺出血（此法名为斩龙头）。

   皮疹末端处点刺出血（此法名为截龙尾）。

四、病案

王某，男，51岁，职员。初诊日期1978年4月5日。

病史：左侧后背及左前胸，始于左后背，开始针扎似的疼痛，继而红肿痒痛已有5日。

望诊：皮疹起于左侧肩胛骨下方，经左腋下到左乳前止，其形片状如云，有的片状相连，色潮红，部分疹头已破，舌质红，苔薄黄。

切诊：脉弦细。

治则：散风清热，凉血活血，去疹止痒。

取穴：

循经取穴：风池、天柱、大椎、曲池、外关、后溪（平补平泻）。

局部取穴：斩龙头，截龙尾点刺两排以上出血。

治疗经过：针一次后疼痛止，皮疹退。

第九节 急症六治

一、心绞痛

心绞痛是心肌血液供应不足，以致心肌缺血缺氧而致。

症状特点：突然发作，左侧胸骨剧烈刺痛，能放射至左颈部、肩或上臂内侧，伴有呼吸急促，胸前紧缩，汗出，手足冷厥。

治疗：取穴内关、人中、膻中、足三里、三阴交、心俞，均用补法。

二、胆结石（急性胆囊炎）

胆结石多由过分吃油腻食品所致。

症状特点：发病突然，右侧胁部和右上腹部，阵发性疼痛，拒按，渐感疼痛加剧，放射至右胸前和肩胛区，伴有恶心呕吐。严重的病人有胆道阻塞，出现黄疸，大便呈灰白色。

治疗：取穴肝俞、胆俞、期门、章门、阳陵泉、绝骨、足窍阴，均用泻法。

三、昏厥

昏厥有虚实之别。

1. 实证 情绪异常激动，或暴怒，或躁狂，突然跌倒，不省人事，面色潮红，牙关紧闭，两手紧握，脉弦滑。此乃暴怒伤肝，肝气攻心，心神闭塞所致。

治疗：取穴人中、合谷、阳陵泉、公孙、行间，均用泻法。

2. 虚证 始则自感疲乏困倦，膝软无力，两目视物昏花，继而昏厥不省人事，目闭口开，手足厥冷，面色淡白，脉细无力。此乃元气亏虚、经脉气血运行失畅所致，产后失血、久病初愈、骤起骤立都可引发此病。

治疗：取穴人中、合谷、中冲、足三里、三阴交，均用补法。

四、高热

高热是常见的急症，指体温在 39℃ 以上，中医谓之"壮热""实热"，多因急性感染、急性传染病、寄生虫病等所致。

治疗：取穴大椎、陶道、曲池、合谷均用泻法，攒竹、十宣点刺出血，可疏风清热以降温，解燃眉之急。

五、煤气中毒

因过多吸入一氧化碳所致，轻者头晕恶心呕吐、膝软无力，重者昏迷不醒，甚至心跳呼吸骤停。

治疗：取穴居髎、十宣点刺出血，继刺人中、内关以醒神开窍。

六、抽搐

抽搐，是指四肢不随意的肌肉抽动，或兼有颈项强直、角弓反张。抽搐同时常见意识丧失，或发作后昏迷。临床分为发热性抽搐和无热性抽搐两类。发热性抽搐多由温热之邪损及营血，或热邪内犯心包，热盛动风；无热抽搐每以脾虚不运，津液凝聚成痰，或脾肾阳虚，久泄耗液，以致肝风内动、痰蒙络窍，发为抽搐昏迷。

本证常见于小儿惊厥、温热病邪入营入血、破伤风、癫痫、颅脑外损伤，以及癔病等。

治疗：取穴大椎、陶道、后溪、合谷、太冲、阳陵泉、行间均用平补平泻法。

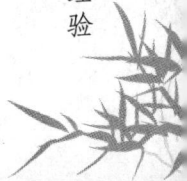

附录　贺老临床用药心得及经验

第一节　用药经验

一、药性分类

补气：人参、黄芪、白术、茯苓、炙草、肉桂、丁香。

补血：鹿茸、当归、川芎、芍药、地黄。

发散表热：升麻、葛根、柴胡、前胡、紫苏、葱。

清解里热：黄芩、黄连、山栀子、黄柏、犀角、羚羊角（柏、栀、犀、羚不可轻用）。

发散表寒：黄芪、桂枝、生姜、川芎、防风、麻黄（麻黄不可妄用）。

解里寒：干姜、肉桂、附子、丁香、木香、豆蔻。

利小便：猪苓、泽泻、木通、车前子、滑石。

利大便：枳壳、枳实、大黄、元明粉（不可轻用）。

活血凉血：生地、红花、紫草、丹皮、荆芥、当归尾。

理气：木香、陈皮、青皮、香附。

治喉痛：元参、桔梗、牛蒡子、北豆根、射干。

胃寒呕吐：藿香、丁香、木香、砂仁、白蔻、煨姜。

惊搐：天麻、白附子、僵蚕、全蝎、朱砂、牛黄、竹黄。

咳嗽：桔梗、陈皮、桑皮、杏仁、橘红。

祛风：蝉蜕、防风、全蝎、白附子、钩藤、僵蚕。

泄泻：白术、茯苓、诃子、豆蔻。

腰痛：续断、骨脂、杜仲、牛膝。

头痛：川芎、藁本、薄荷、蔓荆子。

消痰：半夏、南星、贝母、款冬。

止渴：干葛、麦冬、天花粉。

消食：山楂、麦芽、神曲、草果。

腹胀：厚朴、苍术、大腹皮。

祛斑：紫草、防风、荆芥、升麻。

解毒：牛蒡子、连翘、山慈菇、地丁。

腹痛：厚朴、苍术、元胡、川楝子、木香。

气痛：乳香、沉香、木香、枳壳、香附。

明眼目：菊花、密蒙花、胆草、决明子。

吐血衄血：百草霜、血余炭、山栀。

二、脏腑用药分类

（一）心、小肠

益心气：黄芪、人参、党参、太子参、茯苓、甘草。

温心阳：桂枝、肉桂、制附子、干姜、薤白。

补心血（阴）：当归、白芍、阿胶、丹参、酸枣仁、柏子仁、龙眼肉、紫河车、熟地、麦冬、百合。

清心热（火）：黄连、栀子、连翘、竹叶、木通、莲子心。

安心神：茯神、酸枣仁、柏子仁、远志、五味子、合欢皮、夜交藤、琥珀、朱砂、牡蛎、磁石。

开心窍：菖蒲、郁金、远志、麝香、苏合香。

温小肠：肉豆蔻、乌药、肉桂。

（二）肝、胆

补肝血：当归、白芍、制首乌、阿胶、熟地、鸡血藤、紫河车。

滋肝阴：地黄、枸杞子、女贞子、旱莲草、山芋肉、制首乌、龟板、鳖甲。

理肝气：香附、郁金、柴胡、橘叶、青皮、川楝子、元胡、白蒺藜。

清肝热：桑皮、菊花、夏枯草、青黛、钩藤。

泻肝火：栀子、龙胆草。清肝明目：青葙子、决明子、谷精草、密蒙花、夜明砂。

温胆寒：吴茱萸、肉桂、小茴香、桔核、荔枝核、仙灵脾。

平肝潜阳：一般用菊花、钩藤、天麻；潜阳用珍珠母、石决明、生龙骨、生牡蛎、磁石；熄风用钩藤、僵蚕、地龙、全蝎、蜈蚣、羚羊角。

泻胆火：龙胆草、栀子、青蒿、茵陈。

利胆：茵陈、栀子、郁金、苦参、金钱草。

（三）脾、胃

补脾气：黄芪、人参、党参、白术、山药、白扁豆、炙甘草、大枣。

温脾阳：干姜、附子、砂仁、蔻仁、肉豆蔻、草豆蔻。

理中气：木香、苏梗、枳壳、陈皮、厚朴。

祛脾湿：木香、佩兰、苍术、川朴、半夏、薏苡仁、茯苓、蔻仁、草豆蔻。

升中气：升麻、柴胡。

养胃阴：石斛、天花粉、玉竹、生地、麦冬、北沙参、芦根、乌梅。

清胃火：石膏、寒水石、知母、黄芩、黄连、大青叶、竹叶、芦根。

散胃寒：高良姜、生姜、吴茱萸、丁香、肉桂。

消食积：神曲、山楂、谷芽、麦芽、鸡内金。

（四）肺、大肠

补肺气：黄芪、人参、党参、百合、炙甘草。

养肺阴：天冬、麦冬、山药、熟地、玉竹、黄精、百合、南沙参、阿胶。

清肺热：桑叶、黄芩、栀子、桑白皮、石膏、知母。

温肺寒：干姜、细辛、紫苑、款冬花。

敛肺定喘：五味子、白果、乌梅、诃子。

涩肠止泻：伏龙肝、芡实、莲子肉、肉豆蔻、乌梅、赤石脂。

（五）肾、膀胱

滋肾阴：熟地、元参、山芋肉、枸杞子、女贞子、旱莲草、制首乌、紫河车、龟板、鳖甲。

温肾阳：附子、肉桂、鹿茸、仙灵脾、仙茅、巴戟天、葫芦巴、沙苑子、肉苁蓉、补骨脂。

壮筋骨：杜仲、续断、桑寄生、狗脊、牛膝。

涩精缩尿：龙骨、牡蛎、金樱子、覆盆子、桑螵蛸、益智仁、五味子。

利水：茯苓、猪苓、泽泻、车前子、冬瓜皮、防己、木通、滑石。

通淋：萆薢、萹蓄、瞿麦、海金沙、金钱草、木通、滑石、冬葵子、石苇。

第二节　临证八阵

贺老认为治病用药就像排兵布阵：用药之妙，如将用兵；兵不在多，独选其能；药分八阵，唯取其效。

一、补阵

大补元煎
（《景岳全书》卷五十一）

【组成】人参少则用 3~6g，多则用 20~60g，山药（炒）6g，熟地少则用 6~9g，多则用 60~90g，杜仲 6g，当归 6~9g（若泄泻者去之），山茱萸 3g（如畏酸吞酸者去之）枸杞 6~9g，炙甘草 3~6g。

【方歌】

大补元煎参熟地，山药枸杞当归比，

杜仲山萸炙草煎，救本培元方正治。

【运用心得】

此气血大坏，精神失守，危极等症者。回天赞化救本培元第一要方也。人参大补阳气以培元，熟地大补阴血以生精，佐以当归、山药和血补脾，杜仲、枸杞入肾入阴，山茱萸味酸入肝以养血，入肾以固精，炙甘草和中，以固元气，故名大补元也。

左归饮

(《景岳全书》卷五十一)

【组成】熟地6~9g（或加至30~60g），山药6g，枸杞6g，炙甘草3g，茯苓4.5g，山茱萸3~6g（畏酸者少用之）。

【方歌】

> 左归饮子治阴伤，壮水之主熟地黄，
>
> 山药茯苓同枸杞，山芋炙草配为良。

【运用心得】

此壮水之剂。凡命之阴衰阳胜者，宜此方加减。地黄滋阴养血，枸杞子补阳，山茱萸入肝肾以补精，甘草和中以泻火，山药健脾，茯苓渗湿。

右归饮

(《景岳全书》卷五十一)

【组成】熟地6~9g或加至30~60g，山药6g（炒），山茱萸3g，枸杞6g，甘草3~6g（炙），杜仲6g（姜制），肉桂3~6g，制附子3~9g。

【方歌】

> 右归饮子治阳衰，熟地黄中桂附施，
>
> 枸杞山芋兼炙草，山药杜仲并相资。

【运用心得】

此益火之剂。凡命门之阳衰阴盛者，宜此方加减用之。熟地、枸杞、炙甘草左归饮也，易茯苓淡渗使其不走真阳，加杜仲温平佐补肝肾，益阴加桂、附温命门之火以归元，则阳衰助其阳，阴弱养其阴。

左归丸

(《景岳全书》卷五十一)

【组成】大怀熟地 250g，山药 120g（炒），枸杞子 120g，山茱萸肉 120g，川牛膝 90g（酒洗，蒸熟，精滑者不用）菟丝子 120g（制），鹿胶 120g（敲碎，炒珠），龟胶 120g（切碎，炒珠）。

【方歌】

> 左归丸内菟丝子，熟地山药茱萸杞，
>
> 牛膝龟鹿二仙胶，真阴不足补肾水。

【运用心得】

此方治真阴肾水不足，不能滋养荣卫，渐至衰弱等症。速宜壮水之主，以培左肾之元精，而精自充。熟地纯阴生血以滋化元，山药培癸水之源，枸杞化壬水之血，山茱萸酸温固精，菟丝子温水益肾，龟胶得阴气最厚，鹿胶得阳气最全，二物气血之属而多寿，牛膝能助一身之元气，壮水制水之剂。

右归丸

(《景岳全书》卷五十一)

【组成】大怀熟地 250g，山药 120g（炒），山茱萸 90g（微炒），枸杞 120g（微炒），鹿角胶 120g（炒珠），菟丝子 120g（制），杜仲 120g（姜汤炒），当归 90g（便溏勿用），肉桂 60g（可渐加至 120g），制附子 60g（可渐加至 150~160g）。

【方歌】

> 右归丸内枸菟丝，归地山芋杜仲施，
>
> 再加桂附怀山药，鹿角胶兼温补之。

【运用心得】

治元阳不足，先天禀衰，劳伤过度，以致命门火衰，不能生土而为脾胃虚寒等症。速宜益火，益火之源以培右肾之元阳，而神气自强。熟地滋阴补肾，枸杞温补少阴，山茱萸涩精秘气，山药补脾固肾，当归有温养血之功，菟丝子补肾益阳，鹿角胶通达周身之阳气，杜仲益肾有强阴之力，附子、肉桂温补命门之火，暖脾胃之阳。

五福饮

（《景岳全书》卷五十）

【组成】人参 6g（心），熟地黄 9g（肾），当归 6~9g（肝），白术（炒）4.5g（肺），炙甘草 3g（脾）。

【方歌】

> 五福饮用当归术，熟地人参炙草吞，
>
> 七福枣仁合远志，五脏亏虚培根本。

【运用心得】

凡五脏气血亏损者，此能兼治之。人参甘温补气以养心，熟地甘平补血以滋肾，当归养肝血，白术补脾胃，炙甘草调和五脏，安为福矣，更加生枣仁以养其肝血，远志通心肾，以和其胃。

一阴煎

（《景岳全书》卷五十一）

【组成】生地黄、芍药、麦门冬、丹参各 6g，熟地 9g，牛膝 5g，甘草 3g。

【方歌】

> 一阴水亏火之胜，二地芍药麦冬定，
>
> 牛膝丹参甘草兼，肾水不足阴虚症。

【运用心得】

此方治水亏火旺，故曰一阴。肾水真阴亏，损及阴虚动血等症，皆宜用此方加减。生地甘寒，熟地滋阴入肾、退热止血，芍药酸寒泻肝火，麦冬清润解肺渴，甘草泻火，牛膝降以行血，丹参入心退热，一从水数，曰一阴也。

加减一阴煎

（《景岳全书》卷五十一）

【组成】生地、芍药、麦冬各 6g，熟地 9~15g，炙甘草 1.5~2.1g，知母、

地骨皮各3g

【方歌】

> 加减一阴生熟地，麦冬甘草芍药制，
> 知母骨皮二味添，水亏火旺阴虚治。

【运用心得】

治水亏火胜者。二地养阴退热，麦冬、芍药、甘草清肝脾之热，知母滋肾以降阴火，地骨皮泻脾清肺火。

二阴煎

(《景岳全书》卷五十一)

【组成】生地6~9g，麦冬6~9g，枣仁6g，生甘草3g，玄参4.5g，黄连3~6g，茯苓4.5g，木通4.5g。

【方歌】

> 二阴生地麦黄连，枣茯甘通再入玄，
> 此治心经火热症，灯心竹叶引相兼。

【运用心得】

此治心经有病，水不制火，故曰二阴。灯心、竹叶引生地凉血，黄连清心，茯神、枣仁安神而退热，麦冬、玄参清肺而解渴，木通、甘草和中渗利，竹叶、灯心泻火除烦。二从火数，故曰二阴也。

三阴煎

(《景岳全书》卷五十一)

【组成】当归6~9g，熟地9~15g，炙甘草3g，芍药（酒炒）6g，枣仁6g，人参适量。

【方歌】

> 三阴煎内用人参，熟地当归芍药增，
> 枣仁同入炙甘草，肝脾虚损服之亨。

【运用心得】

此肝脾虚损及精血不足，荣卫失血等症，人参大补元气，熟地大补真阴，

· 217 ·

附录
贺老临床用药心得及经验

当归止血，芍药平肝，炙甘草调卫气，枣仁收摄脾气。三从木数故曰三阴。

四阴煎

（《景岳全书》卷五十二）

【组成】生地 6~9g，麦冬 6g，白芍药 6g，百合 6g，沙参 6g，生甘草 3g，茯苓 4.5g。

【方歌】

> 四阴地麦茯苓草，百合芍药沙参好，
>
> 保肺清金须服之，阴虚劳损用心考。

【运用心得】

保肺清心之剂，故曰四阴也。百合、沙参保肺清金，生地、麦冬润燥除烦，芍药收肺金之气，茯苓制燥金之火，甘草和中益胃。四从金数曰四阴也。

五阴煎

（《景岳全书》卷五十一）

【组成】熟地 15~30g，山药（炒）6g，扁豆（炒）6~9g，炙甘草 3~6g，茯苓 4.5g，芍药（炒黄）6g，五味子 20 粒，人参（随宜用），白术（炒）3~6g。

【方歌】

> 五阴熟地参术苓，芍药扁草五味群，
>
> 再加山药莲子肉，补脾失血效如神。

【运用心得】

真阴亏损，脾虚失血等症，故曰五阴。人参、茯苓、白术、甘草大补脾元，熟地、芍药养血滋阴，山药、扁豆，调理脾阴，五味收摄肾气。五从土数，故曰五阴。

大营煎

（《景岳全书》卷五十一）

【组成】当归 6~15g，熟地 9~21g，枸杞 6g，炙甘草 3~6g，杜仲 6g，牛

膝 4.5g，肉桂 3~6g。

【方歌】

> 大营煎内补真阴，枸杞归地杜仲寻，
>
> 炙草肉桂同牛膝，气虚血寒可用心。

【运用心得】

治真阴精血亏，损及妇人，经迟血少等症。熟地补五脏真阴，当归养营卫气血，枸杞甘温助阳，肉桂辛热温经，杜仲补中壮肾，甘草和中调卫，牛膝补肝肾、强筋骨、壮腰膝。

小营煎

(《景岳全书》卷五十一)

【组成】当归6g，熟地 6~9g，芍药（酒炒）6g，山药（炒）6g，枸杞6g，炙甘草3g。

【方歌】

> 小营地芍与枸杞，甘草当归山药使，
>
> 血少阴虚方主之，性味和平配药饼。

【运用心得】

治血少阴虚等症。当归，芍药、熟地、枸杞补营中血，山药健脾，炙甘草和胃补气血，故曰小营煎。

补阴益气煎

(《景岳全书》卷五十一)

【组成】人参 3~9g　当归 6~9g　山药 6~9g（酒炒）　熟地 6~60g　陈皮 3g　炙甘草 3g　升麻 3g　柴胡 3~6g　生姜 10~20g。

【方歌】

> 补阴益气地参陈，山药升柴归草因。
>
> 阴虚外感咳疟病，生姜加入用之灵。

【运用心得】

此补中益气之变方也，治劳倦伤阴，精不化气，而虚邪外侵者宜之人参、当归、山药、熟地补养精血，陈皮、甘草、升麻、柴胡、生姜升散邪气。

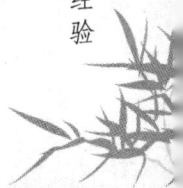

举元煎

（《景岳全书》卷五十一）

【组成】人参、黄芪（炙）各 9～15g，炙甘草 3～6g，升麻 1.5～2g（炒用）白术（炒）3～6g。

【方歌】

举元煎用术参芪，甘草升麻五样齐。

气虚下陷亡阳证，补中升举更相宜。

【运用心得】

治气虚下陷，血崩、血脱等症。黄芪补元气而充腠理，人参回元气，白术、甘草益气和中，升麻能提元气下陷，举大肠泄滑。

两仪膏

（《景岳全书》卷五十一）

【组成】人参 120～250g，大熟地 500g。

【方歌】

两仪熟地与人参，双补阴阳固根本，

精血大亏兼虚脱，调元益气理乾坤。

【运用心得】

治精血大亏，尅伐太过，损耗真阴等症。两仪阴阳二象也，阳虚者非人参不可，阴虚者非熟地不痊，人参有健运之功，熟地禀静顺之德，此一阴一阳合而成两仪之象。

贞元饮

（《景岳全书》卷五十一）

【组成】熟地黄 21～60g，炙甘草 3～9g，当归 6～9g。

【方歌】

贞元饮治喘脱症，熟地当归甘草胜，

子午不交血海亏，脉细无神君可认。

【运用心得】

子午不交血海亏，治气短似喘，呼吸气促，提不能升，咽不能降，气道噎塞，势极垂危者。此根元气损子午不交气脱之症也。熟地大补肾中元气，滋培真阴以归元，当归养肝肾之营血，炙甘草和中补气以归根，气虚喘促真阴失守者复矣。

当归地黄饮
（《景岳全书》卷五十一）

【组成】当归6~9g，熟地9~15g，山药6g，杜仲6g，牛膝4.5g，山茱萸3g，炙甘草3g。

【方歌】

> 当归地黄用山芋，山药甘草杜仲需，
>
> 牛膝理腰兼膝痛，下部调元治肾虚。

【运用心得】

治肾虚腰膝疼痛等症。熟地滋培肾水，当归营养生血，杜仲、牛膝通经络助一身元气，山药补脾，甘草和中养胃，肾虚宜之。

济川煎
（《景岳全书》卷五十一）

【组成】当归9~15g，牛膝6g，肉苁蓉（酒洗去咸）6~9g，泽泻4.5g，升麻2~3g，枳壳3g。

【方歌】

> 济川煎治大便秘，归泻升麻枳壳比，
>
> 苁蓉牛膝通大肠，用代硝黄攻击剂。

【运用心得】

治虚人大便秘结，不宜硝黄攻击，势有不得不通者，宜此主之。当归、牛膝、肉苁蓉养精润液，如舟楫无水则不能流通，以泽泻、牛膝渗利水邪，枳壳通肠破结，升麻小提清气。虚人便秘者，润而通之也。

地黄醴

(《景岳全书》卷五十一)

【组成】大怀熟地 240g（取味极甘者，烘晒干以去水气），沉香 3g（或白檀 0.9g 亦可），枸杞（用极肥者，亦烘晒以去润气）120g。

【方歌】

地黄醴酒怀熟地，沉香枸杞调元气，

烧酒十斤浸煮之，营卫不足依法制。

【运用心得】

治男女精血不足、荣卫不充。沉香气辛调达诸气，熟地味甘益精补肾，枸杞阴中有阳，充荣畅卫。烧酒性走通经，常服精血无不足也。

赞化血余丹

(《景岳全书》卷五十一)

【组成】血余 250g，熟地 250g（蒸，捣），枸杞、当归、人参、鹿角胶（炒珠）、菟丝子（制）、杜仲（盐水炒）、巴戟天（酒浸，炒干）、胡桃肉、肉苁蓉、何首乌、小茴香（略炒）各 120g。

【方歌】

赞化血余菟鹿胶，归参茯戟杞胡桃，

地乌茴杜苁蓉入，大补精元此剂饶。

【运用心得】

大补精血、乌须发、壮形体、培元赞化不可尽述。熟地补血之元，血余温血之精，当归、枸杞补肝肾之不足，人参、茯苓扶脾胃之有余，鹿角胶大补虚，肉苁蓉兴阳益子，何首乌益寿延年，巴戟天强阴壮志，小茴香、杜仲温命门，菟丝子助阳而益肾气。

归肾丸

(《景岳全书》卷五十一)

【组成】熟地 250g，山药 120g，山茱萸肉 120g，茯苓 120g，当归 90g，枸杞 120g，杜仲（盐水炒）120g，菟丝子（制）120g。

【方歌】

> 归肾丸主精血少，萸肉菟丝山药好，
>
> 归苓杜仲枸杞添，熟地蜜丸熬膏捣。

【运用心得】

治水亏，真阴不足，精衰血少等证。熟地补五脏真阴，当归辛温养血，枸杞甘温补肾，山药、山茱萸肉补脾敛肝，茯苓益气，菟丝子助阳，杜仲温补脾肾，故曰归肾。

王母桃

(《景岳全书》卷五十一)

【组成】白术（用冬术根片，味甘者佳，苦者勿用。以米泔浸一宿，切片，炒）、大怀熟（蒸捣）（上二味等分），何首乌（九蒸）、巴戟（甘草汤浸，剥，炒）、枸杞子（上三味减半）。

【方歌】

> 王母桃中巴戟天，首乌白术地黄连，
>
> 枸杞蜜丸龙眼大，脾肾双补妙难言。

【运用心得】

培补脾肾，功力最胜。熟地、白术双补脾肾，巴戟天、枸杞助阳固阴，何首乌补五脏阴阳、养补助气、益寿延年，乌须黑发。此方补滋肾。

休疟饮

(《景岳全书》卷五十一)

【组成】人参、白术（炒）、当归各 9～12g，何首乌（制）15g，炙甘草 2.4g。

【方歌】

> 休疟饮用术参乌，甘草当归夜霜乎，
>
> 老衰虚弱不能止，扶正祛邪疟自无。

【运用心得】

此方止疟最妙。白术、炙甘草补中健脾，正旺则邪自去。当归养血助人参、白术更得其功。至于截疟必藉何首乌之大力,露一宿次早温服,能分理阴阳,清解暑邪,邪出疟自止。

二、和阵

金水六君煎

(《景岳全书》卷五十一)

【组成】当归6g,熟地9~15g,陈皮4.5g,半夏6g,茯苓6g,炙甘草3g,生姜3~7片。

【方歌】

> 金水六君煎二陈,归地夏茯草姜匀,
>
> 肺肾虚寒兼外感,水泛为痰服用灵。

【运用心得】

此治肺肾虚寒,水泛为痰,或年迈阴虚,气血不足,外感风寒,咳嗽多痰,呕恶痰喘等。陈皮、半夏、茯苓、甘草上达于肺,有祛痰补气之功。当归、熟地下滋乎肾,有养营纳气之力,生姜援其虚陷之邪和其表里之用。

六安煎

(《景岳全书》卷五十一)

【组成】陈皮4.5g,半夏6~9g,茯苓6g,甘草3g,杏仁3g(去皮、尖,切),白芥子1.5~2.1g(老年气弱者不用),生姜3~5片。

【方歌】

> 六安煎茯半甘陈,白芥生姜与杏仁,
>
> 风寒咳嗽伤风症,痰凝气道此方新。

【运用心得】

治风寒咳逆、痰凝气逆等症。杏仁润肺散风,白芥消痰定喘,陈皮、半夏去痰,茯苓、甘草和中,生姜通阳达表,则痰喘自安。

和胃二陈煎

(《景岳全书》卷五十一)

【组成】干姜(炒)3~6g,砂仁1.2~1.5g,陈皮、半夏、茯苓各4.5g,

炙甘草 2.1g。

【方歌】

和胃二陈治胃寒，陈皮半夏茯苓甘，

干姜温胃砂快气，胸膈满闷又除痰。

【运用心得】

治胃寒生痰，哕呕，胸满嗳气。陈皮、半夏和胃安中，甘草、茯苓补土渗湿，干姜温胃止呕，砂仁辛香快气。

苓术二陈煎

（《景岳全书》卷五十一）

【组成】猪苓 5g，白术 3~6g，泽泻 5g，陈皮 3g，半夏 6~9g，茯苓 5g，炙甘草 2.5g，干姜（炒黄）3~6g。

【方歌】

苓术二陈治水停，炙草猪苓共二苓，

陈半泽膝兼导水，呕吐干姜痰饮行。

【运用心得】

治痰饮水气停蓄心下，呕吐吞酸等症。此二陈合五苓加干姜温胃止呕，五苓渗湿导痰，二陈燥湿消饮。

和胃饮

（《景岳全书》卷五十一）

【组成】陈皮、厚朴各 4.5g，干姜（炮）3~6g，炙甘草 3g。

【方歌】

和胃饮治寒湿伤，厚朴陈皮甘草当，

干姜止呕和胃脘，吐泻痰饮霍乱康。

【运用心得】

治寒湿伤脾，霍乱吐泻及痰饮水气，胃脘不消，呕吐胀满腹疼等症。干姜和胃止吐，厚朴除湿散寒，陈皮利气行痰，炙甘草和中安胃。

排气饮

（《景岳全书》卷五十一）

【组成】陈皮4.5g，木香2.1~3g，藿香4.5g，香附6g，枳壳4.5g，泽泻6g，乌药6g，厚朴3g。

【方歌】

> 排气乌药与陈皮，木香藿香枳壳宜，
>
> 泽泻附厚除逆气，食滞胀疼效称奇。

【运用心得】

治气逆，食滞胀痛。陈皮、枳壳利痰通气，乌药行诸气，厚朴降逆气，香附开结气，泽泻渗水气，藿香扶脾气，木香通脏腑气。

大和中饮

（《景岳全书》卷五十一）

【组成】陈皮3~6g，枳实3g，砂仁1.5g，山楂6g，麦芽6g，厚朴4.5g，泽泻4.5g。

【方歌】

> 大和中饮朴陈砂，枳实泽泻麦山楂，
>
> 饮食滞积方能治，和中快胃甚堪夸。

【运用心得】

治饮食积滞。陈皮、枳实消积除疾，厚朴、砂仁散满行滞。麦芽消油腻而去痰积，泽泻渗水邪而分清浊。

小和中饮

（《景岳全书》卷五十一）

【组成】陈皮4.5g，山楂6g，茯苓4.5g，厚朴4.5g，甘草1.5g，扁豆（炒）6g，生姜3~5片。

【方歌】

> 小和中饮朴楂陈，扁豆甘草共茯苓，

生姜温胃宽胸膈，胎气胀满滞闷停。

【运用心得】

治胸膈胀闷，胎气胀满。陈皮、厚朴、山楂宽胸利气，甘草、茯苓、扁豆健脾养气，生姜快脾胃利中气。

大分清饮

(《景岳全书》卷五十一)

【组成】 茯苓、泽泻、木通各6g，猪苓、栀子（或倍之）、枳壳、车前子各3g。

【方歌】

大分清饮治疸黄，猪茯二苓术通囊，

泽枳栀车利湿热，蓄血淋闭用相当。

【运用心得】

治湿热闭积，小便不利，湿热黄疸，蓄血淋闭等症。茯苓、猪苓渗湿，车前子、泽泻通闭，木通利水通淋，栀子消除疸湿，枳壳破结逐瘀，水道分清浊之治也。

小分清饮

(《景岳全书》卷五十一)

【组成】 茯苓6~9g，泽泻6~9g，薏仁6g，猪苓6~9g，枳壳3g，枳壳、厚朴3g。

【方歌】

小分清饮薏米仁，泽泻枳壳猪茯苓，

厚朴加添兼利湿，小便不利分两清。

【运用心得】

治小便不利，水滞肿胀不能受补等症。茯苓、猪苓、泽泻利水渗湿，厚朴、薏仁燥湿而消肿小分利之。

解肝煎

(《景岳全书》卷五十一)

【组成】 陈皮、半夏、厚朴、茯苓各4.5g，苏叶、芍药各3g，砂仁2.1g，生姜 3 片。

【方歌】

解肝煎内朴陈苏，芍药砂仁半夏俱，

茯苓生姜用三片，暴怒伤肝气自舒。

【运用心得】

治暴怒伤肝，气逆胀满阴滞等症。陈皮开郁结之痰，厚朴除胀满之实，茯苓除痰以渗邪，砂仁辛温以快气，白芍平肝制木，苏叶疏肝散表，姜能宣散而止呕，则肝怒则平矣。

二术煎

（《景岳全书》卷五十一）

【组成】白术（炒）6～9g，苍术（米泔浸，炒）3～6g，芍药（炒黄）6g，陈皮（炒）4.5g，炙甘草 3g，茯苓 3～6g，厚朴（姜汤炒）3g，木香 1.8～2.1g，干姜（炒黄）3～6g，泽泻（炒）4.5g。

【方歌】

二术煎水芍药甘，茯陈厚朴木香参，

泽泻干姜煎半服，肝强脾弱用之安。

【运用心得】

治肝强脾弱，气泄湿泄等症。二术燥湿强脾，陈皮、厚朴温中除湿，泽泻、茯苓分利水邪，甘草、芍药平肝止痛，木香平胃而制肝，干姜温脾胃而通肠。

廓清饮

（《景岳全书》卷五十一）

【组成】枳壳 6g，厚朴 4.5g，大腹皮 3～6g，白芥子 1.5～6g，萝卜子（生捣）3g（如中不甚胀，能食者不必用此），茯苓（连皮用）6～9g，泽泻 6～9g，陈皮 3g。

【方歌】

廓清饮用大腹皮，白芥陈皮枳壳随，

泽泻萝苓厚朴入，三焦郁滞效堪追。

【运用心得】

治三焦郁滞，通身肿胀，水道不清，小便不利。枳壳开上焦结，萝卜子荡中焦郁，泽泻行下焦水，茯苓、陈皮逐水消胀，白芥子温中祛痰。

扫虫煎

（《景岳全书》卷五十一）

【组成】青皮 3g，小茴香（炒）3g，槟榔、乌药各 4.5g，细榧肉 9g（敲碎），吴茱萸 3g，乌梅 2 个，甘草 2.4g，朱砂、雄黄各 1.5g（为极细末，后下）。

【方歌】

> 扫虫煎用小茴香，槟榔青皮乌药将，
>
> 萸梅乌梅并榧肉，甘草和胃总伴相，

【运用心得】

治诸虫攻胸腹作疼等症。青皮、乌药止心腹之痛，小茴香、槟榔入膈而杀三虫，榧肉润肺，甘草和中，吴茱萸助膈，乌梅酸收，朱砂、雄黄皆杀虫之品。

十香丸

（《景岳全书》卷五十一）

【组成】木香、沉香、泽泻、乌药、陈皮、丁香、小茴香、香附（酒炒）、荔核（煨焦）各等分，皂角（微火烧烟尽）。

【方歌】

> 十香丸用木沉香，乌陈泽附更相当，
>
> 丁茴同入荔枝核，皂角胀疼服之彰。

【运用心得】

治滞气、寒气、诸疼等症。四香温胃寒开结气，乌药、沉香利中焦化结痰，香附入行气，泽泻分浊清阳，荔核去疝气而温寒，皂角利九窍而止痛。

芍药枳术丸

（《景岳全书》卷五十一）

【组成】白术 60g（面炒），赤芍药 60g（酒炒），枳实 30g（面炒），陈皮 30g。

【方歌】

芍药枳术与陈皮，荷叶煎汤补胃气，

食积痞满皆能治，小儿腹痛积伤脾。

【运用心得】

消食和痞满，小儿腹大胀满、疼痛，脾胃不和等症。白术健脾，枳实消痞，陈皮利痰湿，赤芍退积热，荷叶补胃气。

苍术丸

(《景岳全书》卷五十一)

【组成】云苓 120g，白芍药（炒黄）120g，炙甘草 30g，川椒（去闭口者，炒出汗）、小茴香（炒）各 30g，厚朴 90g（姜汁炒，）真茅山苍术 240g（米泔浸一宿，切，炒），破故纸（酒浸一日，晒干，稍香）。

【方歌】

苍术丸治寒与湿，芍药骨脂甘草炙，

川椒苓朴小茴香，糯米糊汤能进力。

【运用心得】

治寒湿在脾，泄泻不能愈者。苍术和胃燥土，白芍酸收制木，厚朴行气宽中，川椒温中，云苓止泻，破故纸温肾行脾，小茴香快膈，甘草和中培土。

括痰丸

(《景岳全书》卷五十一)

【组成】半夏（制）60g，白芥子 60g，干姜（炒黄）30g，猪苓 60g，炙甘草 15g，陈皮 120g（切碎，用盐 6g 入水中浸一宿，晒干）。

【方歌】

括痰半夏与陈皮，白芥猪苓甘草随，

干姜温胃水湿下，停痰积饮此方追。

【运用心得】

治一切停痰积饮。二陈除痰，干姜温胃，芥子除膈膜之痰，猪苓利湿去饮，甘草和脾消食。

三、攻阵

赤金豆

(《景岳全书》卷五十一)

【组成】巴霜（去皮膜，略去油）4.5g，生附子（切，略炒燥）6g，皂角（炒微焦）6g，轻粉3g，丁香9g，木香9g，天竺黄9g，朱砂6g（为衣）。

【方歌】

> 赤金豆名八仙方，天竺巴霜丁木香，
>
> 生附皂角温通分，祛痰消结效无双。

【运用心得】

治诸积不行，血凝气滞，酸疼肿胀，诸恶癥痕坚等症。巴霜去积，生附温寒，皂角、天竺黄通经络去痰积，丁香理中气而消结恶，轻粉、朱砂杀虫去积。

太平丸

(《景岳全书》卷五十一)

【组成】陈皮、浓朴、木香、乌药、白芥子、草豆蔻、三棱、蓬术（煨）、干姜、牙皂（炒断烟）、泽泻各9g，巴豆（用滚汤泡去皮心膜，称足一钱，用水一碗，微火煮至半碗，将巴豆捞起，用乳钵研极细，仍将前汤搅入研匀，然后量药多寡，入蒸饼浸烂捣丸，前药如绿豆大，每用三五分至一线）。

【方歌】

> 太平丸中白芥子，三棱莪术木香使，
>
> 草果乌泽朴姜陈，牙皂巴豆制用此。

【运用心得】

治胸腹胀疼，气血食积，疝气实秘滞痛等症。陈皮、厚朴、木香、乌药利气去胀，干姜、泽泻、莪术、三棱去积，白芥行痰，草豆蔻散滞，皂角通经，巴豆破积。

敦阜丸

(《景岳全书》卷五十一)

【组成】木香、山楂、麦芽、皂角、丁香、乌药、青皮、陈皮、泽泻各

15g，巴豆霜 3g。

【方歌】

敦阜丸用丁木香，楂麦青陈巴豆霜，
乌药泽泻皂角子，消食除积行滞尝。

【运用心得】

治坚顽食积停滞肠胃，痛剧不行等症。山楂、麦芽、青皮、陈皮消食除积，丁香、皂角、乌药止疼温寒，泽泻分利，巴豆破坚，木香行气止痛，用时以生蒜头一两研烂，加热水取汁捣丸如绿豆大，每服二三十丸。

百顺丸

（《景岳全书》卷五十一）

【组成】川大黄（绵纹者）500g，牙皂角（炒微黄）48g。

【方歌】

百顺丸主秘结行，大黄牙皂二味寻，
气积食积和虫积，伤寒实热服之宁。

【运用心得】

治阳邪积滞，凡气血虫食等积及伤寒实热等症。大黄、皂角杀虫通窍行经络，用时也可以蜜为丸。

四、散阵

一柴胡饮

（《景岳全书》卷五十一）

【组成】柴胡 6g，黄芩 5g，芍药 6g，生地 5g，陈皮 5g，甘草 2g。

【方歌】

一柴胡饮芍药甘，黄芩生地陈皮参，
寒热往来如疟症，水从寒散服之安。

【运用心得】

治感四时不正之气及寒、热、劳、怒，热入血室，产后如疟等症。柴胡、黄芩清解半表里之热，生地、芍药凉解血分之烦，陈皮、甘草调表里之气，此水数从寒散也。

二柴胡饮

（《景岳全书》卷五十一）

【组成】陈皮 4.5g，半夏 6g，细辛 3~6g，厚朴 4.5g，生姜 3~7 片，柴胡5~9g，甘草 1g。

【方歌】

二柴胡饮与陈皮，半夏细辛厚朴随，

生姜甘草煎热服，火从温散此方宜。

【运用心得】

时逢寒胜，不宜妄用凉药以致寒滞不散。生姜、细辛温散去阴分之寒邪，厚朴、生姜散寒以出表，陈皮快膈，半夏止呕，甘草和中，柴胡解表散邪。此火数，从温散也。

三柴胡饮

（《景岳全书》卷五十一）

【组成】柴胡 6~9g，芍药 4.5g，炙甘草 3g，陈皮 3g，生姜 3~5 片，当归6g（溏泄者，易以熟地）。

【方歌】

三柴胡饮芍药当，炙草生姜合陈皮，

阴分不足肝血少，木从肝经血分推。

【运用心得】

治阴分不足，肝经血少，偶感风寒，可兼补而兼散者。柴胡少阳之药，平肝解表，当归、芍药和血平肝，陈皮、生姜温寒而散表，甘草和营。此木数从肝经血分也。

四柴胡饮

（《景岳全书》卷五十一）

【组成】柴胡 3~9g，炙甘草 3g，生姜 3~7 片，当归 6~9g（泻者少用），人参 6~9g。

【方歌】

四柴胡饮用人参，当归甘草与姜存，

正不胜邪劳倦症，金从气分保元坤。

【运用心得】

治元气不足，外感风寒，六脉紧数微细，正不胜邪等症。人参大补元气，托在表之邪，当归养营以达培元之力，柴胡解肌，生姜散寒，甘草和中。此四为金数，从气分。

五柴胡饮

(《景岳全书》卷五十一)

【组成】柴胡 3～6g，当归 6～9g，熟地 9～15g，白术 6～9g，芍药 4.5g（炒用），炙甘草 3g，陈皮酌用或不用。

【方歌】

五柴胡饮地芍归，白术甘草与陈皮，

中气不足兼外感，土从五数托脾胃。

【运用心得】

凡中气不足而外邪不能散者。地黄养营血以达表，白术、炙甘草补脾元，当归、芍药养肝血，柴胡解肌，陈皮开胃。五为土数。

正柴胡饮

(《景岳全书》卷五十一)

【组成】柴胡 3～9g，防风 3g，陈皮 4.5g，芍药 6g，甘草 3g，生姜 3～5片。

【方歌】

正柴胡饮治风寒，陈皮防风与炙甘，

生姜三片煎热服，头痛身痛治不难。

【运用心得】

治发热恶寒、头痛身痛、疟病初起等症。柴胡发散表邪，陈皮、生姜温寒开胃，芍药调营，甘草和中，此平散也。

麻桂饮

(《景岳全书》卷五十一)

【组成】官桂 3~6g，当归 9~12g，炙甘草 3g，陈皮（随宜用，或不用亦可），麻黄 6~9g。

【方歌】

> 麻桂归草与陈皮，生姜为引随之时，
>
> 瘟疫流行真堪用，阴暑伤寒与疟疾。

【运用心得】

治伤寒、瘟疫、阴暑、疟疾等症。官桂驱寒，麻黄发表，当归养血，甘草和中，陈皮有温寒之功，生姜有宣散之力。

大温中饮

(《景岳全书》卷五十一)

【组成】熟地 9~21g，冬白术 9~15g，当归 9~15g（如泄泻者不宜用，或以山药代之），人参 6~15g（甚者 30g，或不用亦可），炙甘草 3g，柴胡 6~12g，麻黄 3~9g，肉桂 3~6g，干姜（炒熟）3~6g（或用煨生姜 3~7 片亦可）。

【方歌】

> 大温中饮桂麻黄，熟地参归甘术将，
>
> 柴胡加入干姜服，阳虚伤寒用此医。

【运用心得】

治伤风兼寒，咳嗽发热，痞满多痰等症。人参、白术补托外卫之邪，熟地、当归托补汗化之液，柴胡开腠理逐表邪，肉桂、干姜、炙甘草温中、回阳补虚，柴胡、麻黄解表。本方乃补虚托表第一方也。

柴陈煎

(《景岳全书》卷五十一)

【组成】柴胡 6~9g，陈皮 4.5g，半夏 6g，茯苓 6g，甘草 3g，生姜 3~

7片。

【方歌】

> 柴陈煎用半夏柴，茯苓陈皮姜草齐，
>
> 伤感风寒兼发热，痰嗽痞满力能排。

【运用心得】

治风寒咳嗽，多痰等症。陈皮、半夏、茯苓、甘草利痰、消满、温中，柴胡升阳气、透表通络，治骨节之疼，此二陈汤之变方也。

柴芩煎

(《景岳全书》卷五十一)

【组成】柴胡 6~9g，黄芩、栀子、泽泻、木通各 6g，枳壳 4.5g。

【方歌】

> 柴芩栀子与木通，泽泻枳壳六味同，
>
> 伤寒在表邪未解，疟痢用之有奇功。

【运用心得】

治寒邪未解，内外俱热。泄利，烦渴，发冷，气壮，脉滑数等。

柴苓饮

(《景岳全书》卷五十一)

【组成】柴胡 6~9g，猪苓、茯苓、泽泻各 6g，白术 6~9g，肉桂 3~9g。

【方歌】

> 柴苓饮内用五苓，加入柴胡一味成，
>
> 风湿发黄身体疼，中寒泄泻总能平。

【运用心得】

治风湿发黄，脉紧小便不利，中寒泄泻等症。柴胡升阳达表，肉桂辛热温理州都，茯苓、猪泻、泽泻有导水之权，白术健脾有除湿之用，此五苓散之变方。

柴胡白虎煎

(《景岳全书》卷五十一)

【组成】柴胡6g，石膏9g，黄芩6g，麦冬6g，细甘草2.1g，竹叶20片。

【方歌】

柴胡白虎石膏多，麦草黄芩竹叶挪，

阳明温热表邪症，暑热清解患能瘥。

【运用心得】

治阳明温热，表邪不解等症。柴胡散邪，黄芩清肺胃火，麦冬清润止渴，甘草泻热和中，竹叶之加，仿仲景竹叶石膏之制，外托表邪、内清里热。

归葛饮

(《景岳全书》卷五十一)

【组成】当归3~5钱，干葛2~3钱。

【方歌】

归葛二味治阳明，湿暑时令热大行，

精液枯固阴虚极，不能作汗托卫营。

【运用心得】

治阳明湿暑时，症大热大渴，津液枯涸，阴虚不能作汗等症。当归气轻味重，可升可降血中气，药得干葛甘平之品，用其凉散善达表邪，当归得葛而力倍，葛得归而表益达。

归柴饮

(《景岳全书》卷五十一)

【组成】当归30g，柴胡15g，炙甘草2.4g，生姜3~5片。

【方歌】

归柴饮治营血虚，归草柴姜四味拘，

真阴不足有外感，寒邪难解此方施。

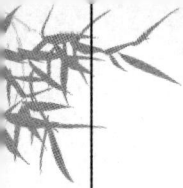

【运用心得】

治营虚不能作汗，真阴不足，外感寒邪难解症等。当归养营，柴胡解表，甘草和中，生姜有宣散之能。补托散邪之剂。

五、寒阵

保阴煎

（《景岳全书》卷五十一）

【组成】生地、熟地、芍药各 6g，山药、川续断、黄芩、黄柏各 4.5g，生甘草 3g。

【方歌】

> 保阴地黄生并熟，芍药黄芩黄柏续，
>
> 再加山药与甘草，带浊崩淋皆堪服。

【运用心得】

治男女带浊遗淋，色赤带血，脉滑多热，便血不止，血崩血淋或经期太早，一切阴虚动血等症。熟地补血养阴，生地凉血制火，芍药平肝，黄芩清热，山药健脾，续断调经，黄柏滋阴而降火，甘草以和阴气而虚自退。

抽薪饮

（《景岳全书》卷五十一）

【组成】黄芩、石斛、木通、栀子（炒）、黄柏各 3~6g，枳壳、泽泻各 4.5g，细甘草 0.3g。

【方歌】

> 抽薪饮治火之炽，芩柏木通枳壳宜，
>
> 泽泻栀子石斛同，甘草除烦此方奇。

【运用心得】

治诸凡火炽不宜补者。黄芩、黄柏、栀子、泽泻能泻其炽盛之火，枳壳破结，石斛清胃，木通清利水道，甘草泻热和中。

徙薪饮

（《景岳全书》卷五十一）

【组成】陈皮2.5g，黄芩6g，麦冬、芍药、黄柏、茯苓、牡丹皮各4.5g

【方歌】

徙薪饮用牡丹皮，陈茯黄芩麦芍宜，

黄柏滋阴消肾火，三焦火热渐能移。

【运用心得】

治三焦火。一切内热未甚者，先宜清以此剂。黄芩清肺，麦冬润肺，此清润上焦之火也，芍药泻脾，茯苓渗脾，此渗泻中焦之火也，黄芩降肾中之火，丹皮泻君相之火，此滋降下焦之火也。少用陈皮通行三焦之气而达郁闷之痰。

清流饮

（《景岳全书》卷五十一）

【组成】生地、芍药、茯苓、泽泻各6g，当归3~6g，甘草3g，黄芩、黄连各4.5g，枳壳3g。

【方歌】

流清泽茯地芍药，甘草黄芩与枳壳，

阴虚夹热泄痢兼，便涩下血用之确。

【运用心得】

治阴虚夹热，泻痢发热，清冷下纯鲜血，小便不利等症。生地甘寒凉而不滞，芍药平肝，茯苓渗湿，泽泻导水下行，当归调和痢血，甘草缓中，枳壳下积，黄芩止痢疏邪，黄连通调血痢。

化阴煎

（《景岳全书》卷五十一）

【组成】生地黄、熟地黄、牛膝、猪苓、泽泻、生黄柏、生知母各6g，绿豆9g，龙胆草4.5g，车前子3g。

附录
贺老临床用药心得及经验

【方歌】

> 化阴煎用二地黄，知柏猪苓泽泻良，
>
> 通泻龙胆车前子，水亏阴涸癃闭将。

【运用心得】

治水亏阴涸，阳火有余，小便癃闭，淋浊等症。二地滋水以养真阴，清润以降浊。知柏泻火之余，补水之不足。泽泻、猪苓泻膀胱而利小便。车前子、牛膝泻下焦火，通淋闭。龙胆草清肝退热。

茵陈饮

(《景岳全书》卷五十一)

【组成】茵陈、焦栀子、泽泻、青皮 9g，甘草 3g，甘菊花 6g。

【方歌】

> 茵陈泽泻与青枝，甘草菊花煎服宜，
>
> 夹血下痢兼泻症，黄疸闭涩尽推移。

【运用心得】

治夹血下痢，口渴清冷，水道不利，黄疸等症。茵陈除湿退黄，栀子除湿消疸，泽泻渗利下行，菊花透解表热，青皮燥利其湿而退黄，甘草和中。

清膈煎

(《景岳全书》卷五十一)

【组成】陈皮 4.5g，贝母（微敲破）3~9g，胆星 3~6g，海石 6g，白芥子 1.5~2.1g，木通 6g。

【方歌】

> 清膈消痰星贝母，陈皮海石木通夥，
>
> 白芥治喘真神奇，烦渴气壅皆安妥。

【运用心得】

治痰因火动，气壅喘渴，内热烦渴等症。陈皮、胆星消痰利膈，海石除软坚之痰，白芥子利膈膜之痰，木通泻火下行而痢自利。

化肝煎

（《景岳全书》卷五十一）

【组成】青皮、陈皮、芍药各6g，牡丹皮、栀子（炒）、泽泻（血见下部者用甘草代之）各4.5g，土贝母6~9g。

【方歌】

> 化肝青陈与芍药，牡丹泽泻栀贝着，
>
> 怒气伤肝理胁痛，胀满动血烦热却。

【运用心得】

治怒气致火烦热胁痛，胀满动血等症。青皮利肝去郁，栀子、芍药平肝泻火，丹皮除烦，贝母除痰而止痛。

安胃饮

（《景岳全书》卷五十一）

【组成】陈皮、山楂、麦芽、木通、泽泻、黄芩、石斛各二钱。

【方歌】

> 安胃石斛与黄芩，山楂泽泻木通临，
>
> 陈皮麦芽定呃逆，清解胃火上冲心。

【运用心得】

治胃火上冲，呃逆不止。陈皮止呕，有安胃之功；山楂消滞，有降火之力；麦芽善开胃中逆气，木通、泽泻分利水道，石斛清痰和胃，黄芩清肝泻火。

太清饮

（《景岳全书》卷五十一）

【组成】知母、石斛、木通各4.5g，石膏（生用）15~20g。

【方歌】

> 太清清胃热狂斑，知母石斛木通攀，
>
> 石膏生用仿白虎，火逆呕吐症安全。

附录
贺老临床用药心得及经验

【运用心得】

治胃火烦热，狂斑呕吐等症。石膏清胃降火，知母除烦热，石斛清热胃而止呕，木通渗水之不行，此白虎之变方也。

玉泉散

（《景岳全书》卷五十一）

【组成】石膏 180g（生用），粉甘草 30g。

【方歌】

> 玉泉六一名甘露，石膏甘草辰砂附，
>
> 阳明热渴并头疼，瘟疫斑黄清胃助。

【运用心得】

治阳明内热，烦躁头痛，二便闭涩，瘟疫斑黄及热痰咳喘等症。石膏清胃热，甘草和中止渴，辰砂解暑除烦。

滋阴八味丸

（《景岳全书》卷五十一）

【组成】山药 12g，丹皮 9g，白茯苓 3g，山茱萸肉 12g，泽泻 9g，黄柏（盐水炒）9g，熟地黄（蒸捣）24g，知母（盐水炒）9g。

【方歌】

> 滋阴八味地山芋，泽茯山药丹皮俱，
>
> 知母黄柏降阴火，下焦湿热并能除。

【运用心得】

治阴虚火盛，下焦湿热等症。此即古之知柏八味，以治下焦湿热阴盛之方。

约阴丸

（《景岳全书》卷五十一）

【组成】当归、白术（炒）、芍药（酒炒）、生地、茯苓、地榆、黄芩、白石脂（醋煅，淬）、北五味、丹参、川续断各等分。

【方歌】

约阴丸用木芍归，地茯丹芩白石脂，

续断地榆五味子，经中血热脉先期。

【运用心得】

治血海有热，经脉先期，带浊不止，大肠血热便等症。当归、芍药平肝补血，黄芩、生地凉脾清血，白术、茯苓固脾血，丹参去郁生血，续断调精血，五味固肾气，地榆止血，石脂止浊。

服蛮煎

(《景岳全书》卷五十一)

【组成】生地、麦门冬、芍药、石菖蒲、石斛、川丹皮（极香者）、茯神各6g，陈皮3g，木通、知母各4.5g。

【方歌】

服蛮地麦芍菖蒲，石斛丹皮知母扶，

茯神木通陈皮入，心脾二脏郁开苏。

【运用心得】

此方善入心脾，行滞气，开郁结，通神明，养心除邪。生地、茯苓、麦冬、芍药凉血而养营，丹皮、知母滋阴而降火，石菖蒲开郁而通神，陈皮利气化痰，木通渗利小便。

约营煎

(《景岳全书》卷五十一)

【组成】生地、芍药、甘草、续断、地榆、黄芩、槐花、荆芥穗（炒焦）、乌梅各二钱。

【方歌】

约营生地芍甘槐，续断地榆合乌梅，

黄芩荆芥清便血，脾胃湿热服之谐。

【运用心得】

治血热、便热，无论脾胃、大小肠、膀胱等症。地榆有清血养营之功，槐花、地榆有止血固肠之效，续断调经，荆芥止血，黄芩固肠血，甘草和五脏，乌梅收营中之血。

六、热阵

四味回阳饮

(《景岳全书》卷五十一)

【组成】人参30~60g，制附子6~9g，炙甘草3~6g，炮干姜6~9g。

【方歌】

四味回阳用人参，制附干姜炙草温，

元阳虚脱危顷刻，徐徐伸服可回生。

【运用心得】

治元阳虚脱，危在顷刻者。附子阳中之阳，助人参，有回元之功。甘草守中佐人参、附子，有补阳之力。炮姜温欲脱之阳，合生附子、甘草回虚脱之气。

六味回阳饮

(《景岳全书》卷五十一)

【组成】人参30~60g，制附子6~9g，炮干姜6~9g，炙甘草3g，熟地15g或30g，当归身9g（如泄泻者，或血动者，以冬术易之，多多益善）。

【方歌】

六味回阳参草附，黑姜当归地用熟，

阴阳将脱此方司，温补回阳须急服。

【运用心得】

治阴阳将脱等症。人参、熟地两补阴阳，当归味甘补血，甘草缓中和阳，附子温下焦都会之元阳，干姜理中焦阴寒之不足。

理阴煎

(《景岳全书》卷五十一)

【组成】熟地30~60g，当归6~9g，炙甘草3~6g，干姜（炒黄色）3~

9g，或加肉桂 3~6g。

【方歌】

> 理阴归芍炙甘草，肉桂干姜缓胃好，
>
> 脾肾双虚温有功，临时加减细探讨。

【运用心得】

通治真阴虚弱，胀满呕咳，痰饮恶心吐泻，腹疼，妇人经迟血滞等症。当归、熟地填少阴之精为补营血之品，干姜回阳以配阴，甘草和中以养阴，肉桂于阴中以补阳，有云腾雨化之妙。

养中煎

（《景岳全书》卷五十一）

【组成】人参 3~9g，山药（炒）6g，白扁豆（炒）6~9g，炙甘草 3g，茯苓 6g，干姜（炒黄）3~6g。

【方歌】

> 养中煎治胃寒呕，人参山药炙草投，
>
> 干姜茯苓白扁豆，中寒泄泻可无忧。

【运用心得】

治中气虚寒，为呕为泻者。茯苓、甘草补中养胃止呕，山药、扁豆固守肠胃而止泻，干姜辛以通阳，温以开胃，故名养中。

温胃饮

（《景岳全书》卷五十三）

【组成】人参 3~6g（或用至 30g），白术（炒）3~6g（或用至 30g），扁豆（炒）6g，陈皮 3g（或不用），干姜（炒焦）3~6g，炙甘草 3g，当归 3~6g（滑泄者勿用）。

【方歌】

> 温胃饮主胃家寒，人参白术扁豆探，
>
> 陈草干姜当归入，脏寒呕吐保胎还。

【运用心得】

治中寒呕吐，吞酸，泄泻，不思饮食，妇人寒呕，胎气不安等症。人参、白术补中气而温脾胃，干姜止呕，扁豆和脾养胃，甘草缓中，陈皮顺气，当归养营，人参、白术干姜温胃以祛寒也。

五君子煎

（《景岳全书》卷五十一）

【组成】人参6~9g，白术、茯苓各6g，炙甘草3g，干姜（炒黄3~6g）。

【方歌】

> 五君子煎本四君，加入干姜五味匀，
>
> 虚寒呕吐并泄泻，培元养胃妙难寻。

【运用心得】

治脾胃虚寒吐泻，而兼湿者。四君参、苓、术、草加干姜，以通阳安胃，止呕健脾止泻，培元养胃，实为司命之本也。

参姜饮

（《景岳全书》卷五十一）

【组成】人参9~15g（或加倍），炙甘草1~1.5g，干姜（炮）1.5g（或用煨生姜3~5片）。

【方歌】

> 参姜饮治脾胃肺，加入甘草和中气，
>
> 阳虚呕吐胃中寒，小儿吐乳治之易。

【运用心得】

治脾、胃、肺虚寒，呕，咳嗽气短，小儿吐乳等症。人参补元气，干姜温胃寒，甘草和脾、肺、胃寒而吐之妙方也。

胃关煎

（《景岳全书》卷五十一）

【组成】熟地10~15g或30g，山药（炒）6g，白扁豆（炒）6g，炙甘草

3~6g，焦干姜 3~9g，吴茱萸（制）1.5~2.1g，白术（炒）3~9g。

【方歌】

> 胃关熟地炙甘草，山药白术吴萸妙，
>
> 扁豆干姜温服之，脾胃虚寒泻痢保。

【运用心得】

治脾胃虚寒作泻，久泻腹痛不止，冷痢等症。熟地补虚养精液，白术、山药健脾止痢，扁豆和脾，甘草缓中，干姜温脾中之湿，吴茱萸缓下焦之阳，此脾肾之交始也。

佐关煎

(《景岳全书》卷五十一)

【组成】厚朴（炒）3g，陈皮（炒）3g，山药（炒）6g，扁豆（炒）6g，炙甘草2.1g，猪苓6g，泽泻6g，干姜（炒）3~6g，肉桂3~6g。

【方歌】

> 佐关肉桂陈甘朴，扁豆猪苓淮山药，
>
> 泽泻干姜温有功，生冷伤脾补胃弱。

【运用心得】

治生冷伤脾，泻痢未久，肾气未伤，宜用此以去脾湿、安脾胃。山药健脾，陈皮、厚朴快胃，猪苓、泽泻渗湿止泻，肉桂、干姜温理中寒，甘草缓中调胃。

抑扶煎

(《景岳全书》卷五十一)

【组成】厚朴、陈皮、乌药各45g，猪苓6g，泽泻6g，炙甘草3g，干姜（炮）3~6g，吴茱萸（制）1.5~2.1g。

【方歌】

> 抑扶伤冷治泻痢，猪苓陈朴乌药比，
>
> 吴萸黑姜炙草煎，寒湿伤脾呕逆治。

【运用心得】

治气冷阴寒暴伤，生冷致成吐泻等症。陈皮、厚朴燥脾祛湿，猪苓分消

附录 贺老临床用药心得及经验

水邪，乌药、甘草和中快胃，炮姜、吴茱萸缓中温寒。

四维散

(《景岳全书》卷五十一)

【组成】人参30g，制附子6g，干姜（炒黄）6g，炙甘草3~6g，乌梅肉1.5~3g。

【方歌】

四维生附合干姜，甘草乌梅各半囊，
脾肾虚寒滑脱症，气虚下陷自平康。

【运用心得】

治脾肾虚寒滑脱之盛，或泻不止，气虚下陷，二阴血脱不能禁者。人参补气益元，附子回阳温肾，干姜快胃缓中，炙草调和胃气，乌梅酸收，治虚寒滑脱。

镇阴煎

(《景岳全书》卷五十一)

【组成】熟地30~60g，牛膝6g，炙甘草3g，泽泻4.5g，肉桂3~6g，制附子1.5~2.1g，或3~9g。

【方歌】

镇阴煎用熟地枸，镇压真阳牛膝需，
桂附温中炙甘草，吐衄格阳并阴虚。

【运用心得】

治阴虚于下，格阳于上，则真阳失守，大吐大衄，六脉细脱，手足厥冷，危在顷刻。熟地养营以填阴滋水，牛膝下降收损肾干之火，泽泻佐牛膝而下行，可以纳气归元，甘草缓中，肉桂、附子温以引火。此阴求阳，坎离交治之法也。

归气饮

(《景岳全书》卷五十一)

【组成】熟地9~15g，茯苓6g，扁豆6g，干姜（炮）、丁香、陈皮各3g，藿香 4.5g，炙甘草 2.4g。

【方歌】

> 归气饮用陈熟地，扁豆干姜与茯苓，
>
> 丁藿二香炙甘草，呃逆呕吐脾肾经。

【运用心得】

治气逆不顺，呃逆呕吐，中寒脾肾等症。熟地滋肾补阴，扁豆和胃养脾，干姜温以缓中，陈皮利以宽气，丁香治呃，甘草和中，藿香能解脾移气。

暖肝煎

(《景岳全书》卷五十一)

【组成】当归 6~9g，枸杞 9g，茯苓 6g，小茴香 6g，肉桂 3~6g，乌药 6g，沉香 3g（或木香亦可）。

【方歌】

> 暖肝枸杞小茴香，归茯乌陈及生姜，
>
> 肉桂温中去冷气，肝肾阴寒服大昌。

【运用心得】

治肝肾阴寒，小腹疼痛，疝气等症。归杞补肝肾之不足，乌陈理寒气之疼，肉桂温寒，茯苓渗湿，小茴香利小腹寒疝之气。

寿脾煎

(《景岳全书》卷五十一)

【组成】白术 6~9g，当归 6g，山药 6g，炙甘草 3g，枣仁 4.5g，远志 0.9~1.5g，干姜（炮）6~9g，莲肉（去心，炒）20 粒，人参 3~6g（急者用 30g）。

【方歌】

> 寿脾参术与当归，山药枣仁远志随，
>
> 炙草干姜和莲肉，脾不摄血此方奇。

【运用心得】

治脾虚不能摄血，忧思郁怒积劳及中气虚陷，神魄不宁，大便血脱，妇人无火崩淋等症。人参、白术、甘草补脾，远志、枣仁补心，当归养血，干姜温中，山药、莲肉归脾行滞，助人参、白术、有阴生阳长之理。

三气饮

(《景岳全书》卷五十一)

【组成】当归、枸杞、杜仲各6g，熟地9~15g，牛膝、茯苓、芍药（酒炒）、肉桂各3g，北细辛（或代以独活）、白芷、炙甘草各3g，附子3~6g，生姜3片。

【方歌】

三气饮治气血亏，地芍牛膝并当归，

杜仲枸杞甘桂附，辛芷姜苓祛湿痹。

【运用心得】

治气血亏损，风、寒、湿三气乘虚内侵，筋骨历节痹疼及泄泻，鹤膝等症。熟地、芍药、当归、枸杞养血养营，杜仲、牛膝、细辛、白芷利节舒筋，茯苓、甘草和中益胃，肉桂、附子暖肾温经，生姜宣散通阳，此理风痹之妙方也。

五德丸

(《景岳全书》卷五十)

【组成】补骨脂120g（酒炒），吴茱萸（制）160g，木香60g，干姜（炒）120g，五味子（或用面炒肉豆蔻代之，或用乌药亦可）60g。

【方歌】

五德丸治脾肾亏，干姜骨脂合吴萸，

木香五味丸蒸饼，虚寒泄泻服之除。

【运用心得】

治脾肾虚寒，飧泻惊溏等症。补骨脂、吴茱萸取四神丸之意也，加木香温而行滞，干姜热以通阳，脾肾虚寒泄泻即止。

七德丸

(《景岳全书》卷五十一)

【组成】台乌药、吴茱萸（制）、干姜（炒黄）、苍术（炒）各60g，木香、茯苓各 30g，补骨脂（炒）120g。

【方歌】

七德丸肉台乌药，姜苓骨脂吴萸着。

苍术木香醒脾胃，生冷伤脾疼自却。

【运用心得】

治生冷伤脾，泻痢腹痛等症，乌药、木香、苍术宽脾而治泄痢，干姜、茯苓、白术温寒渗湿，吴茱萸、补骨脂温肾止疼。

复阳丹

（《景岳全书》卷五十一）

【组成】附子（制）、炮姜、胡椒、北五味（炒）、炙甘草各 30g，白面 60g（炒熟）。

【方歌】

复阳附子与干姜，北五味子炙草邀，

呕吐泄泻阴寒甚，腹痛疝气即时消。

【运用心得】

治阴寒呕吐，泄泻腹痛，寒疝等症。炮姜、附子温寒祛积，止呕。疝疼，甘草缓中，北五味固肾。

黄芽丸

（《景岳全书》卷五十一）

【组成】人参 60g，焦干姜 9g。

【方歌】

黄芽专理胃虚寒，人参炮姜只二般，

胀满泄泻吞酸吐，蜜丸嚼服保平安。

【运用心得】

治脾胃虚寒，饮食不化，胀满泄泻，吞酸呕吐等症。人参补中，黑姜温寒，胃虚得补，胃寒得温则饮食自化，胀满自消。

一气丹

（《景岳全书》卷五十一）

【组成】人参、制附子各等分，炼白蜜丸。

【方歌】

> 一气温补下元宫，人参制附蜜丸同，
>
> 脾肾虚寒腹疼泻，气衰阳痿此方雄。

【运用心得】

治脾肾虚寒，不时泄泻腹痛，阳痿怯寒等症。一气者一元之气也，人参补脾元，附子合肾元而用之以成一气也。

九气丹

（《景岳全书》卷五十一）

【组成】熟地240g，制附子120g，肉豆蔻（面炒）6g，焦姜、吴茱萸、补骨脂（酒炒）、荜茇（炒）、五味子（炒）各6g，粉甘草（炒）3g，炼白蜜为丸。

【方歌】

> 九气丹治脾肾虚，地附肉蔻与吴萸，
>
> 焦姜骨脂甘荜茇，五味蜜丸山药糊。

【运用心得】

治脾肾虚寒。熟地滋肾补虚，焦姜、附子温中燥湿，补骨脂补火生土，肉豆蔻暖胃固肠，吴茱萸燥脾祛湿，五味子补肾涩精，荜茇燥以去寒，甘草缓以和中。

温脏丸

（《景岳全书》卷五十一）

【组成】人参、白术（米泔浸，炒）、当归各120g，芍药（酒炒焦）、茯苓、川椒（去合口者，炒出汗）、细榧肉、使君子（煨，取肉）槟榔各60g，干姜（炮）、吴茱萸（汤泡一宿，炒）各30g。

【方歌】

> 温脏槟榔治虫积，参术归芍使君子，

川椒榧肉附姜萸，神曲糊丸为第一。

【运用心得】

治诸虫积，既逐而复生者，多由脏气虚寒，宜温健脾胃以归其源。人参、白术、当归、芍药补心而扶脾胃，茯苓渗湿，干姜温寒，槟榔破积，吴茱萸温肾兼杀虫积，使君子、川椒、榧肉，皆杀虫之圣品也。

圣术煎

（《景岳全书》卷五十一）

【组成】白术（用冬术，味甘者佳，炒）15～60g，干姜（炒）、肉桂各3～6g，陈皮（酌用，或不用）。

【方歌】

> 圣术白术与干姜，肉桂陈皮二味藏，
>
> 胸膈痞闷兼胁疼，寒湿呕闷力能衰。

【运用心得】

治饮食偶伤，吐泻，胸膈痞闷，胁疼，过用尅化等症。白术健脾，干姜温胃，肉桂驱寒，陈皮快气，脾健而食自消，胃和而泻自止。

七、固阵

（一）男子

秘元煎

（《景岳全书》卷五十一）

【组成】远志2.4g，山药6g，芡实6g，枣仁（炒，捣碎）6g，白术（炒）、茯苓各4.5g，炙甘草3g，人参3～6g，五味子14粒（畏酸者去之），金樱子（去核）6g。

【方歌】

> 秘元煎内用四君，远志山药及枣仁，
>
> 芡实五味金樱子，梦泄遗精带浊吞。

【运用心得】

治遗精带浊等症。此方专主心脾，参、苓、术、草以补气固摄诸阳，枣仁、远志、山药理心脾之虚，五味子酸收摄精气，金樱子，芡实又仿水陆二仙之意，保精以固元也。

固阴煎

(《景岳全书》卷五十一)

【组成】人参适量，熟地 9~15g，山药（炒）6g，山茱萸 4.5g，远志 0.7g（炒），炙甘草 3~6g，五味子 14 粒，菟丝子（炒香）6~9g。

【方歌】

> 固阴熟地与人参，薯芋山芋远志增。
>
> 菟丝五味炙甘草，阴虚滑泄浮之亨。

【运用心得】

治阴虚，滑带，浊遗淋及经水因虚不固等症。人参、熟地大补元气，山茱萸固气，山药理脾固肾，远志交通心肾，炙甘草补卫和阴，菟丝子强阴益精，五味子酸收，肾阴虚精脱者，补以固阴也。

菟丝煎

(《景岳全书》卷五十一)

【组成】人参 6~9g，山药（炒）6g，当归 4.5g，菟丝子（制，炒）12~15g，枣仁（炒）茯苓各 4.5g，炙甘草 2~3g，远志（制）1.2g，鹿角霜（为末）4~5g。

【方歌】

> 菟丝煎治心脾弱，参归苓草淮山药，
>
> 枣仁远志鹿角霜，思虑劳倦遗精着。

【运用心得】

治心脾气弱，凡遇思虑劳倦、遗精等。人参、党归、茯苓、枣仁、甘草、远志、山药保心脾固肾，菟丝子、鹿角霜达阳气而固精。

苓术菟丝丸

(《景岳全书》卷五十一)

【组成】白茯苓、白术（米泔水洗，炒）、莲肉（去心）各 120g，五味子 60g（酒蒸），山药（炒）60g，杜仲（酒炒）90g，炙甘草 15g，菟丝子 300g（用水淘净，入陈酒浸一日，文火煮极烂，捣为饼，焙干为末）。

【方歌】

苓术菟丝脾肾虚，杜仲甘草味莲枸，

山药糊丸或酒煮，梦遗滑精此方祛。

【运用心得】

治脾肾虚损，不能收摄以致遗精困倦等症。白茯苓、白术、莲内、山药以补脾，杜仲、补骨脂固肾，五味子收摄肾气，炙甘草和中益阳。

固真丸

（《景岳全书》卷五十一）

【组成】菟丝子 500g（淘洗净，用好酒浸 3 日，煮极熟，捣膏晒干，或用净白布包蒸亦佳）、牡蛎（煅）120g，金樱子（去子，蒸熟）120g，茯苓（酒拌燕，晒）120g。

【方歌】

固真丸治梦遗精，牡蛎菟茯与金樱，

加蜜为丸卝酒服，保守关门固元煎。

【运用心得】

治精滑梦遗。梦遗精滑，固以涩之，牡蛎、金樱子固摄精气，菟丝子、茯苓脾肾两补。

巩堤丸

（《景岳全书》卷五十一）

【组成】熟地 60g，菟丝子（酒煮）60g，白术（炒）60g，北五味、益智仁（酒炒）、破故纸（酒炒）、附子（制）、茯苓、家韭子（炒）各 30g。

【方歌】

巩堤熟地菟丝韭，术附骨脂茯苓有，

益智山药五味子，小便不禁皆可守。

【运用心得】

治膀胱不藏，水泉不止，命门火衰，小便不禁等症。熟地养阴，白术健脾，茯苓渗湿，菟丝子、补骨脂补命门之火，家韭子温肾中之阴，北五味收肾气、益智仁禁水泉，附子通命门下焦，山药补脾而制水。

赞育丹

(《景岳全书》卷五十一)

【组成】熟地250g（蒸，捣），白术（用冬术）250g，当归、枸杞各180g，杜仲（酒炒）、仙茅（酒蒸一日）、巴戟肉（甘草汤炒）、山茱萸、淫羊藿（羊脂拌炒）、肉苁蓉（酒洗，去甲）、韭子（炒黄）各120g，蛇床子（微炒）、附子（制）、肉桂各60g。

【方歌】

赞育地术枸当归，杜仲仙茅巴戟依，

苁蓉蛇床韭羊藿，山芋桂附补精肥。

【运用心得】

治阳痿，精衰虚寒无子等症。熟地养阴，白术健脾，枸杞补水济火，当归养血行气，杜仲坚肾，山芋温肾，巴戟天助阳，淫羊藿益精，肉苁蓉兴阳益智，蛇床子和利关节，仙茅、韭子治阳弱精衰，附子、肉桂暖肾命益气。

（二）女子

惜红煎

(《景岳全书》卷五十一)

【组成】白术、山药、炙甘草、地榆、续断（炒）、芍药（炒）、北五味（14粒），荆芥穗（炒）、乌梅（2枚）。

【方歌】

惜红崩漏及肠红，芍药荆榆山药同，

续断炙草和五味，乌梅敛血理肠风。

【运用心得】

治妇人经血不固，崩漏不止及肠风下血等症。芍药、山药健脾理血，地榆、荆芥穗调经止血，炙甘草缓中和血，北五味收血，乌梅敛血，续断固血，固名为惜红煎。

玉关丸
（《景岳全书》卷五十一）

【组成】白面（炒熟）120g，枯矾60g，文蛤（醋炒黑）60g，北五味30g（炒），诃子60g（半生半炒）。

【方歌】

> 玉关固守下元官，文蛤枯矾涩其脱，
>
> 五味诃子和丸下，崩漏滑脱及肠红。

【运用心得】

治肠风，血脱，崩漏和泄泻带浊等症。血脱、崩漏、肠风诸药难效，以涩固肾都会之关元，文蛤、诃子、枯矾涩其崩脱，北五味收肾气，以固关元。

八、因阵

逍遥饮
（《景岳全书》卷五十一）

【组成】当归6~9g，芍药4.5g，熟地9~15g，枣仁6g，茯神4.5g，远志（制）0.9~1.5g，陈皮2.4g，炙甘草3g。

【方歌】

> 逍遥地芍枣归陈，远志甘草并茯神，
>
> 思郁过度心脾痛，经水不调理血营。

【运用心得】

治妇人思郁过度，致伤心脾冲任之源，血气日枯，渐至任脉不调等症。熟地、芍药补血，枣仁、远志补心脾而理气，陈皮、甘草开郁而和血。此逍遥立方调经妙剂也。

决津煎

(《景岳全书》卷五十一)

【组成】当归9~30g，泽泻4.5g，牛膝6g，肉桂3~9g，熟地6~21g（或不用亦可），乌药3g。

【方歌】

> 决津归地及牛膝，肉桂温经可通血，
>
> 血虚郁疼乌药增，经水不调理营血。

【运用心得】

治妇人血虚，经滞不能流畅而痛极者。当归、熟地养血滋阴，泽泻、牛膝下行去郁，乌药利气以调经，肉桂辛热，血行而疼止矣。

五物煎

(《景岳全书》卷五十一)

【组成】当归9~21g，熟地9~12g，芍药6g（酒炒），川芎3g，肉桂3~9g。

【方歌】

> 五物煎方芍地芎，熟地养血四物同，
>
> 加入肉桂温血海，虚寒凝滞此方宗。

【运用心得】

治妇人血虚凝滞，蓄积不行，小腹急痛，难产，经滞等症。肉桂纳入四物中，行血中之凝，化血中之气，且肉桂为木之王，善平肝，色赤入心，味甘补辛热达肺，温暖走肾，行经络无所不通，行气血无所不达，取水之精以为体，合火之形以为用。

调经饮

(《景岳全书》卷五十一)

【组成】当归9~15g，牛膝6g，山楂3~6g，香附6g，青皮5g，茯苓5g。

【方歌】

        调经归膝与陈皮，香附山楂茯苓随，

        经脉不调和气血，郁疼血滞恙皆离。

【运用心得】

治妇人经脉阻滞，气逆不调，多痛而实等症。当归调经补血，牛膝下行达血，茯苓、香附顺气开郁，山楂、青皮破结行郁，气通而血自行。

通瘀煎

(《景岳全书》卷五十一)

【组成】当归尾 9~15g，山楂、香附、红花（新者，炒黄）各 6g，乌药 3~6g，青皮 4.5g，木香 2.1g，泽泻 4.5g。

【方歌】

        通瘀归尾与红花，泽附青皮及山楂，

        乌药木香兼除痛，瘀血阻滞效堪夸。

【运用心得】

治妇人气滞血积，经脉不利，痛极拒按及产后瘀血实痛，并男女血逆、血厥等症。归尾、红花通郁，山楂、青皮破血，木香、乌药、香附顺气而消郁，泽泻下行而渗郁。

胎元饮

(《景岳全书》卷五十一)

【组成】人参、当归、杜仲、芍药各 6g，熟地 6~9g，白术 4.5g，炙甘草 3g，陈皮 2.1g（无滞者不必用）。

【方歌】

        胎元饮治胎不安，熟地参归术芍攒，

        杜仲陈皮炙甘草，安胎固元是神丹。

【运用心得】

治妇人冲任失守，胎元不安不固者，常服之剂。当归、熟地补血，人参、白术补气，芍药平肝气，杜仲固守胎元，炙甘草和中，佐陈皮以行滞气。

固胎煎

(《景岳全书》卷五十一)

【组成】黄芩8g，白术4~8g，当归6g，芍药6g，阿胶6g，陈皮4g，砂仁2g。

【方歌】

固胎肝脾因火多，当归芍药术陈阿，

砂仁调气而和血，属堕胎者此方瘥。

【运用心得】

治肝脾多火多滞而屡堕胎者。黄芩白术、当归、阿胶安胎之圣药，芍药清肝脾之火，陈皮、砂仁调肝之滞，滞行而火自清，火清而胎自安。

凉胎饮

(《景岳全书》卷五十一)

【组成】生地、芍药各6g，黄芩、当归各3~6g，生甘草2.1g，枳壳、石斛各3g，茯苓4.5g。

【方歌】

凉胎生地芍归陈，石斛茯苓枳壳推，

少佐甘草和中气，内热不安用此宜。

【运用心得】

治胎气内热不安等症。甘草和中，枳壳开结，热得而和火自平，血得和而胎自固。

滑胎煎

(《景岳全书》卷五十一)

【组成】当归9~15g，川芎2.1g，杜仲6g，熟地9g，枳壳2.1g，山药6g。

【方歌】

滑胎芎归熟地黄，杜仲山药枳壳匡，

临月宜服三五剂，先生如达此为良。

【运用心得】

治临月便生易产。滑胎宜当归，养血宜熟地，杜仲、山药助胎，宜枳壳破结顺胎，血足而产必宜，气利而胎自滑。

殿胞煎

（《景岳全书》卷五十一）

【组成】当归 15~21g 或 30g，川芎 3g，炙甘草 3g，茯苓 3g，肉桂 3~6g。

【方歌】

> 殿胞煎治儿枕痛，当归炙草白茯苓，
>
> 肉桂川芎行血滞，产后温经效甚灵。

【运用心得】

治产后儿枕痛等症。当归、川芎去郁生新，炙甘草、茯苓和中气而渗滞血，肉桂缓中通行经络，经通而疼自止。

脱花煎

（《景岳全书》卷五十一）

【组成】当归 20~30g，肉桂 3~9g，川芎、牛膝各 6g，车前子 4.5g，红花 3g。

【方歌】

> 脱花肉桂配当归，车前牛膝红花随，
>
> 临盆之际川芎入，催生一剂便为宜。

【运用心得】

凡临盆之际，宜先服此药。当归养血，川芎行血，车前渗利，牛膝下胎，红花活血而易产，肉桂温经以疏通。

九蜜煎

（《景岳全书》卷五十一）

【组成】当归、熟地各 9g，芍药（酒炒焦）4.5g，茯苓 4.5g，炙甘草 3g，干姜（炒）、肉桂、北细辛各3g，吴茱萸（制）0.5g。

【方歌】

九蜜地芍与茯苓，归草桂姜北细辛，

吴萸治腹兼除痛，产后虚寒仔细寻。

【运用心得】

治产后阳气虚寒，或阴入内，心腹疼痛，呕吐不食，四肢厥冷。熟地养阴，当归、川芎和血，茯苓、炙甘草调和营卫，干姜、肉桂温寒，吴茱萸止疼，细辛达表通阳。产后阳虚阴邪入脏之圣药。

清化饮

（《景岳全书》卷五十一）

【组成】芍药、麦冬各6g，丹皮、茯苓、黄芩、生地各6~9g，石斛3g。

【方歌】

清化地芍黄芩斛，麦冬丹皮合白茯，

产后阴火发热临，阴亏动血功堪录。

【运用心得】

治妇人产后因火发热及血热妄行，阴亏诸火不清等症。地、芍养阴通血热，麦冬止渴生津，黄芩泻热，石斛清阴，丹皮制肝肾之火，茯苓渗脾胃之湿。

毓麟珠

（《景岳全书》卷五十一）

【组成】人参、白术（土炒）、茯苓、芍药（酒炒）各60g，川芎、炙甘草各30g，当归、熟地（蒸，捣）、菟丝子（制）各120g，杜仲（酒炒）、鹿角霜、川椒各60g。

【方歌】

毓麟珠内八珍全，川椒杜仲菟丝兼，

鹿角霜加蜜丸服，调经种子孕绵绵。

【运用心得】

治妇人气血俱虚，经血不调，带浊，腹腰酸疼，饮食不甘，瘦弱不孕。凡种子诸方，无以加此。四君补气，四物补血，杜仲理腰痛而坚筋骨，菟丝子补肝肾脾而固下元，鹿角霜通肾脉之阳而止白带，川椒温子宫之气而易受孕。

牛膝煎

(《景岳全书》卷五十一)

【组成】牛膝6g，当归、陈皮各9g。

【方歌】

> 牛膝截疟当归陈，煎熬三味效如神，
>
> 好酒一钟浸一宿，气血微虚服此欣。

【运用心得】

截疟神效。凡邪散已远，脉血气微虚者，宜此主之。当归养血和阴，陈皮利气通肠，牛膝截疟，好酒能达表邪外去。

何人饮

(《景岳全书》卷五十一)

【组成】何首乌9~30g，当归6~9g，人参9~30g，陈皮6~9g，煨生姜3片。

【方歌】

> 何人饮内用人参，首乌当归陈皮增，
>
> 煨姜三片酒煎服，久疟虚羸脱病根。

【运用心得】

截疟如神。凡气血俱虚，久疟不止或取效者，宜此主之。人参补气，当归和血，陈皮利痰，首乌截疟，生姜缓中气，可以通阳。

追疟饮

(《景岳全书》卷五十一)

【组成】何首乌30g（制），当归、甘草、半夏、青皮、陈皮、柴胡各9g。

【方歌】

> 追疟饮用何首乌，当归甘草合柴胡，

青皮半夏同煎露，河井各半除邪魔。

【运用心得】

截疟甚佳，凡气未衰屡散之后而疟有不止者，用此截之。首乌补气截疟为君，佐以当归、甘草调和气血，陈皮、半夏开结利痰，柴胡解表之寒热，青皮破结滞之疟邪。

木贼煎

（《景岳全书》卷五十一）

【组成】半夏、青皮各 15g，木贼、厚朴各 9g，白苍术、槟榔各 3g。

【方歌】

> 木贼半夏与槟榔，苍术厚朴陈皮将
>
> 形实气强多痰湿，破结截疟是良方。

【运用心得】

凡疟疾气强多湿者，宜此截之，大效。木贼、槟榔截疟破结，苍术、厚朴燥湿温寒，半夏行痰，青皮有宽气之力。